Evi Simeoni

SCHLAGMANN

ROMAN

Klett-Cotta

Klett-Cotta
www.klett-cotta.de

Printed in Germany
Schutzumschlag: Rothfos & Gabler, Hamburg
Unter Verwendung eines Fotos von © Dann Tardif/LWA/Corbis
Gesetzt von Dörlemann Satz, Lemförde
Gedruckt und gebunden von GGP Media GmbH, Pößneck
ISBN 978-3-608-93969-9

Es gibt nur eines: Ertrage
– ob Sinn, ob Sucht, ob Sage –
dein fernbestimmtes: Du musst.
Gottfried Benn

PROLOG AUF DEM WASSER

Regentropfen rinnen die Schilfblätter hinab. Der Sonnenaufgang war heute nicht mehr als ein Wandel von nassem Schwarz in nasses Grau. Die Tropfen an den Blattspitzen sind in der Morgendämmerung trüb. Immer wenn eine Bugwelle des Ruderbootes das Schilf erreicht, neigt es sich leicht und knistert. Er vernimmt es trotz des Regens, der sich anhört, als streue jemand in langen Schwüngen Splitt auf die Wasseroberfläche. Und drinnen sein Stöhnen, seine rauhen Atemzüge, die nach außen dampfen.

Eine Böe zeichnet wellenförmige Muster auf die genoppte Wasseroberfläche. Die Tropfen zerplatzen links und rechts auf seinen nackten Oberarmen. Er hat trotz der Kälte angefangen zu schwitzen und stellt sich vor, der Regen würde zischend verdampfen auf seiner Haut. Er ist ein glühender Kessel, der Druck kann nicht entweichen, er produziert stampfende, dosierte Bewegung.

Doch die Kälte ist scharf, womöglich sind die Tropfen stärker als er. Hart und kantig wie Eiskristalle. Er hat nur ein ärmelloses Ruderleibchen an, wie immer, es lohnt sich nicht, mehr Kleidung zu verschwitzen. Kurz dreht er den Kopf und versucht, an seinen rechten Bizeps zu kommen. Seine Haut riecht an dieser Stelle gut im Regen, würzig und natürlich. Dann dreht er die Nase schnell wieder nach vorn, als ob ihn hier, in der nassen und kalten Dämmerung, jemand beobachten könnte.

Er schwitzt und friert, ein Schauer durchläuft ihn, und er hört seine Zähne aufeinanderschlagen.

Er rudert.

Ein Schlag nach dem anderen. Vorrollen. Blätter eintauchen, die Füße gegen das Brett stemmen und durchziehen. Seine Muskeln spannen sich bei jedem Zug um sein Inneres wie ein Korsett.

Mittlere Schlagzahl. Dann legt er zu, nur so. Heute ist eigentlich Langstreckentraining vorgesehen. Aber er will sich abreagieren. Er hat gestern geschlampt. Er hat im Kraftraum zu früh aufgehört, obwohl noch ein Rest Kraft übrig war, es wären noch ein paar Wiederholungen gegangen, sogar Bankdrücken wäre gegangen, aber die anderen drängten ihn schon wegen der anstehenden Mannschaftsbesprechung. Die unverbrauchte Kraft in seinem Körper stört. Sie muss weg.

Er hängt sich in die beiden Skulls, rammt die Füße ins Brett. Die ersten harten Schläge fühlen sich immer ein bisschen zu mühelos an, man täuscht sich leicht. Der Schmerz kommt plötzlich wie ein Brenneisen. Er bildet sich irgendwo in den Knochen und Gelenken, gräbt sich in die Muskeln und dann ins Gehirn. Immer wieder registriert er fast freudig, wie weh es tut.

Er begrüßt den Schmerz wie einen alten Vertrauten. Sein Atem geht schneller, er zieht und zieht und zieht und nimmt beinahe unbeteiligt das leichte Zittern in den Oberschenkeln wahr. Seine Muskeln sind zu kalt für den Druck. Aber er braucht ihn jetzt. Er presst die Kiefer aufeinander.

Er wartet darauf, dass die beiden Schmerzen aufeinandertreffen. Der Schmerz der Kälte, der durch seine Haut dringt. Und der Schmerz, der seine Muskeln von innen brennen lässt. Dieses wohlbekannte Brennen. Er kämpft ihn nieder, indem er sich ihm stellt, sich tief hinein wühlt, seine Spur verfolgt bis in die kleinsten Verästelungen.

Es ist ganz still hier bis auf das Geräusch des Regens, seiner Ruderschläge und bis auf das Stöhnen, das unwillkürlich mit jedem Schlag seinen Lungen entweicht. Und es ist so kalt, und er ist so fern von allem, an diesem frühen Herbstmorgen auf diesem menschenfeindlichen Mond-See, dass er kurz glaubt, er könnte wieder einmal ins Nichts abtauchen, in diesen schwerelosen Zustand, von keinem mehr wahrgenommen, nicht einmal von sich selbst.

Ein No-Body.

Er stellt sich vor, er wäre ein schwarzer Schattenriss, mit klaren Kanten, der rhythmisch seine Ruderbewegungen ausführt, vor und zurück. Vielleicht schafft er es irgendwann einmal, seinen Namen zu vergessen. Arne. Seine Mutter sagte, sie habe den Klang gemocht.

Das Wasser ist nicht weich. Er weiß aus Erfahrung, dass es härter ist als alles andere. Wenn er die Ruderblätter hineingetaucht hat, stecken sie dort fest. Und gegen den Widerstand des Wassers wuchtet er das schnittige Boot ein Stück vorwärts. Er bewegt das Wasser nicht. Er stößt sich von ihm ab.

Das Wasser ist ein übermächtiger Gegner, es kann ihn fertigmachen, wenn ihm ein Fehler passiert. Wenn er dem Wasser aus Versehen das Ruder überlässt, kann er nicht mehr dagegenhalten. Niemand kann das.

Arne schaut den Strudeln hinterher, die seine Ruderblätter bei jedem Schlag links und rechts entstehen lassen. Zwei helle, sich drehende Quallen, die sich langsam entfernen. Ganze Ketten davon produziert er. Doch auch sie wandern nicht davon. Sie stehen im Wasser. Er ist es, der davonfährt.

Er kann stillstehen. Das macht ihm nichts. Vor ein paar Jahren ging er einmal im kalten Wasser schwimmen. Erst kraulte er ein paar hundert Meter, so lange, bis seine Haut brannte. Dann legte er sich auf den Rücken, ließ sich treiben, bis ihn jemand vom Ufer aus entdeckte, keuchend auf den See hinausschwamm und ihn am Arm packte. Es war schwer, wieder zurückzukehren aus der Erstarrung, doch der Fremde zerrte an seinem Oberarm mit beiden Händen. Arne herrschte ihn an, er solle ihn in Ruhe lassen, schwamm aber ans Ufer zurück. Als er an Land stieg, merkte er, dass sein Körper blau angelaufen war. Er erinnert sich, wie er mit den Zähnen klapperte, aber die Kälte erreichte sein Inneres nicht. Manchmal wundert er sich selbst, dass er das alles aushält. Die anderen bewundern ihn für seine Härte gegen sich selbst. Sobald er das merkt, fühlt er sich ertappt.

Inzwischen ist sein Ruderleibchen vor Nässe ganz klebrig, er registriert, wie es über seine steifen Brustwarzen reibt. Er spürt, wie sich seine Bauchmuskeln zusammenziehen. Sie sind glatt und schwer und hängen an ihm wie ein Sprengstoffgürtel.

Sie arbeiten wie Maschinenteile.

Er ist eine Maschine, über die der Regen rinnt.

Genau das will er sein. Der Achter-Schlagmann.

Er dreht kurz den Kopf und sieht hinter sich. Die Wasserfläche ist leer. Es gefällt ihm, dass er rückwärts fährt. Die Zukunft bedeutet ihm nichts. Er braucht keine Veränderung. Er blickt zurück auf einen blinden Fleck, er versucht, ihm davonzufahren. Er erinnert sich nicht. Seine Kindheit ist fast weg. Seit er sich nicht mehr erinnert, redet er auch kaum mehr, und das Schweigen fühlt sich richtig an. Er weiß, dass viele Dinge nicht ausgesprochen werden dürfen.

An Land wartet man auf ihn. Er wird reden müssen. Mit seinem Trainer. Und seinem Trainingspartner. Sie kritisieren ihn nicht, dafür ist er zu stark. Aber er spürt, dass sie in seiner Gegenwart nicht locker sind. So, wie auch er nicht locker ist, wenn sie ihn ansehen. Dann ist in ihm nur noch die Abwehr gegen alles, was geschieht.

Seine Stirn ist kalt. Dahinter fängt ein Kopfschmerz an zu pulsieren. Auch hinter den Wangenknochen schmerzt es. Er presst wieder die Kiefer aufeinander und will weiter zulegen, als der Regen noch schärfer wird. Hagel prasselt auf den See. Arne hört auf zu rudern. Er treibt auf dem Wasser, zieht den Kopf ein und macht seinen Rücken rund. Die Hagelkörner prallen von seinem Kopf, von den Schultern und Fußspitzen ab und bleiben im Boot liegen. Eine halbe Minute lang vielleicht, länger nicht.

Mit Fäusten so steif wie Rohrzangen ergreift er die Ruder wieder. Er wendet und hält auf den Steg zu. Als er dort ankommt, steht der Bootsmeister mit einer Wolldecke da.

Schweigend steigt Arne aus, zieht die vom Wasser vollgesogenen Turnschuhe an, er hat vergessen, sie unter die Bank zu schieben, um sie vor dem Regen zu schützen. Er bückt sich, wuchtet mit einem tiefen Atemzug sein Boot aus dem See und über seinen Kopf und geht mit raschen Schritten an dem Bootsmeister vorbei. Das Wasser aus dem Bootskörper klatscht auf den Asphalt.

Arne, ruft der Bootsmeister, Arne, nimm doch die Decke. Du holst dir noch den Tod. Er wendet sich nicht um.

MÜLLER,
eigene Aufzeichnungen, 2008

Ich wische mit einem gelben Tuch über die schwarze Fläche, und langsam werden einzelne Buchstaben wieder lesbar: Das »P« ist als Erstes wieder da, in nüchterner Helvetika gesetzt, dann unter Schlieren das »a«. Ich werde ungeduldig und schrubbe heftiger auf dem Silberteller herum. Er ist lächerlich groß, ungefähr wie ein Lenkrad. 17 Jahre lang ist er in meinem Aktenschrank vergammelt. Ich bin dabei, meine Sachen zu ordnen – Ende des Jahres ist für mich Schluss mit dem Job. Plötzlich halte ich den Teller in meinen Händen. Statt meines Gesichts sehe ich darin nur eine stumpfe Schicht aus Dreck. Ich habe ein Staubtuch aus der Küche geholt und mich mit dem Teller an den Schreibtisch gesetzt. Unter dem schwarzen Film muss ich selbst sein, der törichte Paco von damals, der mit 48 Jahren immer noch glaubte, der große Spaß werde schon noch kommen.

Ein wenig Asche von der Zigarette in meinem Mund fällt auf den Teller, ich reibe weiter in größer werdenden Kreisen wie an einer Wunderlampe, aber ich kann nichts mehr ungeschehen machen. Ich weiß ja, was unter der schwarz oxidierten Schicht hervorkommen wird.

Paco Müller, 2. Preis

Ein kleiner, ambitionierter Sportverein hatte den Preis ausgesetzt, »für hervorragende Leistungen im Sportjournalismus«. Der Sieger hatte den Torhüter der Fußball-Abteilung beschrieben.

Bei der Verleihung in einer kleinen Turnhalle nahm ich den Teller mit möglichst dankbarer Miene entgegen und tat so, als bedeute mir der Preis sehr viel, aber das war gespielt. Ich war überzeugt davon, dass mir eigentlich der erste Preis gebührt hätte. Ein paar Leute vom Verein gratulierten mir, der stellvertretende Vorsitzende im Cordjackett, ein Deutschlehrer, der zur Jury gehört hatte, schien wirklich interessiert an dem Artikel. Dieser hieß: »Der Schlagmann« und handelte von Arne Hansen, einem der berühmtesten Ruderer unserer Zeit.

Der Lehrer sagte lächelnd: »Wirklich sehr gut geschrieben.«

Ich brummte verlegen: »Man bemüht sich.«

Zu Hause versuchte ich, die Katze, die manchmal über meinen Balkon hereinschlich, von dem Silberteller fressen zu lassen, aber sie mochte das Metall nicht und zerrte das Futter auf den Boden. Ich tröstete mich mit dem Gedanken, dass sie aus dem Siegerpokal sicher genauso wenig gefressen hätte.

So schlecht war der Artikel wirklich nicht. Der Untertitel hieß: »Was auch immer Arne Hansen anfasst, wird zu Gold«.

Ich hatte geschrieben: »Erst Olympiasieger im Achter, jetzt Weltmeister im Vierer – Arne Hansen beweist seine Klasse.«

Das Innere des Tellers ist nun sauber. Ich fahre mit dem rechten Zeigefinger über die gravierte Schrift. Es ist still in meinem Arbeitszimmer, und es stinkt nach Rauch. Die Vorhänge am gekippten Fenster sind gelblich, die Ecken der Zimmerdecke dunkel verfärbt.

Ich frage mich, wieso ich eigentlich rauche.

Wann kam dieses Gefühl, dass ich keinerlei Mitspracherecht in meinem eigenen Leben habe? Ich bin einfach weitergetrudelt.

Hansen war stark. Er ruderte so kraftvoll wie kein Zweiter. Zu der Zeit, als ich die Reportage schrieb, war er ein Crack. Ein blonder Riese mit einem Hochleistungskörper und einem intelligenten Kopf. Ein Student mit Muskeln, ein Stolz der Nation.

Ich hatte meine Auftraggeber überzeugt, dass Arne und seine Recken lohnendes Material für eine Reportage abgeben würden und war zur Weltmeisterschaft Richtung Süden gefahren. Und Arne tat mir den Gefallen. Der Gold-Schlagmann des Olympia-Achters schnappte sich diesmal den Weltmeistertitel im Vierer mit Steuermann. Und zwar überlegen. Sein Blondhaar leuchtete noch heller als seine Trophäen.

Meine Finger sind jetzt schwarz. Ich lege Lappen und Teller beiseite, nehme die Zigarette aus dem Mund und drücke sie in dem gläsernen Aschenbecher auf meinem Schreibtisch aus. Ich frage mich, wieso ich den Teller wiedergefunden habe. Und wieso gerade jetzt?

In meiner Erinnerung laufe ich am Rande einer Regattastrecke über eine zertretene Wiese auf einen Biergarten zu. Die altmodischen Tische und Stühle sind hellgrün und so von Farbschichten verklebt, dass ihre ursprüngliche Klappmechanik kaum mehr funktionieren kann. Den ganzen Tag sind Rennen gefahren worden, die Hektik einer Weltmeisterschaft ist noch zu spüren, obwohl die Szenerie sich langsam beruhigt hat. Die Sonne steht schon tief, die aufgeregten Stimmen der Regattasprecher sind verstummt, draußen auf dem Wasser sammeln Helfer auf den Katamaranen die Bojen ein. Die Boote sind schon wieder verladen und werden auf langen Trailern festgezurrt. Der Biergarten ist voll, neben dem Getränkestand basteln ein paar Leute an einer mobilen Bühne mit einer wackeligen Lautsprecheranlage. Gleich soll die Abschiedsparty beginnen.

Hansen und die anderen drei sitzen am Tisch im Abendlicht, ihre Goldmedaillen umgehängt, vor ihnen stehen gläserne, beschlagene Bierkrüge. Sie trinken in großen Schlucken. Natürlich vertragen sie nichts, sie haben schon angefangen zu blödeln, und ich bin besorgt, dass sie schon besoffen sein und mir nur noch Unsinn erzählen könnten. Es ging mir nicht besonders gut damals, und ich dachte, vielleicht sollte ich meinen karierten Reporterblock am besten in die nächste Bierlache werfen und mitfeiern.

Sie haben nicht nur den Weltmeistertitel im Vierer mit Steuermann gewonnen, sie sind die 2000 Meter in 5:58,96 Minuten gefahren, und das ist beste Zeit, die in dieser Bootsklasse jemals gefahren worden ist. Arne, die Rakete.

Ich behaupte ohne falsche Bescheidenheit, dass ich schon damals wusste, dass diese Zeit nicht so schnell unterboten würde. Und wirklich gilt sie auch noch 17 Jahre später als Weltbestzeit, auch wenn man wegen der Winde und möglichen Wasserströme die Zeiten auf den unterschiedlichen Regattastrecken nicht exakt miteinander vergleichen kann. Aber so sind wir eben im Hochleistungssport, das ist uns egal. Wir lieben Zahlen, mit ein paar Ziffern können wir unsere Welt beschreiben. Wir können sie uns mühelos merken, lange Listen von Rekorden und Bestleistungen. In Wahrheit ist das Leben nur so lange auszuhalten, wie man es in Zahlen ausdrücken kann.

Auch damals erwartete ich von meiner Reise an diese sonnige Regattastrecke auf dem Altarm eines Flusses nicht nur eine gute Story. Ich musste für eine Weile abtauchen in eine einfach strukturierte Welt. Mit meinem Leben abseits des Berufs kam ich zu dieser Zeit nicht mehr richtig klar. Ich fühlte mich völlig abgenudelt. Darum hatte ich mich in meinen BMW gesetzt, im Kofferraum saubere Wäsche und einen Pullover, auf dem Nebensitz meinen neuen Laptop und eine Stange Marlboro. Ich hoffte, nicht viel mehr zu benötigen in dieser Woche. Mehr wollte ich nicht, vor allem keine neuen Probleme. Ich fuhr los und zündete mir eine Zigarette an, und wenn ich eine Kippe zu Ende geraucht hatte, kurbelte ich das Fenster herunter, schnippte mit meinem Zeigefinger die Kippe hinaus und zündete die nächste an, und so machte ich weiter, bis ich in einem stinkenden Loch von einem BMW saß und alles, die Polster, meine Klamotten und die Nasennebenhöhlen, meine Computertasche auf dem Beifahrersitz und später die Tüte mit meinem Schinkenbrötchen vom Rasthaus sich vollgesogen hatten mit Nikotin, und ich in einer selbst geschaffenen Atmosphäre saß. Ich bekam Kopfschmerzen, und sie fühlten sich passend an.

Es war die Hölle auf fahrenden zwei Quadratmetern, und dass das so war, fand ich besser zu ertragen als unser gut gelüftetes Einfamilienhaus mit meiner Frau darin. Ich musste aufpassen, dass ihr verletzter Gesichtsausdruck mich nicht bis hierher verfolgte. Mit der höheren Gerechtigkeit stimmt etwas nicht. Die vielen Schwerenöter und Egoisten, mit denen ich mein ganzes Journalistenleben lang zu tun hatte, kommen mit den absurdesten Ausreden davon, während mich eine einzige Sünde alles kostete. Ich weiß, wie rüde manche Männer, und wie unbelehrbar manche Frauen sind. Sie erzählen es mir. Ich bin ein netter Kerl mit einem strapaziösen, aber für den Beruf auch oft nützlichen Schicksal: Man schüttet mir sein Herz aus. Ich aber war untauglich als Schürzenjäger. Mit fast 50 Jahren verliebte ich mich in eine Volontärin. Und meine Frau liebte ich auch immer noch. Zu viel Liebe.

Ich holte mir ein Bier und setzte mich zu den Ruderern. Plötzlich fühlte ich mich wie ein einsamer Versager neben diesen Weltmeistern, am liebsten wäre ich jetzt allein gewesen, aber die Arbeit ging vor. Ich war jetzt schon ein paar Tage hier, aber es ging mir immer noch nicht besser. Und das Mädel, das sich auf Arne Hansens Knie setzte, stürzte mich noch weiter ins Elend. Genauso süß war meine Frau gewesen, als wir uns kennenlernten. So eine, das wusste ich, würde ich nie wieder abkriegen, selbst wenn ich mit dem Rauchen aufhören würde.

Dieses Gefühl der Sinnlosigkeit betäubte mich einen Moment lang so sehr, dass ich nur noch mich und die Frau wahrnahm. Sie hatte nicht nur einen schlanken, sportlichen Körper. Ihr seidiges braunes Haar schien achtlos mit einer Spange zusammengesteckt und gleichzeitig von den Göttern der Antike in perfekte Form gebracht zu sein. Ihr Lächeln war so bezaubernd, dass ich nicht aufhören konnte, sie anzustarren. Und das, obwohl sie ausschließlich Arne anlächelte. Gleichzeitig hatte sie mit ihrem Blick aber die ganze Szene unter Kontrolle, als lauerte sie auf irgendeine Bedrohung, vor der sie ihren muskelbepackten Freund würde schützen müssen. Meine Augen blieben an ihrem Busen hängen. Sie kam ohne irgendeine textile Hilfestellung aus, trug nur ein dünnes rosa Achselhemd mit zarten Schweißrändern unter den Armen, und nichts darunter. Sie musterte mich kühl.

»Komm, Anja«, sagte Hansen, und meinte offenbar das Gegenteil, denn er packte sie um die Hüften und schob sie sanft, aber bestimmt, auf den sechsten Biergartenstuhl. Sie gab widerwillig nach und wischte sich, nach ein paar lockeren Haarsträhnen pustend, mit dem Handrücken den Schweiß von der Stirn. So, als wollte sie mit dieser Geste, fast schon entschuldigend, die gerade erfahrene Zurückweisung ungeschehen machen. Er hatte wirklich Glück, der Mann.

Ich dachte daran, dass die vier Ruderer gerade noch bei der Siegerehrung gewesen waren, zusammen mit ihrem jungen, dünnen Steuermann. Daran, wie sie die Arme hochgerissen und gelacht hatten. Die Fotoapparate ratterten, die Sonne blinkte auf dem Wasser, drei Mädchen in Miniröcken brachten auf Silbertabletts die Medaillen, die ein älterer Würdenträger im Anzug ihnen umhängte. Die Sieger schienen locker zu sein und winkten ihren Freunden und Eltern im Publikum zu. Die Nationalhymne spielte, sie rissen sich einen Moment zusammen, aber kaum war die Musik verklungen, hüpften sie schon wieder auf dem Steg herum. Am Ufer hatte Arnes Freundin mit seinen Klamotten gestanden, erwartungsvoll lächelnd, weil sie wusste, dass er ihr gleich seinen Blumenstrauß schenken würde.

Ich stand daneben mit meiner alten Nikon in der Hand und fühlte mich wie ein Komparse. Früher hatte ich davon geträumt, selbst einmal bei einer Weltmeisterschaft ganz oben auf dem Siegerpodest zu stehen, aber dazu war ich als Sportler nie gut genug. Immerhin war ich dabei, und die Champions duzten mich.

Sie kennen mich alle unter dem Namen Paco Müller. In meinem Pass steht zwar Rolf, aber wer will schon so heißen? In Kombination mit Müller auch noch. Als Paco Müller war ich viele Jahre lang eine feste Größe in der Szene, ich gehörte zum Bühnenbild des Leistungssports. Einer, der mit allen redete, ob großer Star oder kleiner Balljunge, der sich überall auskannte und immer eine Geschichte auf Lager hatte. Damit kam ich zurecht. Meine Frau hatte bis dahin als Grundschullehrerin die nötige Stabilität mitgebracht, auch nach der Geburt unserer Tochter arbeitete sie weiter. Viel erreicht habe ich nach der Trennung nicht mehr.

Ich zündete mir eine Kippe an, zog an der Zigarette, stieß den Rauch durch die Nasenlöcher aus und warf einen erwartungsvollen Blick in die Runde.

»Und?«, fragte ich vage. »Wie war das Rennen?«

Arne nahm einen Schluck.

Er sagte: »Das hast du doch gesehen. Nech?«

»Das deutsche Quartett genießt seinen Titelgewinn in vollen Zügen«, schrieb ich später mit Hinweis auf das Bier, das sie mit einem Durst tranken, um den ich sie beneidete. »In einem ungeheuerlichen Kraftakt zwangen die vier Hünen aus dem Norden ihre Gegner nieder.«

Den Start hatten die vier verschlafen. Über die halbe Strecke ruderten sie dem Rückstand hinterher, der Zweifel schien bereits an ihnen zu nagen – ich konnte es auf dem Bildschirm sehen, der ihre von einem Katamaran aus aufgenommenen Gesichter zeigte –, als sie als Vierte die 1000-Meter-Marke überfuhren. Aber irgendetwas in Hansens verzerrtem Gesicht zeigte mir, dass das noch nicht alles war. Er hätte eine Niederlage nicht akzeptiert. Ich sah, dass er noch eine Rechnung offen hatte in diesem Rennen. Er wusste, was er tun musste, das Muster saß in seinem Kopf und in seinen Muskeln. Er hatte es schon viele Male umgesetzt. Vor drei Jahren hatte er so den Deutschland-Achter zu seinem triumphalen Olympiasieg getrieben. Und er wusste, auch diesmal würde es funktionieren.

Die anderen zogen mit, weil sie nicht anders konnten. Weil Hansen der Herr dieses Rennens war. Ich schrieb: »Er war der Dirigent des ganzen Orchesters, das da auf dem Fluss unterwegs war, nicht nur seiner eigenen Mannschaft, die jetzt auf ein Zeichen von ihm wartete, um verstehen zu können, warum noch nicht alles aus war. Er bestimmte von nun an die Choreographie des gesamten Starterfelds.« In der Redaktion einer der Zeitungen, die ich belieferte, hing der Ausschnitt eine Zeitlang sogar am schwarzen Brett.

Hansen zog die Schlagzahl an, und die anderen zogen mit. Er war der Stärkste, und weil er der Stärkste war, bestimmte er allein, was in den folgenden drei Minuten geschah. Er spürte die Energielage im Feld und schien zu wissen, wie er seine Kräfte dosieren musste, um die anderen kleinzukriegen, einschließlich der Rumänen, die seinem langen und zähen Zwischenspurt bis zur 1500-Meter-Marke widerstanden und 500 Meter vor dem Ziel immer noch eine Sekunde vorne lagen. Doch auch von dieser Sekunde hatte Hansen bereits Besitz ergriffen, er wusste, er würde sie fressen. Die drei anderen zogen mit, es war nicht das erste Mal, dass er seinen Mannschaftskameraden allein durch seine Sicherheit und ihr Vertrauen in seine Kraft Leistungen abforderte, die sie ohne ihn nicht hätten zustande bringen können. 1,3 Sekunden vor den Rumänen kamen sie ins Ziel. Die Hupe dürfte das Einzige gewesen sein, was sie noch mitbekamen, das Zeichen aufzuhören.

»Paco Müller«, sagte Hansen plötzlich mit träger Zunge. »Gut, dass du gerade hier bist. Ich werde dir was erzählen.«

Das Mädchen runzelte die Stirn. Die anderen hörten auf zu grinsen, und auf einmal fiel mir Hansens Frisur auf. Blondes, strähniges, kinnlanges Haar, tiefer Haaransatz, in der Mitte gescheitelt. Kurt Cobain, dachte ich. Im Auto hatte ich sogar eine leicht rauschende Nirvana-Cassette. Ich durfte sie auf keinen Fall auf der Rückfahrt hören. Depri-Stress-Rock. Zu Hansens Zustand konnte das eigentlich nicht passen.

Er spannte seine imposanten Muskeln an Hals und Oberarmen an, packte seinen Bierkrug und knallte ihn auf den Tisch, dass die Köpfe herumfuhren.

»Das ist unmenschlich«, zischte er, und sein Blick wanderte wie suchend über die grünen Latten. »Unmenschlich ist das.« Es passierte nicht oft, dass Hansen mich von sich aus ansprach. Ich verstand zwar nicht, was er meinte, der neue Weltmeister, denn er war sichtlich betrunken, und das mit Recht. Aber ich fühlte mich geschmeichelt. Ich überlegte, ob ich meinen Kugelschreiber herausholen sollte, vielleicht würde ihn das Mitschreiben ja wieder verstummen lassen, aber er sagte: »Schreib das, Müller.«

»Aber wieso denn unmenschlich?«, fragte ich vorsichtig und schrieb wie zur Ablenkung erst einmal auf meinen Block: Es ist unmenschlich. Schreib das, Müller.

»Wieso?« Er schien weiter auf dem Tisch nach dem Sinn seiner Worte zu suchen. »Ach«, sagte er und schüttelte nachdrücklich den Kopf. »Vergiss es.«

Die anderen blieben stumm. Auch das Mädchen. Sie sah ihn nur an und versuchte vergeblich, seine Hand zu fassen. Ein paar Meter weiter auf der Partybühne drehte einer die Lautsprecher hoch, und ziemlich primitive Rockmusik übertönte alles.

Ich überlegte hastig, was er meinen könnte. Ich schaute ihn an. Arne deutete mit dem Zeigefinger auf die Weltmeistermedaille auf seiner Brust, hob sie schließlich ungeschickt an seinen Mund und küsste sie. Dann sprang er auf, packte nun selbst die Hand seines Mädels und fing an zu tanzen, wenn man das so nennen kann. Er schüttelte seine Schultern, schlenkerte ungelenk die Arme und trat von einem Fuß auf den anderen. Die paar Dutzend Leute auf dem Platz starrten ihn an. Was für ein Typ! Ein Riese. Sein Körper schien zu leuchten. Endlich, dachte ich. Arne feiert. Es war ein goldener deutscher Rudertag. Hansen war mit dem Vierer Weltmeister geworden. Und auch der Achter hatte bei dieser Weltmeisterschaft den Titel gewonnen. Zwei große Erfolge für unsere Recken. Zeit, auf den Tischen zu tanzen. Doch die Musik brach ab.

Arne setzte sich hin und schob sein Bierglas weg.

Ich machte noch einen letzten Versuch, ein Gespräch zu führen.

»Verstehe«, sagte ich. »Ich weiß, was los ist mit dir. Du wärst doch lieber der Schlagmann im Achter geblieben.«

Er schüttelte heftig den Kopf. »Nee, das nich.«

Mit plötzlichem Grinsen zeigte er wieder auf die Goldmedaille. Doch er sprach nicht weiter und schaute über meine Schulter hinweg. Sein Gesichtsausdruck verdüsterte sich, als ein weiterer Ruderer an den Tisch schlenderte. Er schwenkte an einem rot-weiß gestreiften Band seine eigene Goldmedaille. Ich kannte ihn. Wolfgang Alt, genannt Ali. Hansens alter Trainingspartner. Jetzt Schlagmann im Deutschland-Achter.

»Hallo Arne«, sagte Alt, doch Hansen drehte sich weg.

Alt hängte sich seine Medaille um, stellte sich hinter Arnes Mädchen und begann, mit seinen schwieligen Ruderer-Händen ihre Schultern zu massieren.

»Hallo Mylady«, sagte er leise. »Willst du mir nicht gratulieren?«

Als sie den Kopf in den Nacken legte und lächelte, stand

Hansen auf und schien wortlos weggehen zu wollen, doch er kam nicht weit. Ein alkoholisierter Typ mit Strickmütze hatte auf der Partybühne das Mikrofon gepackt und schrie hinein.

»Ladies and Gentlemen. Lassen Sie mich auf diesem Platz noch einmal den besten Schlagmann der Welt begrüßen, die Legende aus Deutschland: Arne Hansen.«

Die Umstehenden klatschten, und Hansen verbeugte sich ungeschickt, er schwankte ein bisschen, aber der Blick seiner blauen Augen wirkte plötzlich wieder konzentriert, er fixierte Alt, der mit unbewegtem Gesicht neben dem Mädchen saß und zurückstarrte.

Das Mädchen sprang auf und folgte Arne mit trippelnden Schritten. Der Mann hat vielleicht ein Glück, dachte ich noch einmal. Ich schob meinen Block in die Tasche und holte mir eine Bratwurst und ein weiteres Bier. Und dann noch ein Bier. Und schrieb später: »Arne Hansen, der Olympia-Held, in seiner bewährten und bestechenden Form. Ein Mann, der alles kann.« Gute Geschichte, wirklich.

Ich stieg in mein Auto und fuhr zurück in mein eigenes Leben.

Doch so kann das alles nicht stehenbleiben.

Erst nach 17 Jahren erfuhr ich, was eine Stunde später geschah.

MÜLLER,
eigene Aufzeichnungen, 2008

Sie trug hohe und dünne Absätze, die mit einem scharfen Geräusch durch die Fasern des Teppichbodens fuhren. Die schwarzen Lackschuhe glänzten makellos. Eine top gepflegte Frau, ihr Äußeres sah nach harter Arbeit aus. Es machte mich traurig, zu sehen, dass sie sichtbar an Gewicht zugelegt hatte, und der Glanz der Jugend war weg. An jenem Sommerabend vor 17 Jahren war sie umwerfend gewesen, sie schien unschlagbar. Aber jetzt: Ich hätte eine Übergangszeit gebraucht, um mich an ihre Veränderung zu gewöhnen. Sie mochte jetzt Mitte vierzig sein.

Ich hob den Blick und sah vor mir eine Dame im Kostüm gehen, ja, gehen konnte sie noch mit ihrem alten Schwung, und den Kopf trug sie hoch wie eh und je, so elegant, als hätte sie eine Hauptrolle in »Schwanensee«. Mylady – der Name, den sie ihr damals gaben, passt heute besser zu ihr. Das goldbraune Haar ist wahrscheinlich inzwischen getönt, es war glatt hochgesteckt und gab einen immer noch zarten Nacken frei. Gräfin Anna Amalia von Osterthal. Anja.

Sie drehte sich mit einem höflichen Lächeln zu mir um und wies mir mit der Hand den Weg in ein Büro mit Glaswänden.

»Ich sage Ihnen aber gleich, dass ich nicht viel Zeit habe.«

Ich hatte den Eindruck, dass sie sich nicht an mich erinnerte.

»Müller«, sagte ich deshalb mit Nachdruck. »Paco Müller, wie ich schon am Telefon sagte.«

»Ja. Ich weiß.«

»Ich habe lange gebraucht, um mit dieser Recherche zu beginnen«, sagte ich.

Sie setzte sich auf den schwarzledernen Sessel hinter einen

Schreibtisch mit gläserner Platte, ich drückte mich auf den Besucherstuhl und holte meinen Recorder hervor, ein Kassettengerät aus grauer Vorzeit, an dem ich besonders hänge.

»Was wollen Sie denn mit der alten Geschichte?«, fragte sie und nahm vom Schreibtisch einen Kugelschreiber, auf dem sie fahrig herumklickte. »Wissen Sie ...« Sie blies sich eine lose Haarsträhne aus dem Gesicht, und ich staunte, dass nur so wenig nötig war, um die junge, unwiderstehliche Anja von damals wieder zu beleben. Sie sprach nicht weiter.

»Ich glaube ...«, fing ich nun an und räusperte mich. »Das heißt ... Ich glaube nicht, dass wir es ihm schuldig sind, herauszufinden, warum alles so gekommen ist.«

Sie klickte weiter.

»Ihm vielleicht nicht«, sagte ich. »Er ist dort, wo er hin wollte. Aber wir sind es uns selbst schuldig.«

»Wieso?«

»Immerhin«, erklärte ich, »steht die Frage im Raum, warum so lange Zeit niemand gemerkt hat, was mit Arne los war. Der Trainer nicht, seine Sportkameraden nicht. Nicht einmal Sie als seine Freundin. Und ich auch nicht.«

»Paco Müller«, sagte sie plötzlich lächelnd, und ihr Gesichtsausdruck zeigte mir, dass die Erinnerung zurückkam. »Jetzt weiß ich wieder, wer Sie sind. Er fand Sie ganz sympathisch. Sie waren der Einzige von all den Reportern, mit dem er mehr als drei Worte am Stück gesprochen hat.«

»Naja«, sagte ich, hob abwehrend die Hände und bemühte mich, zu lachen. »Dreieinhalb Worte vielleicht, aber auch das war schon ein Ritterschlag, Gräfin.«

Sie verzog den Mund, nahm einen Stapel Papiere hoch und legte sie sofort wieder hin.

»Erstaunlich, wie die Jahre uns verändern«, sagte sie. »Sie sind ganz schön dick geworden. Und das Rauchen haben Sie offenbar auch nicht aufgegeben. Ich fand das immer schrecklich: Jemand, der sich sein Leben lang mit Sport befasst und selbst so ungesund lebt. Das habe ich bei vielen Leuten in Ihrem Metier festgestellt. Schlechte Kleidung, schlechte Haltung – ich nehme an, auch schlechte Bezahlung.«

»Richtig«, sagte ich und schluckte den Rest meiner Antwort hinunter. Es konnte ja nicht jeder einen Vater mit einer eigenen Privatbank haben, wo man unterschlüpft, nachdem man erst das Studium der Kunstgeschichte geschmissen, sich dann in Betriebswirtschaft gerettet und zwei Ehen an die Wand gefahren hat. Jetzt war sie Personalchefin und wäre sicherlich selbst an ihren eigenen Einstellungskriterien gescheitert. Das alles hätte ich nach meinem kurzen Ausflug ins Internet anbringen können, aber ich tat es nicht. Ich streite nicht gern. Auch so schien sie mir schon wieder anzusehen, was ich dachte.

»Lassen Sie es gut sein«, sagte sie müde und legte die verschränkten Arme auf dem Schreibtisch ab. »Es war nicht als Provokation gemeint.«

»Schnell wird es nicht gehen«, sagte ich, Mut fassend. »Sie müssten sich viel Zeit nehmen. Wir müssten uns wahrscheinlich ein paar Mal treffen.«

»Packen Sie das Gerät wieder ein«, sagte sie und deutete mit dem Zeigefinger auf den Recorder. »Ich werde Ihnen nichts erzählen. Ich bin froh, dass ich darüber weg bin.«

Sie erhob sich von ihrem Sessel.

»Sind Sie das denn? Darüber weg?«

Ich holte Fotos von der Siegerehrung bei der Weltmeisterschaft aus der Tasche und legte sie auf den Schreibtisch. Leider habe ich erst spät erkannt, was diese Fotos wirklich zeigen. Man sieht immer nur, was man weiß. Ich habe sie endlich einmal genau studiert, die Bilder vom Zieleinlauf und von der Zeremonie, sogar mit der Lupe. Der Vierer kommt ins Ziel, die erschöpften

Athleten lassen schwer um Atem ringend ihre Oberkörper nach hinten fallen und die Arme ins Wasser hängen. Nur einer behält seinen Riemen in der Hand, lässt einfach seine Schultern sacken, senkt den Kopf und starrt grübelnd ins Leere: Hansen. Auf dem Siegerpodest lachen sie mit ihren blinkenden Medaillen auf der Brust und haben die Arme zum Winken erhoben. Drei Ruderer lachen und der Steuermann mit ihnen. Einer nicht: Hansen.

Sie setzte sich wieder.

»Haben Sie es damals schon gewusst?«

Sie sah auf das Bild.

»Was?«

»Dass er sich nicht freuen konnte?«

Sie seufzte.

»Ich habe zwei Ehemänner hinter mir«, sagte sie plötzlich leicht verkrampft. »Aber ich versichere Ihnen, es hat keinen Morgen und keinen Abend gegeben, an denen ich nicht über Arne nachgegrübelt hätte.«

Ihr Telefon klingelte, sie drückte auf einen Knopf, und es verstummte wieder, ihr Fingernagel war perfekt lackiert. Sie seufzte noch einmal.

»In meinem Leben spukt es, und das Gespenst trägt den Namen Arne. Ich weiß nicht, warum das nicht vergeht. Je mehr ich darüber nachgedacht habe, umso mehr ist seine Persönlichkeit in meiner Erinnerung verschwunden. Ich weiß nicht, wer Arne war. Aber der Schmerz, den er mir verursacht hat, hört nicht auf.«

Ich atmete einmal tief durch. Ich wollte jetzt nichts Falsches tun oder sagen, denn ich spürte ihr Zögern.

»Ich will Ihnen jetzt nicht damit kommen, dass Arnes Geschichte anderen Leuten in einer ähnlichen Situation helfen könnte«, sagte ich vorsichtig. »Kein Mensch ist wie der andere.

Aber ich frage mich, wieso ich damals so blind war. Ich habe nur die Leistung des Menschen Arne Hansen gesehen und konnte ihn dahinter nicht erkennen.«

Sie nickte mit einem leichten, sarkastischen Zug um den Mund.

»Ich will mich bald zur Ruhe setzen«, sagte ich. »Aber vorher muss ich herausfinden, was wirklich mit Arne Hansen passiert ist. Ich will die Frage beantworten, ob der Leistungssport den Mann kaputtgemacht hat.«

Sie schüttelte den Kopf.

»Der Leistungssport und Arne – das gehört zusammen«, sagte sie in nüchternem Ton.

»Das ist mein Thema«, sagte ich.

»Glauben Sie denn, er würde das wollen?«

Ich überlegte. Ich wusste nur, dass *ich* das wollte.

»Und was soll daraus werden?«

»Vielleicht überhaupt nichts. Vielleicht Klarheit. Vielleicht werden wir alle unseren Frieden mit ihm machen können.«

Sie klopfte ungeduldig mit dem Kugelschreiber auf die Tischplatte.

»Entschuldigen Sie bitte, ich habe jetzt keine Zeit mehr.«

Sie stand erneut mit einem Ruck von ihrem Sessel auf und hielt mir die rechte Hand hin.

»Moment noch«, sagte ich. Einer Eingebung folgend, zog ich den alten Reporterblock hervor, den ich vor ein paar Tagen in meinem Büro aus einem Stapel gezogen hatte. »Ich bringe es einfach nicht übers Herz, meine alten Notizen wegzuwerfen. Ich habe Berge davon. Schauen Sie: Das habe ich damals bei der WM notiert. Sie waren dabei.«

Ich drehte den Block zu ihr, sie wich ein bisschen zurück, aber wohl hauptsächlich, weil sie keine Lesebrille trug.

»Ist es leserlich?«

Sie nickte. »Es ist unmenschlich«, buchstabierte sie langsam. »Schreib das, Müller.«

Sie reichte mir den Block zurück. Im Tausch gab ich ihr meine Visitenkarte.

Sie schwieg, ging an mir vorbei und ließ mich in dem Büro allein. Ich konnte nicht glauben, dass diese Frau, deren arrogante Höflichkeit mich bei der Begrüßung noch so gestört hatte, jetzt einfach weggegangen war. Ich wartete unschlüssig eine Minute, während der ich den langweiligen abstrakten Druck an der Wand betrachtete, packte dann meinen Recorder ein und trottete über den Teppich Richtung Aufzug.

Ich hatte kaum den Knopf gedrückt, da signalisierte mir mein Mobiltelefon eine SMS von einer unbekannten Nummer.

»Also gut. Montag acht bis neun.«

ANJA,
Zusammenfassung einer Tonbandaufzeichnung, Montag, 25. Februar 2008

Arne hat mich nicht verstanden, und vielleicht gefiel mir das sogar am besten an ihm: dass er nicht einmal so tat. Wenn es anders gewesen wäre, hätte ich ihm sowieso nicht geglaubt. Niemand verstand mich. Ich verstand mich ja selbst nicht.

Sie wollen von mir wissen, wie er als Mann war, als Freund, als Liebhaber? Wenn ich an die Zeit mit ihm zurückdenke, sehe ich dunkle Bilder, hier und da scheint ein Detail auf, obwohl die Handlung hauptsächlich im Sommer spielt, im strahlenden Licht, oft am Wasser, an lauten Regattastrecken, auf dem hellgrünen Rasen von Bootsplätzen, bei wilden Siegesfeiern. Wo ist der Zusammenhang? Es ist nicht etwa so, dass ich vergessen habe, was war. Es ist nur so: ich weiß nicht wirklich, was geschehen ist.

Das alles ist lange her – fast 20 Jahre. Wenn ich beschreiben soll, wie ich selbst damals war, fallen mir nur extreme Begriffe ein: schrill. Schräg. Exzentrisch. Durchgeknallt. Orientierungslos. Ich wusste nicht, wer ich sein wollte. Dabei hätte ich es mir einfach machen können. Meine Eltern hatten für alles Verständnis, sogar dafür, dass ich mich für unseren Adelstitel schämte. Sie erklärten mir, dass der Titel nicht mehr war als ein Bestandteil meines Namens, aber ich wusste natürlich, dass das nicht stimmte. Die Bank heißt schließlich so: Von Osterthal. Meine Mitschüler nannten mich Mylady, und ich betrieb großen Aufwand, um ihnen zu beweisen, dass ich nicht zwangsläufig eine von Osterthal sein musste, nur weil meine Eltern es waren. Die wiederum hielten das für einen vorübergehenden Zustand. Das ließ mich noch mehr rotieren, wahrscheinlich, weil ich ahnte, dass sie recht hatten.

Meine Eltern waren sich immer so sicher. Meine Freundinnen beneideten mich, seit ich denken konnte, um meine warmherzige und elegante Mutter. Und mein Vater ist bis heute ein Vorbild für alle. Ein Meister der Selbstdisziplin, ein extrem gut organisierter Mann. Heute noch steht er bei Morgengrauen auf, macht erst einmal Gymnastik und zieht dann 20 Minuten lang im Schwimmbad im Keller seine Bahnen. Er macht für sich und meine Mutter Frühstück, und wenn er um acht in der Bank erscheint, hat er den Wirtschaftsteil zumindest einer Tageszeitung bereits gelesen.

Wie ich damals aussah, kann ich Ihnen beim besten Willen nicht sagen. Zu der Zeit, als ich Arne kennenlernte, hatte ich den riesigen Kleiderschrank im Haus meiner Eltern in verschiedene Abteilungen unterteilt – jede voller Kostüme für meine verschiedenen Rollen. Ich besaß elegante Sachen, schulterfreie Abendkleider und Blazer in grellen Farben mit dicken Schulterpolstern, Plateau-Pumps und glänzende Handtaschen. Ich hatte Hippie-Fächer für Rüschen und Romantik und besaß mehrere Hüte. Außerdem die komplette Ausstattung für höhere Töchter, Polohemden, Kaschmirpullover, Faltenröcke und flache Treter. Ich hatte sogar ein Gruftie-Fach mit schwarzen Sachen – wenn ich sie trug, schminkte ich mein Gesicht weiß und meine Lippen schwarz. Und schließlich gab es massenhaft Jeans, Karottenhosen und T-Shirts, mit denen ich mich in eine ganz normale Studentin verwandelte.

In der Zeit, als ich Arne kennenlernte, machte ich gerade einen längeren Ausflug in die Kunstgeschichte und hatte mich in eine Studienarbeit über Märtyrer-Darstellungen in der bildenden Kunst vergraben. Am Tag, als wir uns zum ersten Mal sahen, lagen mehrere Bildbände zu diesem Thema auf dem Rücksitz meines grauen Citroën 2CV. Exaltiert, wie ich war, verbrachte ich damals den ganzen Tag mit meinen Märtyrern, verschlang

Legenden und Berichte, las Folterbeschreibungen, blätterte in Bänden voll mit von Steinen zerschmetterten und auf dem brennenden Scheiterhaufen sich krümmenden Blutzeugen ihres Glaubens. Irgendwann entdeckte ich in Berlin Sandro Botticellis heiligen Sebastian, und da war es um mich geschehen. Dieses Gemälde ist kunstgeschichtlich bedeutsam wegen Sebastians asymmetrischer Körperhaltung, aber das war mir nebensächlich. Dieses Bild hatte eine ungeheure Wirkung auf mich. Ich kenne heute noch jede Einzelheit. Ich sehe den an einen dunklen Pfahl gefesselten nackten Körper unter einem runden Bogen. Er ist auf eine übernatürliche Weise athletisch. Und doch gibt es ganz zarte Stellen: Der lange, filigrane Hals und besonders seine Schlüsselbeine. Sechs kurze Pfeile stecken in seinem Fleisch. Aber sein Gesicht zeigt kein Leiden.

Ich habe dieses Bild mehrmals abgezeichnet, sogar die komplizierte Landschaft im Hintergrund, ich habe versucht, diesen überirdischen Gesichtsausdruck zu treffen, aber immer vergeblich. Er blutet aus keiner Wunde, dieser schöne Mann, obwohl sie doch sichtbar da sind, und er scheint dem Schmerz gegenüber gleichgültig zu sein. Eine Kunstpostkarte mit Botticellis Darstellung trug ich zu jener Zeit immer irgendwo mit mir, als Buchzeichen oder lose im Rucksack oder in meiner indischen Stofftasche. Ich war nie gläubig, aber ich betete ihn an.

Ja. Und dann traf ich Arne.

Es war Sommer, die Sonne brannte vom Himmel, ich fuhr langsam mit offenem Dach in der Stadt herum und sah ihn am Straßenrand kauern. Er war auf dem Rückweg vom Wassertraining und hatte eine Fahrradpanne. Er fummelte gerade am vorderen Ventil herum.

Vielleicht war es Fügung, dass es an diesem Tag so heiß war, und ich ihn nicht mit einer meiner Verkleidungen abschreckte. Ich trug den Ich-hab's-nicht-nötig-Look, eine abgeschnittene

Jeans, eine kurze Bluse und Sandalen, die Haare zu einem Pferdeschwanz zusammengebunden. Männern mag das nicht so gehen, aber ich weiß genau, was ich trug, wenn irgendetwas Wichtiges in meinem Leben passiert ist. Als ich meinen ersten Ehemann kennenlernte, trug ich ein Abendkleid. Beim zweiten war es ein grauer Hosenanzug mit weißer Bluse. Beide Ehen entsprachen dann irgendwie auch ihren Kennenlern-Outfits. Die erste war standesgemäß, die zweite korrekt, aber langweilig. Und die Beziehung zu Arne war genau wie kurze Hosen mit Bluse und ohne BH: körperbetont, aber auf Dauer haltlos und zu dünn.

Aber Arne war etwas Besonderes. Ganz anders als die Jungs, mit denen ich manchmal einen Kaffee oder einen Wein trinken ging, und die ich hinterher je nach Laune an mich heranließ, oder auch nicht. Er wirkte beinahe unschuldig – so ernsthaft, wie er mit seinem Rad beschäftigt war. Ich konnte gar nicht anders, als die Ente an den Straßenrand zu lenken, auszusteigen und mich an die Tür zu lehnen.

»Hallo«, rief ich, und als er nicht reagierte: »Hallo, kann ich dir helfen?«

»Nee«, sagte er, ohne aufzublicken. Seine Stimme war klar und für seine Größe nicht besonders tief. »Der Reifen ist platt, und ich habe kein Flickzeug.« Schon beim ersten Satz erkannte ich den nasalen Tonfall der Norddeutschen.

»Oh«, sagte ich und probierte mein Lächeln, aber er sah nicht hin. »Ich auch nicht.«

Er schwieg.

Mir fiel auch nichts mehr ein, aber ich wollte noch nicht verschwinden.

»Und sonst?«, fragte ich.

Er stand langsam auf, wobei er die Hände auf merkwürdige Weise auf seine Knie stützte, und streckte sich.

Er trug Turnschuhe ohne Socken, beige Shorts und ein weißes T-Shirt, das am Hals abgeschabt und ausgefranst war. Ich schaute verblüfft nach oben: Er war viel größer, als ich erwartet hatte. Dann fiel mein Blick auf seine Schultern.

Er blickte in die Ferne und schwieg immer noch. Nach einem kurzen Moment der Verblüffung sagte irgendetwas in mir drin ganz laut: »Wow«. Für mich war schon alles klar.

Er drehte sich zu seinem Rad zurück und löste den Ständer

»Das Rad in seiner nutzlosesten Form«, erklärte er. »Ich werde es tragen.«

Es war ein niedriges, blitzendes Rennrad mit dünnen Reifen und schneckenförmigen Griffen am Lenker.

»Warte mal!«, rief ich, und meine Stimme hatte plötzlich etwas leicht Instabiles.

Er blickte sich um. Seine Augen waren blau. Seine Nase schmal und lang, sie lief ein wenig spitz zu wie der Schnabel eines Vogels.

»Du«, ich suchte nach irgendeiner fesselnden Bemerkung, doch mein Kopf war leer. »Du ... bist sicher der Sebastian.«

Er schüttelte den Kopf, aber selbst jetzt kam er nicht auf die Idee, mir seinen Namen zu nennen.

»Ich bin Anja.«

Er sagte nicht einmal »aha«. Oder »angenehm«. Stattdessen wurde er auf einmal rot.

»Soll ich dich im Auto mitnehmen?«, fragte ich.

Er wich meinem Blick aus, das Erröten nahm sogar noch zu, seine Ohren glühten.

»Nee danke, ich wohne gleich da hinten«, sagte er und deutete mit dem Kinn auf ein großes blaues Mietshaus direkt an der Straße. Er schien weg zu wollen.

»Gut«, sagte ich unschlüssig.

Er hob mit einem kurzen, federnden Schwung das Rad auf

seine Schulter und sagte in einem ganz anderen Tonfall: »Denn man tau.« Dann ging er rasch davon.

Ich blieb staunend stehen. Wie bitte? Arne stellte alles auf den Kopf, was ich über Männer wusste. Er sah aus, als hätte er Botticelli als Modell gedient. Aber er benahm sich so reserviert wie eine Klosterschülerin. Er spreizte sich nicht und ließ sich nicht bewundern und zeigte überhaupt kein Interesse. Das war in der Tat eine neue Erfahrung für mich. Ich wollte unbedingt erreichen, dass er sich noch einmal nach mir umdrehte, nur, um zu beweisen, dass das Gesetz meiner Unwiderstehlichkeit auch für ihn galt.

»Hey«, rief ich ihm hinterher. »Wie heißt du denn nun wirklich?«

Er drehte sich tatsächlich kurz um, mitsamt dem Rad auf seiner Schulter.

»Arne«, sagte er in einer Lautstärke, dass ich es gerade noch verstehen konnte. Und dann: »Ich bin Ruderer.«

»Toll«, rief ich hinter ihm her, doch das hörte er wohl schon gar nicht mehr.

Ich stieg wieder in meine Ente und warf kurz einen Blick auf den Rücksitz mit den Bildbänden, und ich dachte, die armen Heiligen, könnte sein, dass sie nun ausgedient hatten. Am selben Tag brachte ich die Bücher in die Bibliothek zurück, die Studienarbeit blieb unvollendet. Ich brachte es danach noch bis zu einer Abhandlung über die Uhren im Werk von Salvador Dalí, aber im Grunde war aus meinem Studium die Luft raus. Ich hatte ein neues Betätigungsfeld gefunden, das mich unendlich fesselte: Arne.

Ich habe ihn mir später immer wieder verstohlen angesehen. Ein Champion, der sich aus sich selbst erklärte. Zwei Meter und drei Zentimeter groß, seine Haut glatt und klar, sein Gesicht eine seltsame Mischung aus kindlich und kantig, seine blauen

Augen oft matt und leer und dann plötzlich milchig vor lauter Besessenheit. Und seine Hände – nicht etwa große, schwere Pranken, sondern klare, an seinem athletischen Körper schon beinahe zart wirkende Gebilde. Auf seine Weise konnte er damals alles sein – und gleichzeitig nichts.

Es rührte mich, dass ausgerechnet er die Blicke der anderen so schwer ertragen konnte, nicht einmal meine. Er sagte dann: »Ich will Luft für dich sein.«

Er hasste es aufzufallen, aber das ließ sich nicht verhindern mit diesem auffälligen Körper und diesem weißblonden Haar. Als wir uns kennenlernten, trug er es brav und kurz, später zog er einen Mittelscheitel und ließ sich kinnlange Strähnen wachsen, zuletzt band er sein Haar zu einem Pferdeschwanz im Nacken zusammen. Dabei hatte ich den Eindruck, er wäre extrem auf sein Aussehen bedacht, gleichzeitig eitel und allergisch gegen Aufmerksamkeit. Eigentlich immer auf der Flucht vor seiner eigenen, selbstinszenierten Wirkung. Er schaute sich beim Vorübergehen in jedem Schaufenster an. Als ich ihm aber übermütig vorschlug, sich einmal mit mir zusammen hineinzustellen in solch ein Fenster und uns von den Passanten bewundern zu lassen, wurde er sauer.

Als wir einmal, als er mich zur Weltmeisterschaft mitgenommen hatte, nackt in einem Hotelbadezimmer vor dem Spiegel standen, und ich sagte, warte, das muss ich fotografieren, ich hole nur schnell meine Kamera, da packte er beinahe panisch ein Handtuch und wickelte sich ein. »Offlimits«, erklärte er.

Wenn er einen Raum betrat, fuhren die Köpfe herum, Männer und Frauen bewunderten sein perfektes Aussehen gleichermaßen – er aber konnte zu meinem Ärger dann plötzlich linkisch werden.

Mir schien es, als könnte Arne mit seinem eigenen Schatten mehr anfangen als mit sich selbst. Immer, wenn er im Sonnenlicht neben mir ging und seine Umrisse auf dem Boden sah, versuchte er, seinen Fuß daraufzusetzen und sie festzuhalten. Er sagte, das habe er schon als Kind versucht, und bis heute die Hoffnung, dass er es eines Tages schaffen würde, den Schatten am Boden festzunageln und dann schnell wegzulaufen. Als ich wieder zu Hause war, schrieb ich das auf. Später legte ich sogar ein Heft an, in dem ich seine merkwürdigsten Mitteilungen notieren wollte. Auf dem Umschlag schrieb ich: »Unfreiwillige Poesie«. Allerdings brachte ich es nie auf mehr als eine halbe Seite.

Eines Tages nahm ich aus der Kunstwerkstatt in der Uni ein großes Stück Papier mit, entrollte es auf dem Boden seines Wohnzimmers und bat ihn, sich daraufzulegen. Dann zeichnete ich mit Filzstift seine Umrisse nach. Zu Hause schnitt ich sie aus und malte das Ganze mit einem breiten Pinsel schwarz aus. Sein Schatten. Es war mein Geschenk zu seinem 27. Geburtstag, und er schien sich wirklich darüber zu freuen. Er hängte ihn an eine Wand im Flur.

Erst viel später fiel mir auf, dass er ständig mit sich selbst beschäftigt war. Er war zu allen Leuten nett, er kam mit allen aus, weil er Berührungen und Reibungen vermied. Nur ganz selten fing er an, sich über absurde Dinge zu beklagen. Er konnte Passanten anherrschen, weil ein Laden geschlossen war, in den er gewollt hatte. Oder den Hausmeister im Klub dafür, dass sein Fahrrad im Regen nass geworden war. Wirklich peinlich manchmal, aber das war die Ausnahme und schnell vergessen. Normalerweise war er still.

Ich habe ihm einmal vorgeworfen, für ihn sei das Leben ein Brettspiel, eine Art Mensch-ärgere-dich-nicht mit Holzmännchen, die sich nur durch die Farbe unterschieden. Er schüttelte den Kopf und sagte, das stimme nicht.

»Ich selbst bin gar nicht im Spiel.«

Er hat mich nicht verstanden. Und ich ihn auch nicht, trotz meiner Bemühungen. »Ich studiere Arne-Forschung«, sagte ich zu ihm, wenn er sich gegen meine Neugier wehrte. Dass wir einander fremd waren, war unsere große Gemeinsamkeit. Außerdem sahen wir super aus zusammen. Und was noch? Ich weiß nur, dass ich ihm in der ersten Zeit hinterhergelaufen wäre wie ein Hund, vorausgesetzt, er hätte nach mir gepfiffen. Ich wartete darauf, dass er einmal, nur ein einziges Mal nach mir pfeifen würde, aber er tat es nicht.

Wir waren vier Jahre lang ein Paar, in einer Phase des Lebens, in der vier Jahre noch wie eine wirklich lange Zeit erscheinen. Und auch danach kam ich nicht von ihm frei. Er hatte mich in der Hand, weil er mich nicht festhielt.

Schon auf der Fahrt ins Studentenwohnheim überlegte ich, wie ich es anstellen würde, ihn wiederzusehen. Und dann würde ich besser vorbereitet sein.

ALI,
Zusammenfassung einer Tonbandaufzeichnung, Dienstag, 18. März 2008

Bevor ich hier mein Leben vor dir ausbreite, will ich eines klarstellen: Der Leistungssport ist mein Leben. Alles, was ich geworden bin, bin ich durch meinen Sport geworden. Dort habe ich gelernt, mich niemals mit Mittelmaß zufriedenzugeben. Die Steigerung als Ziel zu sehen. Wenn es schwierig wird, nicht zu kneifen, sondern zu kämpfen. Ich bin mit zwölf Jahren Sportler geworden und es immer geblieben, und dass ich das bin, werde ich immer gut finden.

Als Kind war ich so dick, dass ich einmal auf dem Spielplatz in einem Klettergerüst steckengeblieben bin. Ich war zwölf Jahre alt, und mir war längst klar, was für eine peinliche Figur ich abgab. Meine Mutter ließ es mich jeden Tag spüren. Mein Vater an den Wochenenden. Er war ein Mann von eiserner Gesundheit, der sich morgens um sechs unter der Dusche kalte Güsse verabreichte. Wenn ich beim Frühstück Milch auf meine Schüssel voller Cornflakes schüttete, sah er mich schweigend an. Ich wusste, es war schlimm für ihn, dass ich so dick war, aber ich konnte nichts dagegen machen. Ich hatte immer Hunger. Während Vater Kräuterquark auf seine zweite Scheibe Graubrot kratzte und meine Mutter im Garten Atemübungen machte, schraubte ich das Jumbo-Glas Nutella auf, tauchte einen Suppenlöffel hinein und leckte ihn langsam ab.

Nachmittags war ich meistens allein. Meine Mutter ging in die Praxis, um Vater zu assistieren. Ich hing herum, Fernsehen war verboten. Manchmal saß ich stundenlang auf dem Boden hinter einer staubigen Gardine aus schwerem, mit Blumen gemustertem Stoff und ließ St-Moritz-Eisschokolade im Mund zergehen.

Wenn wir unterwegs waren, schämte Mutter sich. Sie flüsterte mit anderen Frauen und sah mich dabei an, als wäre ich ihr fremd. Sie fühlte sich schuldig, weil sie in der Schwangerschaft ein paar Zigaretten geraucht hatte. Manchmal, wenn sie glaubte, ich hörte es nicht, sagte sie ihren Freundinnen, sie vermute, das Nikotin habe mein Sättigungsgefühl zerstört. Als Gegenmittel sollte ich mich einmal nur noch von Bananen ernähren und ein anderes Mal wieder Leinsamen über mein Müsli streuen. Aber nichts schlug an, ich nahm weiter zu.

Erst als ich im Klettergerüst steckte, begriff ich, dass ich nicht als Dicker leben wollte. Es war ein kühler Frühlingsabend, und die anderen waren schon weg. Drei, vier Jungen, die sich auf dem Gerüst gejagt hatten, hinaufgeklettert und heruntergesprungen waren. Das Spiel ging so: Wer abgeklatscht worden war, wurde der Fänger und bekam aufgebrummt, dass er einmal zwischen den metallenen Stangen einer Leiter hindurchkriechen musste, so dass die anderen Zeit bekamen, davonzulaufen. Die Jungs schlüpften hindurch wie die Heringe.

Ich hatte natürlich Angst. Gleichzeitig war ich neugierig, ob ich durch den Zwischenraum passte. Mein Bauch war dick, aber weich, und ich rechnete damit, dass er nachgeben würde, wenn es zu eng wurde. Ich traute mich erst, es auszuprobieren, als ich allein war. Ich zog meine Jacke eng an meinen Leib, schob meine Arme durch den Zwischenraum und rutschte durch. Erst kurz vor den Hüften ging nichts mehr. Ich versuchte, mit dem Oberkörper hochzukommen, um zurückrutschen zu können, aber inzwischen hatte sich auch noch meine Jacke zwischen meinem Körper und den Stangen festgeklemmt.

Ich steckte nicht lange drin. Vielleicht zwei Minuten. Aber natürlich kam ausgerechnet der blöde Matthias vorbei, der selbst immer versuchte, seine Neurodermitis an seinen Händen zu verstecken, und zur Ablenkung andere auslachte, wann immer es ging.

»Ich reiß dir die Hose runter!«, rief er und kam näher, und erst jetzt packte mich die Panik.

»Ali«, spottete er, nun schon direkt hinter mir, »zeig mir dein Arschi!«

Ich zappelte. Jetzt nicht heulen, dachte ich, und schon einen Augenblick später hatte ich es durch Wippen geschafft, mich so weit rückwärts zu schieben, dass ich ein Stück aus den Stangen herausrutschte. Meine Füße trafen wieder auf festen Boden, langsam zog ich meinen Oberkörper heraus, was schwierig war, weil die Jacke sich umstülpte. Als ich mich endgültig befreite, legte sich der Stoff über meinen Kopf, und es wurde kurz dunkel um mich. Als ich die Jacke endlich zurückgeschlagen hatte, war Matthias weg.

Nun heulte ich doch. Ich wollte nicht fett sein. Zum ersten Mal fühlte ich unter den Kleidern ganz bewusst meine schweren Hautfalten. Ich weiß, wie es ist, einen Busen zu haben. Und wie am Bauch schwabbelnd Haut auf Haut reibt. Das vergisst man nicht. Auch wenn ein Dicker eines Tages dünn wird, bleibt er irgendwo innen drin doch immer ein Dicker.

Ich setzte mich auf eine Bank neben den Sandkasten, hatte plötzlich Schluckauf vom Heulen, der Rotz lief mir aus der Nase, Taschentuch hatte ich keines, so dass ich ihn immer wieder hochzog. Mir war kalt, aber nach Hause wollte ich nicht, weil ich Angst hatte, ich könnte den Fragen meiner Mutter nicht standhalten und würde ihr alles erzählen, und sie würde sich meinetwegen schämen oder mich bestrafen. Ich fühlte mich am Tiefpunkt meines jungen Lebens, und wenn damals nicht ein Mann mit seinem Collie vorbeigekommen wäre, hätte ich wahrscheinlich genau in diesem Moment resigniert.

Der Mann schaute mich kurz an, setzte sich seufzend neben mich auf die Bank und gab mir kommentarlos ein Papiertaschentuch. Er war weder jung noch alt, hatte einen dunklen, vornehm wirkenden Mantel an, und sein Gesichtsausdruck erinnerte mich an einen freundlichen Fisch. Der Collie kauerte sich vor seine Füße, ohne dass ich einen Befehl gehört hätte. Ich schneuzte mich, faltete das Taschentuch sorgfältig zusammen und steckte es in meine Jackentasche. Weil ich nicht wusste, was ich sagen sollte, fing ich an, mit meinen Füßen zu schaukeln. Ich merkte, dass der Mann auf die abgestoßenen Spitzen meiner Halbschuhe blickte.

»Wie alt bist du?«, fragte er.

»Zwölf.«

»Du hast große Füße.«

Ich nickte. Ich hatte bereits Schuhgröße 37.

»Du wirst wachsen«, sagte er. »Ich schätze, du wirst 1,90 Meter groß. Oder mehr.«

Ich schaute auf meine wulstigen Oberschenkel. »Ich bin zu dick. Werde ich dünner, wenn ich wachse?«

»So einfach ist das nicht«, sagte er. »Vielleicht, wenn du anfängst, einen anständigen Sport zu betreiben.«

Ich ließ den Kopf hängen und dachte an den blöden Matthias, der in einer richtigen Fußballmannschaft spielte. Und an Paul, der ein Pony hatte.

»Das wird nicht gehen. Ich bin unsportlich.«

»Das glaube ich nicht«, sagte der Mann. »Es gibt für jeden einen Sport.«

»Und welchen gibt es für mich? Sagen Sie bloß nicht Schach spielen wie mein Vater.«

»Ich meine Rudern«, sagte der Mann.

»Rudern? Das ist sicher zu schwer für mich.«

Der Mann schüttelte den Kopf.

»Da brauchst du viel Kraft und nur ein bisschen Technik. Das lernst du schon.« Er holte eine Visitenkarte aus der Manteltasche und reichte sie mir.

»Mein Name ist Dr. Anton Wissmann, ich bin der Vorsitzende vom Ruderverein ein paar Kilometer von hier. Willst du nicht mal zu einem Probetraining kommen?«

»Ein Doktor?«

»Ja«, sagte er. »Seelendoktor.«

Ich steckte die Karte ein. Dr. Wissmann sagte, ich solle jetzt nach Hause gehen, es sei schon spät.

Als ich meiner Mutter von dem Ruderverein erzählte, war sie begeistert, kaufte mir umgehend einen großen schwarzen Trainingsanzug und fuhr mich schon am folgenden Wochenende hin. Es war ein sonniger Tag, und das Gras am Flussufer leuchtete. Wir gingen direkt zum Bootssteg, und meine Mutter zeigte auf einen Einer, der gerade anlegte. Das Wasser gluckerte und roch frisch. Ein Typ mit einer Schirmmutze auf dem Kopf kletterte auf den Steg. Er war groß und breitschultrig, trug ein einteiliges Rudertrikot und weiße Socken, die Schuhe waren im Boot festgemacht. Ich stand nicht weit von ihm entfernt und starrte ihn an. Der Ruderer fuhr rasch in ein paar blaue Plastikschlappen und riss sich die Träger seines Trikots herunter. Plötzlich sammelten sich ein paar Leute auf dem Steg und jeder schüttelte ihm die Hand. »Gratuliere zum Titel«, sagte einer und klopfte ihm auf die Schultern. Ein älterer Mann beugte sich zu mir herunter und sagte: »Das ist Michael Kuhn, der deutsche Meister.«

Kuhn ließ sich auf einen Campingstuhl fallen, der am Rand des Stegs stand. Er streckte die Beine von sich, und ich sah seinen leicht behaarten Bauch, der glatt war und nur aus Muskeln bestand. Auch jetzt, da Kuhn saß, bildete er kaum Falten. Ich starrte ihn immer noch an, so lange, bis Kuhn es spürte. Er schaute mich an und sagte: »Na, Pummelchen, willst du auch so einen Bauch?«

Ich nickte.

Herr Wissmann kam, begrüßte meine Mutter, brachte mich zu einem der Trainer, und ich wurde Ruderer. Es war meine Rettung.

33 Jahre liegt das zurück, dazu unendlich viele Kilometer zu Wasser und zu Lande, und Wissmann hatte recht: Ich wurde groß und kräftig, und es gab Zeiten, in denen mein Bauch keine einzige Falte bildete, auch im Sitzen nicht. Der Sport war jahrelang der Mittelpunkt meines Lebens, der Klub mein zweites Zuhause, die Ruderer waren meine zweite Familie, hier lernte ich alles, was ich brauchte: Disziplin und Saufen, Vertrauen und Durchsetzungsvermögen, wie man Freunde gewinnt und verliert, wie man ein Stück Fleisch grillt, wie man angibt und andere auslacht und über Weiber redet. Eins steht fest: Wenn die Welt ein Ruderverein wäre, käme ich bestens mit meinem Leben klar. Aber leider war nur meine Jugend ein Ruderverein.

Und jetzt erscheint plötzlich Paco Müller aus meiner Vergangenheit, mit diesem altmodischen Kassettenrecorder, und ich soll erklären, welchen Sinn das alles hatte? Du willst die Wahrheit über Arne aufdecken, und ich soll dir das alles erzählen? Anekdoten aus meiner Kindheit erzähle ich dir gern. Aber das? Viele Gesprächspartner wirst du nicht finden für dein Projekt. Und du hast Glück, dass ich dich nicht weggeschickt habe, wie die anderen das tun würden. Wir haben damals beschlossen, über alles zu schweigen, was Arne angeht. Wir wollen ihn schützen, und nicht nur ihn. Auch seine Familie, unseren Trainer, und natürlich uns selbst. Ich habe sie angerufen, alle sieben, und sie gefragt, was sie von deinem Vorschlag halten, die alten Geschichten noch einmal aufzurollen. Sie wollten nicht. Wenn Anja nicht wäre, hättest du keine Chance. Und Konstantin, der bis heute unser Denker geblieben ist. Er sagte in seiner abwägenden Art, dass natürlich alle recht hätten. Dass wir beschlossen hätten zu schweigen. Und dass das richtig war. Aber er fand, dass die Lage sich geändert hatte. Er sagte: »Einer muss unsere Position vertreten. Sonst überlassen wir das Feld einer Frau, die von außen kam, und wahrscheinlich bis heute nicht versteht, was damals geschehen ist.« Als Bugmann hat er schon immer unser Boot ausbalanciert. Es wundert mich nicht, dass er heute Personalvorstand in einem Konzern ist. Er sagte, ich müsste es machen, weil ich schon immer am meisten geredet hätte. Und weil ich lange Zeit sein Zweierpartner war.

Es stimmt ja, ich war immer die Schwatzbacke im Boot. Aber er hat keine Ahnung, was er da von mir verlangt hat. Ich will es trotzdem versuchen. Und vielleicht ergibt sich dabei die Gelegenheit, Anja wiederzusehen.

ALI,
Zusammenfassung einer Tonbandaufzeichnung, Dienstag, 25. März 2008

Du warst dabei, Paco. Das einzige, was uns noch schlimmer erschien, als dieses Rennen zu fahren, war die Vorstellung, dieses Rennen nicht zu fahren. Keine Macht der Welt hätte uns davon abhalten können, uns diesem Stress auszuliefern, dieser Überdehnung der Willenskraft. Wir glaubten an gute und schlechte Omen. Ganz nach dem Motto: Wenn etwas mies anfängt, kann es nicht gut enden. Entsprechend war die Stimmung im Boot, als plötzlich das Stemmbrett an Arnes Platz wackelte. Es hing an einer Seite nur noch lose an seiner Schraube, ich sah es, weil ich an Position sieben gleich hinter ihm saß. Arne auf seinem Platz und der Bootsmeister, der sich bäuchlings auf den Steg gelegt hatte, wühlten hektisch im Bootskörper herum, doch verdammt, die Mutter für die andere Schraube war weg. Wir trieben auf dem Wasser und riefen einander zu, was passiert war.

Wir wussten nicht, was wir machen sollten. Ziellose Hektik, ratloses Kopfschütteln. Mir wurde übel. Ich versuchte, ruhig zu bleiben, meinen Riemen aus dem Wasser zu halten, tief zu atmen und über den Fluss zu schauen, der kleine Wellen schlug. Ich sagte mir, spar deine Kräfte – aber es funktionierte nicht. Ich konnte das Händezittern nicht beherrschen. Es ging um alles, was wir uns ein Jahr lang herbeigesehnt hatten. Wir hatten die letzten 14 Rennen gewonnen, und dieses hier wollten wir auch gewinnen. Gerade noch hatte ich dem amerikanischen Schlagmann herausfordernd zugezwinkert. Jetzt feixte er wahrscheinlich schon.

Little, unser Steuermann, sprang aus dem Boot und sauste davon zum Stand der Bootswerft. Wir hätten schon längst auf dem Wasser draußen sein müssen, aber mit einem losen Stemmbrett konnte unser Schlagmann seinen Job nicht machen. Olympia war so gut wie vorbei für uns. Ich wusste, jeder Einzelne im Boot hätte am liebsten gekotzt. Bis auf Arne vielleicht.

Aber dann kam Little wieder angerannt auf seinen dünnen Beinen, vor lauter Aufregung rot im Gesicht, und hielt triumphierend die rechte Hand in die Höhe. Er hatte die Mutter, der Bootsmeister stellte fest, dass sie passte und schraubte hektisch das lose Teil fest.

Es war das olympische Finale, und wir wussten genau, was uns bevorstand. Wir hatten es schon so oft durchlitten, nur dass es diesmal noch schlimmer sein würde.

Schmerz und Angst.

Man fragt uns immer, wie wir uns fühlen. Oder gefühlt haben. Oder fühlen werden. Ich habe keine Ahnung, was ich darauf antworten soll. Es ist, als hätte man sich freiwillig in einer Folterkammer angemeldet. Bernd Scholz sagte immer, genauso gut könne man sich vornehmen, sechs Minuten lang seine Hand auf eine glühende Herdplatte zu legen. Unser Trainer war selbst ein ehemaliger Champion. Wenn wir vom Boot aus sahen, dass er uns am Steg erwartete, großgewachsen, schwarzlockig, schwerknochig, wussten wir, dass wir uns auf ein Urteil gefasst machen mussten, über das nicht mehr diskutiert wurde. Scholz war absolut erfolgsfixiert und wurde mit den Jahren nicht weicher. Für ihn zerfiel ein Sportler in zwei Teile: Sein Menschsein und seine Leistungsparameter. Scholz interessierten die Parameter.

Normale Menschen könnten ein hochklassiges Ruderrennen nicht heil überstehen. Das Sauerstoffdefizit, in das ein Ruderer regelmäßig im Rennen kommt, überschreitet die Grenze des Erträglichen. Auch der Körper eines toptrainierten Leistungssportlers schlägt schon früh Alarm. Er spürt die Schmerzen und den Protestschrei aller Organe und Nerven, aber er hört nicht auf. Für einen Ruderer fängt das Rennen mit diesem Moment erst an. Er kämpft nicht nur mit dem Wasser, dem Boot und dem Gegner. Er kämpft mit sich selbst, ringt sich selbst nieder. Das Boot zwingt ihm den Rhythmus auf, er sitzt gefangen in einer Presse, die das letzte bisschen Kraft aus ihm herausquetscht. Wenn einer ins Ziel kommt und hat noch irgendwelche Reserven, ist er ein schlechter Ruderer.

Im Ziel ist ein Ruderer klinisch tot. Ausgepowert, ausgebrannt, in Stücke gerissen. Die Lungen können gar nicht so viel atmen, wie der Körper Sauerstoff braucht. Hören und Sehen sind außer Kraft gesetzt, alles verschwimmt, es ist ein hartes Ringen, es fühlt sich wirklich an wie ein Überlebenskampf, wenn man im Boot hängt, und nichts mehr existiert außer den unzureichenden Atemzügen, dem Japsen und der Übelkeit, die den Magen zusammenpresst, und dem Schmerz in den Muskeln und Gelenken. Und der Frage »warum«, die nur mit einem Sieg beantwortet werden kann.

Ich begreife heute nicht mehr, warum ich so weit gegangen bin. Das heißt, ich begreife es weniger denn je. Ich dachte einmal, im Hochleistungssport lernt der Mensch, die Zähne zusammenzubeißen. Ich war sicher: Wer das ausgehalten hat, was wir uns im Alltag antaten, für den sind andere Strapazen unbedeutend. Der ist Supermann. Aber ich war kein kleines Dickerchen mehr und wusste längst, wie man sich fit hält, auch ohne Olympia. Ich wollte jetzt einen anderen Lohn. Den Sieg, den süßen Blick auf Gegner, die noch fertiger sind als ich, weil sie nicht nur körperlich leiden, sondern auch seelisch, weil ich sie plattgemacht habe. Wenn ich keinen Erfolg gehabt hätte, hätte ich sofort aufgehört. Und für den Erfolg stand Arne. Er war da. Und er war stark. Das war gut.

Ich kann mir nicht vorstellen, dass einer von uns in der Nacht vor dem Rennen ruhig geschlafen hat. Außer Arne. Wahrscheinlich. Wir wussten nicht, ob er nervös war oder nicht, weil er immer den gleichen Gesichtsausdruck zeigte – so ein neutrales nicht ganz Da-Sein, um das ich ihn oft beneidet habe. Alles schien an ihm abzuprallen. Die kribblige Stimmung, das Nervenflattern, die Angst vor dem Versagen, die Magenkrämpfe vor dem Start – das schien ihm völlig fremd zu sein. Er setzte sich hin und war ruhig. Häufig setzte er die Kopfhörer seines Walkman auf und war weg. Aber er konnte auch einfach ruhig dasitzen, mitunter lange Zeit, kein Wort reden und auch sonst keine Botschaft aussenden. Manchmal starrte er minutenlang vor sich hin, während alle anderen vor lauter Nervosität zappelten, Witze rissen und versuchten, einander auszustechen. Ich war die Geräuschkulisse, er war der Fels.

»Arne«, rief Little ihm manchmal zu. »Hier sind wir.« Und dann wedelte er mit der Hand vor seinem Gesicht herum. Aber Arne reagierte kaum. Wir waren beeindruckt.

Am Abend vor dem Finale hielten wir die letzte Mannschaftssitzung ab, wir redeten durcheinander. Die Russen waren stark. Die Amerikaner auch. Aber wir wussten, wir waren stärker. Da war Arne, der Herr des Ergometers. Wir anderen erreichten auch eindrucksvolle Werte, wir zogen alle mehr als 400 Watt. Spitzenleute im vollen Saft. Wir waren prall vor Kraft und Selbstbewusstsein. Wir hatten die 14 Rennen alle nach dem gleichen System gewonnen: Am Anfang nicht schlechter liegen als Platz drei. Bei 1000 Meter mit 20 schnellen Schlägen die Konkurrenz pulverisieren. Und dann den Vorsprung ins Ziel bringen.

»So langsam«, wandte Sam ein, »weiß die Konkurrenz Bescheid. Irgendwann finden sie das Gegengift. Und dann sind wir dran. Und was, wenn sie es ausgerechnet hier gefunden haben?« Sam, mein Hintermann, war unser ständiger Bedenkenträger. Besorgt fuhr er mit der Hand durch sein wildes rotes Haar. Er arbeitete fast so hart wie Arne. Das entspringe seinem Sicherheitsdenken, sagte er immer. Er brauche Kraftreserven, für den Fall, dass es ganz schlimm komme.

Stirnrunzeln beim Trainer.

»Was schlagt ihr vor?«

Ich sagte, sie könnten versuchen, uns mit einem explosiven Start zu knacken. So spritzig losschießen, dass wir die Distanz unterwegs nicht mehr würden wettmachen können. Ich stellte mir vor, was passieren würde, wenn wir bei 1500 Meter merkten, dass unsere Waffe diesmal keine Wirkung hatte. Vielleicht würden wir moralisch zusammenklappen, in Panik geraten, technische Fehler machen, immer weiter zurückfallen und vom ganzen Feld gefressen werden. Ich wusste, solche Gedanken waren verboten. Die Diskussion ging weiter, keiner konnte aus seiner Haut. Konstantin, Bugmann und zäher Kämpfer, plädierte für das gewohnte Rezept.

»Wer sagt uns denn, dass sie einfach zusehen, wie wir unser Spiel spielen?«, fragte Carol. »Wir müssen sie überraschen.« Er schaute in die Runde. Carol war ein angriffslustiger Typ, der es schaffte, seine Gegner so lange zu provozieren, bis sie ihre Kräfte in Emotionen verpulverten. Bernd nickte – die beiden waren sich meistens einig und im Zweier konstant erfolgreich. Pedro? Thomas? Unsere beiden Jüngsten warteten lieber ab.

Der Trainer rieb sich die Stirn. Der Erfolg war ihm genauso widerfahren wie uns: Wie eine logische Folge von Ereignissen, ein kerzengerader Weg. Es musste einfach alles ineinandergreifen und zueinanderpassen, und man musste bereit sein für seine Chance. Wir waren stark und hatten Biss, aber den hatten andere auch. Damit die Tür zum Erfolg aufgeht, muss noch mehr stimmen. Vielleicht sogar die Sternenkonstellation. Und die Überzeugungskraft des Trainers. Seine Härte und seine Fortune. Und das war das Gefährliche daran: Weil wir nicht genau wussten, wieso wir gerade jetzt Erfolg hatten, wussten wir auch nicht, wann er wieder aufhören würde. Ich weiß, dass unserem Trainer bei diesem Gedanken körperlich übel wurde.

Vor dem Rennen stellten wir uns im Kreis auf, legten uns gegenseitig die Arme auf die Schultern und brüllten im Chor unsere Kampfparole: »Hau rein, hau es raus, Amis fressen, Russen knacken!« Zum Glück brüllten wir so wild, dass uns niemand verstand. Es half gegen die Angst.

Arne saß still in der Besprechung und hörte zu, bis ihn der Trainer fragte, was er dazu meine. Erst jetzt stellte unser Schlagmann seinen Blick scharf. Er sagte: »Das ganze Schnacken bringt nichts. Natürlich wissen unsere Gegner längst, wie wir unser Rennen einteilen. Wir haben es ihnen oft genug vorgemacht. Aber sie können nichts tun. Weil wir stärker sind als sie. Wir machen es wie immer.«

Wenn Arne redete, wurde es still. Und egal, was wir vorher eingewandt hatten: Was er sagte, wurde gemacht. Arne wartete nicht einmal, bis wir antworteten. Er lehnte sich zurück. Neben sich eine Flasche Cola wie meistens. Er war weit gelaufen, um sie an einer Tankstelle zu holen. Die Dosen aus dem Getränkeautomaten an der Strecke waren 20 Pfennig teurer. Das sah er nicht ein.

Auch der Trainer nickte nur. Er wusste, dass die Entscheidung gefallen war. Wir vertrauten darauf, dass Arne uns die Kraft für das Rennen geben würde. Wir gaben die Verantwortung an ihn ab.

Es war nicht nur seine Kraft. Er hatte gleichzeitig Kraft und Eleganz – in der Bewegung und im Reagieren auf die Situation im Rennen. Arne hatte ein unnachahmliches Gefühl für den Schlag, den er ausführen wollte. Vom Rhythmus, vom Druckverlauf im Wasser, vom Verhältnis zwischen Durchzug und dem Nach-Vorne-Rollen. Sein Schlag war pointiert und souverän. Er prägte uns die Eleganz seines Schlages auf wie ein hochsensibler Mechaniker. Dies war seine Sprache.

So war es auch an jenem entscheidenden Tag, als die Schraube angezogen und Arnes Stemmbrett wieder in Ordnung war. Little, inzwischen wieder an seinem Platz im Heck, gab den Befehl zum Losfahren, es ging Richtung Start. Arne packte den Riemen und tauchte ihn mit so großer Selbstverständlichkeit ein, dass wir alle aufatmeten. Ihm hatte die ganze Episode nichts ausgemacht, das sahen wir dem Spiel seiner Rückenmuskeln an. Er war Arne, der Herr der Lage.

Meine Erinnerungen an das Rennen sind teils verschwommen und teils so überscharf, dass sie mir surreal vorkommen. Ich sehe uns noch am Start, das Wasser war unruhig und alle hatten Mühe, die Boote gerade zu halten. Irgendwie gebeugt und schicksalsergeben wartete ich auf das Startsignal, und als es kam, gab es nur noch vorwärts. Ich sehe noch klar den Amerikaner im Achter neben mir, der bei jedem Schlag seufzte. Ich höre noch den russischen Steuermann brüllen, mit einer metallischen Weltraum-Stimme. Und darüber die Schreie von Little, der uns über Megafon anfeuerte. Ich sah nur noch Arne vor mir, seinen leicht gekrümmten Rücken, seine Halsmuskeln. Ich sah sie klar und glatt, ihr gleichmäßiges, mechanisches Spiel, und geriet immer tiefer in Trance.

Ich würde dieses Rennen am liebsten heute noch fahren. Ich will nicht ans Ziel kommen. Für mich waren es die ultimativen Momente meines Lebens, die Minuten, die mich für immer aus der Masse heraushoben. Hier wurde der beste Ali geboren, den es jemals gab, auf diesem Wasser. Es ging so leicht – wir flogen. All der Schrecken war gebannt, ging unter in unserem mechanischen Spiel, im Rauschen des Wassers, im Rhythmus unserer Bewegungen, es war kein Sport mehr, sondern Meditation, Versinken, Sich-Auflösen. Und als einzige feste Größe: Arne, der uns zeigte, wie man solch ein Rennen fahren kann: voller Eleganz und Überlegenheit, Besonnenheit und Kraft.

Ich registrierte, dass die USA und die Sowjets knapp vor uns lagen, lange, bis zur halben Strecke, aber es bereitete mir keine Sorgen. Ich wusste, unser Moment würde kommen, und er kam, so leicht wie nie zuvor oder danach. Arne gab den Takt vor, wir legten uns ins Zeug. Aus dem Augenwinkel nahm ich wahr, dass wir an den beiden Achtern vorbeizogen. Es schien, als steckten sie im Wasser fest, während wir im nächsten Gang weiterschossen. Genau so, wie Arne es vorausgesagt hatte. Unsere Gegner hatten die ganze Zeit gewusst, was wir mit ihnen machen wollten. Und jetzt geschah es.

Um zu erfahren, wie der Wettkampf genau verlaufen war, musste ich mir später die Ergebnisliste besorgen. Anhand der Abschnittszeiten sah ich, dass unsere taktische Vorgabe tatsächlich hundertprozentig aufgegangen war. Dritter nach 500 und nach 1000 Meter, nach 1500 Meter vorn und im Ziel: ebenso.

Ich selbst, Ali in der Originalversion, war ich erst wieder ein paar Minuten nach dem Zieleinlauf. Ich hörte, wie Sam hinter mir ins Wasser kotzte. Aber da dämmerte mir schon, dass wir Olympiasieger waren. Vor mir sah ich nur noch Arnes Buckel, sein Kopf war auf seine Hände gefallen. Und Little, der aufgesprungen war. Später schafften wir es alle, die Faust in die Luft zu recken, wie wir es uns vorher zurechtgelegt hatten, und das Foto war am nächsten Tag in den deutschen Zeitungen zu sehen. Meine Eltern hatten ein paar davon gekauft und für mich aufbewahrt. In einer stand die Bildunterschrift: Arne Hansen und seine Recken. Feldherr Arne. Und ich, sein Recke.

Nach einer Weile forderte uns Little auf, die Riemen wieder in die Hände zu nehmen. Wir fuhren die Strecke noch einmal ein Stück hinauf und hinab, um uns unter der leichten Belastung zu erholen. Diese Minuten auf dem olympischen Gewässer gehörten nur uns. Es gab nur uns, den Sieg und die Freude. Später erzählten sie uns, unser Trainer habe sich – vergeblich – im Bootshaus versteckt und geheult. Wir hatten alles erreicht, was wir uns in diesen Tagen gewünscht hatten, wir waren Helden und freuten uns darauf, gefeiert zu werden. Und das Beste daran: Unser Leben als Olympiasieger lag noch komplett vor uns. Es war noch völlig unverbraucht, gewonnen, um genossen zu werden. Kein Zweifel hatte es bisher berührt, die Angst, ob wir jemals diese Leistung würden wiederholen können, kannten wir noch nicht. Wir wussten noch nicht, dass ein solcher Erfolg für den Rest des Lebens süchtig macht. Wir wurden alle angefixt an diesem Tag mit der Droge. Diese paar leichten Ruderschläge auf dem Wasser aber waren vollkommen. Vollkommen.

So war es an diesem Samstag im frühen Herbst, an dem erst eine Schraube locker war und dann trotzdem alles lief. Ich könnte weinen und lachen, wenn ich daran denke, wie wir später auf das Siegerpodest stiegen. Mit weichen Knien und breiter Brust. Auf die oberste Stufe. Und winkten wie die Kinder. Wie eine der Blaujacken vom Verband uns die Medaillen umhängte und danach die deutsche Nationalhymne gespielt wurde. Dann wurden die Fahnen hochgezogen, die amerikanische, die russische und in der Mitte die deutsche.

Hinter der Tribüne warteten schon ein paar Fans und Familienmitglieder auf uns. Sie hatten sogar ein paar Flaschen Sekt und Plastikbecher besorgt, aber wir waren viel zu aufgedreht, um in kleinen Schlucken zu trinken, und schütteten uns das klebrige Zeug gegenseitig über die Köpfe.

MÜLLER,
eigene Aufzeichnungen, 2008

Das ganze Land drückte seine Ruderer ans Herz. Natürlich kann hierzulande kein anderer Sport mit dem Fußball mithalten, und auch der Rummel um Tenniscracks und Formel-1-Champions hat erheblich größere Dimensionen. Aber der Achter strahlte etwas aus, was den Berufssportlern bis heute fehlt. Dieses elitäre Image der Akademiker, die nicht nur Grips im Kopf, sondern auch Schmalz in den Armen haben. Die goldenen Ruderer standen für redliche Arbeit bei gleichzeitiger edler Gesinnung und überdurchschnittlicher Intelligenz.

Alle acht waren großgewachsen und stark wie Kohlenschipper. Acht fotogene Mädchenträume und Schwiegersohn-Typen, die später einmal ihre Familien solide würden ernähren können. Acht Leistungssportler, die angeblich Dopingmittel verachteten und sich dem Fair-Play-Gedanken verpflichtet hatten. In ihnen schien er endlich leibhaftig zu werden – der gesunde Geist im gesunden Körper. Selbst abgezockte Funktionäre wurden bei diesem Gedanken schwach, Wirtschaftsführer glaubten, sich in den Ruderern wiederzuentdecken. Hier sahen sie Sportler, die keinen Manager brauchten, keine Vermarktungsagentur und keinen Berater, der Verträge für sie aushandelte, deren Inhalt sie nicht einmal kannten. Nein. Diese acht würden selbst einmal an den gesellschaftlichen Schaltstellen sitzen.

In der Sitzreihenfolge: Konstantin van Otten, Thomas Wendt, Pedro Strauß-Henning, Bernd Cannawald, Carol Janitz, Sam Sieferl, Wolfgang Alt und Arne Hansen. Steuermann: Frank Butsch, genannt Little.

Alle Türen gingen auf für sie. Für den Rest des Jahres waren sie ausgebucht. Ihr Sponsor, der zu einem Spottpreis zu einer unglaublichen Fernsehpräsenz gekommen war, schaffte ihnen Smokings an und ließ sie auf die Gesellschaft los. Auf Bällen und Empfängen, auf Ehrungen und in Fernsehkulissen drückte ihnen jemand Bier und Sekt in die Hand, und Fans ließen sich mit ihnen fotografieren. Sie feierten und lächelten wie acht gutgebaute Partylöwen und genossen die Welt, die sie gerade erst erobert hatten. Sie waren so jung und smart und präsentabel. Sie waren der »Deutschlandachter«. Doch wenn man die Leute auf der Straße nach ihren acht Namen gefragt hätte, wären wohl nur spärliche Antworten gekommen. Selbst die meisten Sportreporter hätten sie wohl kaum gewusst. Nur einen kannten alle: den Schlagmann Arne Hansen. Den Chef der Truppe, den breitschultrigen, semmelblonden Athleten aus dem Norden. Wenn die Mannschaft eine Bühne betrat, waren die Blicke auf ihn gerichtet.

Ich war ein paar Mal dabei, und erlebte, wie er sich manchmal anstellte. Er schirmte seine Augen mit den Händen gegen das Rampenlicht ab. Dann wieder versuchte er, sich hinter den anderen zu verstecken. Doch irgendwann hielt ihm doch wieder jemand ein Mikrofon hin, und er musste sprechen. Seine kurzen Antworten wurden zum Running Gag. Wann immer es passte, sagte er nur: »Ja, nech?«

Arne war eben ein eigenwilliger Typ. Er passte sich nicht an. Die Mädchen fanden seine Schüchternheit süß. Und die sieben anderen Olympiasieger hatten einen Heidenrespekt vor ihm. Seinen Eigenwilligkeiten verdankten sie ihren Ruhm. Er war der Stärkste und musste sich von niemandem sagen lassen, wie er sich zu verhalten hätte. Sie wussten: Um so erfolgreich zu sein wie Hansen, musste man so sein wie er.

ANJA,
Zusammenfassung einer Tonbandaufzeichnung, Montag, 14. April 2008

Der große Kleiderschrank blieb bis auf weiteres zu. Es war ganz offensichtlich, dass ich ihn mit meinen Kostümierungen nicht beeindrucken konnte. Ich hatte keine Ahnung, worauf Arne stand. Ich wusste nur, dass ich etwas unternehmen musste, sonst würde er wieder aus meinem Leben verschwinden. Aber was?

Ich fing schon an, mich nach den hiesigen Rudervereinen zu erkundigen, als ich ihn durch Zufall im Schwimmbad wiedersah. Es war ein extrem heißer Sommer, und ich traf mich wochenlang fast jeden Nachmittag dort mit ein paar Kommilitonen. Wir hatten eine feste Ecke hinter einer hüfthohen Buchsbaumhecke, auf der man praktischerweise die nassen Badeanzüge zum Trocknen auslegen konnte. Dahinter rauchten wir heimlich Zigaretten, denn das war auf der Wiese verboten. Eigenartige Vorstellung, dass ich einmal geraucht habe. Rauchen gehörte damals dazu, obwohl es mir nie wirklich geschmeckt hat. Damals benutzte noch jeder dieses aromatische Sonnenöl, das dem Freibad seinen typischen Geruch verlieh, ein bisschen fruchtig und ein bisschen chemisch und überhaupt nach Ferien. Dazu der Lärm der tobenden Kinder, das Aufrauschen und Zurückplatschen des Wassers, wenn jemand hineinsprang. Die selbst aufgenommene Musik aus den Kassettenrecordern. Die Selbstvergessenheit, mit der wir damals im Wasser herumpaddelten und uns Bälle zuwarfen. Wie wir uns die Nase zuhielten und untertauchten und Handstand machten und auf den Schultern von irgendeinem Kerl saßen, mit einer Mischung aus Verwunderung und Abenteuerlust, einer herrlichen Gefühlsmischung.

Der Sommer roch nach Vorfreude.

Ich dachte: Jetzt wird bald etwas ganz Entscheidendes mit mir passieren. Nicht mehr lange, und die Zukunft wird sich vor mir auftun. Endlich fühlte ich mich in der Lage, mich zu verlieben.

Ich trug einen schwarzen Bikini. Winzig. Ich war jung und schlank und stolz auf meine tadellose Figur und ich registrierte, wie die Jungs mich ansahen. Und ich dachte, wenn er doch nur hier wäre. Stundenlang lag ich auf dem Handtuch, schloss die Augen halb und genoss den Strahlenkranz, den die Sonne rings um meine Wimpern produzierte. Ein langhaariger Kunststudent namens Daniel kam plötzlich angerannt, er troff vor Nässe, stellte sich neben mich und schüttelte wie ein irre gewordener Rockmusikfan seinen Kopf. Die kalten Tropfen regneten auf meine sonnenwarme Haut hinab, ich richtete mich wütend auf, griff nach dem nächstbesten Gegenstand und bewarf ihn damit. Es war das goldene Feuerzeug meines Vaters, das ich manchmal mitnahm, weil ich es schick fand. Daniel wich aus, ich sah das Feuerzeug durch die Luft fliegen, weiterfliegen, hinter die Buchsbaumhecke fliegen – dann war es weg.

Ich schrie ihn an: »Du Blödmann!«

Daniel lachte nur. Er hüpfte mit kindischen Bewegungen auf einem Bein davon.

Es blieb mir nichts anderes übrig, als aufzustehen und nach dem Ding zu suchen. Ich ging hinter die Hecke. Auf der Wiese lagen Bonbonpapierchen und eine herrenlose Colaflasche. Da lagen gemähte Grasreste und trockneten vor sich hin. Da lag ein abgebrochener Plastikrechen aus der Sandkiste. Da lag ein olivgrüner Bundeswehr-Matchsack neben einem blauen Handtuch. Und darauf lag Arne. Er hatte sich auf dem Rücken ausgestreckt und die Augen geschlossen. Ich sah ihn an und lachte.

»Hallo, du? Was für ein Zufall.«

Er schrak zusammen, öffnete die Augen und setzte sich ruckartig auf. Neben seiner linken Hand entdeckte ich das blinkende Feuerzeug.

»Hallo«, sagte ich noch einmal.

Arne blinzelte verwirrt. Er schien mich nicht zu erkennen. Plötzlich kam mir mein Bikini viel zu knapp vor, und ich verschränkte die Arme vor der Brust.

»Erinnerst du dich an mich? Du hattest eine Fahrradpanne.«

Er sagte immer noch nichts.

Ich zeigte mit dem Finger auf das Feuerzeug, bückte mich und hob es auf.

»Ich hatte gehofft, du hättest Feuer gefangen«, sagte ich und kicherte über meinen plumpen Witz. So linkisch war ich sonst nicht, aber er brachte mich aus dem Konzept.

Schließlich räusperte er sich und fragte: »Wie meinst du das?«

»Ich meine, du könntest auf die andere Seite der Hecke kommen und dich zu mir setzen. Dein Name war Arne, richtig?«

Er hatte nur ein paar weißblonde Haare unter den Achseln und einen kleinen struppigen Flecken auf der Brust. Ich glaubte schon jetzt zu wissen, wie er dort roch.

Jetzt hoffte ich, dass er nicht in der Lage war, meinen Blick richtig zu deuten. Er wirkte so unbeholfen, genau wie beim ersten Mal, und ich beschloss, behutsam zu sein. Ich spürte den Impuls, ihm dabei zu helfen, mich ein bisschen anzumachen. Am liebsten hätte ich ihm Tipps gegeben. Schau, hätte ich dann ich zu ihm gesagt, es ist doch ganz einfach. Alle Türen sind bereits offen. Du musst nur den Mut haben, hindurchzugehen. Du siehst super aus. Also benimm dich auch so. Steh jetzt endlich auf von deinem dämlichen blauen Handtuch, beuge dich freundlich zu mir hinab und sieh mir einmal ganz gerade in die

Augen. Frag mich, ob ich öfter im Schwimmbad bin und warum wir uns trotzdem noch nicht hier getroffen haben. Und sag dann mit anzüglichem Grinsen, dass wir die Zukunft ja noch vor uns haben. Oder frage, was ich da für ein schickes Feuerzeug habe und kritisiere mich, weil Rauchen ungesund sei und für dich als Sportler unmöglich zu akzeptieren. Sag, dass du gehofft hättest, mich wiederzusehen und dass du mich diesmal nicht wieder aus den Augen verlieren wolltest. Oder wollte er das alles gar nicht? Wollte nur ich es?

»Ich habe gehofft, dich wiederzusehen«, sagte ich stattdessen selbst. »Ich könnte auch zu dir herüberkommen.«

Er blieb liegen. »Wenn du meinst. Gut.«

Ich neige nicht zum Aufgeben, also reichte mir das »gut«. Ich ging, holte meine Sachen und breitete mein Handtuch neben ihm aus. Er sagte nichts. In seiner leicht gekrümmten Liegehaltung schien er sich nicht einmal mehr zu bewegen.

Ich sagte: »Hej.«

Er schwieg.

Ich legte mich in etwa einem Meter Abstand neben ihn.

Er reagierte nicht.

Wir lagen eine kleine Ewigkeit so da. Zwischendurch cremte ich mich mit Sonnenmilch ein, aber er starrte die Bäume an. Ich hatte keine Ahnung, was ich tun sollte und kam mir von Minute zu Minute aufdringlicher vor. Es ärgerte mich, dass ich plötzlich so unattraktiv geworden sein sollte. Gefiel ich ihm denn nicht?

Dann zogen Wolken auf. Erste Windstöße kündigten ein Gewitter an.

»Und?«, fragte ich. »Wohin gehst du jetzt?«

Endlich bewegte er sich. Er drehte sich sogar in meine Richtung, stützte den rechten Ellbogen auf und legte sein Ohr in seine Hand, hinter seinem Kopf sah ich die dunkelgrauen Wolken aufsteigen.

»Zum Training«, sagte er.

»Und danach?«

»Nach Hause.«

Ich entschied mich für einen letzten Versuch.

»Wir könnten uns heute Abend treffen. Es gibt einen neuen Biergarten nicht weit von deiner Wohnung.«

Er blinzelte mich an.

»Na gut«, sagte er, stand auf, kratzte seinen Bauch und schaute verlegen grinsend zu mir herunter. »Lütt Deern.«

Er holte ein zerknittertes T-Shirt und eine kurze Sporthose aus seinem Matchsack, rollte sein Handtuch ein und stopfte es hinein. Dann zog er sich eilig an.

»Um wie viel Uhr?«, fragte ich.

»Acht«, murmelte er.

»Ich hol dich ab. Welche Hausnummer war das?«

»Dreißig.«

Er lief los, ohne sich noch einmal umzudrehen. Ich sah ihm hinterher und dachte: Ganz perfekt ist er doch nicht. Seine Waden sind ein bisschen dünn.

Schon spürte ich auf dem Oberarm einen dicken Regentropfen. Ein Windstoß ließ mich zusammenfahren. Ich packte mein Zeug und wollte nach den anderen schauen, doch in unserer Ecke war schon keiner mehr. Das goldene Feuerzeug steckte ich hinten in meine Jeans. Es stimmte ja, Rauchen war ungesunder Blödsinn. Ich nahm mir vor, damit aufzuhören. Dann fiel mir ein, dass er kein Wort zu meiner Raucherei gesagt hatte.

Dass ich ihm Sätze in den Mund legte, die er nie gesagt hatte, wurde meine nächste schlechte Angewohnheit. Ja, ich konstruierte ganze Dialoge für uns, von denen ich später selbst nicht mehr so genau wusste, ob wir sie wirklich geführt hatten. Ich garnierte sie mit seinen norddeutschen Sprüchen und schob ihm hier und da ein »Ja, nech?« unter.

Am Anfang machte mich seine Schweigsamkeit nervös, doch sie hatte Vorteile. Er stand vor mir wie eine weiße Leinwand und ich konnte darauf malen, was auch immer ich wollte.

Das Gewitter ging los und ergoss sich über die Stadt. Zwei Stunden später stellte ich trotzdem mein Auto vor das blaue Mietshaus und wartete auf ihn. Der Regen hatte aufgehört, doch das Wasser tropfte von den davorstehenden Bäumen. Die Luft war frisch, und er kam auch wirklich ziemlich pünktlich mit seinem Fahrrad angefahren. Er hatte ein anderes T-Shirt angezogen, trug aber immer noch die gleiche Sporthose, der Matchsack hing quer über seinem Rücken. Zum ersten Mal hatte ich den Eindruck, dass er mich wirklich wahrnahm.

»Hallo«, sagte er. Als Erster.

»Wie war dein Training?«

Er brummte etwas Unverständliches.

»Wie konntet ihr denn überhaupt aufs Wasser gehen bei dem Gewitter?«

Er schüttelte den Kopf. »Kraftarbeit.«

Dann zeigte er auf sein Fahrrad.

»Ich bringe es schnell rein.«

Er war rasch wieder da, jetzt trug er eine abgewetzte, schwarze Motorradjacke. Auf das Auto schauend sagte er, er wolle lieber zu Fuß gehen.

Ich zeigte die Straße hinunter.

Wir brauchten ungefähr zehn Minuten bis zu dem Biergarten. Die einzigen Worte, die wir bis zur Ankunft sprachen, galten der Frage, ob das Lokal nach dem Gewitter überhaupt offen habe.

Wir hatten Glück. Die Tische und Stühle waren sogar schon trockengewischt, wir setzten uns auf zwei Plätze am Rand. Kaum saßen wir, bemerkte ich, dass ein paar Tische weiter Sandrine mit zwei mir unbekannten Mädchen saß. Ich hoffte inständig, sie würde spüren, dass sie nicht erwünscht war. Sandrine hatte ihre Augen stets überall, weil sie, wie sie sagte, den Mann nicht verpassen durfte, den das Leben für sie vorgesehen hatte. Sie studierte Germanistik und war damals meine Nachbarin im Wohnheim. Wenn wir beide Zeit hatten, kam sie herüber, trank Wein in großen Zügen und trug mir Liebesgedichte vor, die sie zum Teil selbst geschrieben hatte. »So ein Mist«, sagte sie, wenn sie betrunken war. »Warum hat mich keiner davor gewarnt, dass Germanistikstudenten hässlich, pickelig und unsportlich sind.« Dann schaute sie an ihrem eigenen, nicht gerade zierlichen Körper herunter und seufzte. »Ich sollte Sport studieren.«

Sandrine beobachtete uns, das spürte ich im Nacken, als wir die Speisekarten durchblätterten. Als ich mich kurz umdrehte, sah ich die drei tuscheln, ihre Blicke galten Arne. Kein Wunder: Arne konnte noch so zerlumpt daher kommen – er war ein Blickfang. Ich fühlte mich kurz, als hätte ich eine Trophäe gewonnen. Immerhin hatte ich ihn aus eigenem Antrieb angesprochen und mitgenommen, nun saß er bei mir. Ich machte ihn auf die Mädchen aufmerksam, doch das hätte ich besser nicht getan. Er setzte sich um, mit dem Rücken zu ihnen und legte verlegen seine Hände in den Schoß.

Wir bestellten zwei große Apfelschorlen, und wir hätten uns wahrscheinlich stundenlang verstockt wie ein altes Ehepaar gegenübergesessen, wenn ich nicht nach seinem Sport gefragt hätte. Arne setzte sich plötzlich gerade, legte die Arme locker auf den Tisch und fing an zu erzählen. Über das Sommertraining und das Wintertraining. Über den Test im Frühjahr, bei dem es um die Plätze in den Booten ging. In welchen Booten? Arne gab zu – ja, so hatte es sich angehört – er gab zu, dass er Mitglied der Nationalmannschaft sei und dass er in zwei Wochen bei der Weltmeisterschaft starten wollte. Dass er nach dem Trainingslager nur kurz nach Hause gekommen sei und gleich wieder wegmüsse. Ich schaute auf seine Hände. Als ich wieder hinhörte, hatte er angefangen, sich zu beklagen.

»Der Trainer hat zu viel zu sagen. Er hält sich für allmächtig. Und es stimmt ja. Er kann alles mit uns machen.«

Arne redete über Ali, seinen Trainingspartner, es war das erste Mal, dass ich seinen Namen hörte. »Gemeinsam haben wir die anderen abgezogen«, sagte er. »Aber ich glaube, jetzt will er mich plattmachen.«

»Kann er das denn?«

»Ach was, der ist ein Angeber.«

Schließlich echauffierte er sich über den Mannschaftsarzt, der von ihm verlangte, sein Knie zu schonen, das vor einem knappen Jahr operiert worden war.

»Ist es nicht besser, vorsichtig zu sein?«, fragte ich.

»Quatsch«, sagte er. »Es ist alles in Ordnung. Ich muss es doch wissen.«

Er redete über Ergometertests und seine Überlegenheit an diesem Gerät. »Hast du eine Ahnung, wie hart das ist?«, fragte er und schaute mich direkt an, mit einem kleinen Grinsen im Mundwinkel. »Da gibt es keine Gnade.«

Ich kannte bis dahin nicht einmal das Wort Ergometer und zuckte die Schultern. »Ein gnadenloses Gerät?«

Da lächelte er. Es war das erste Mal, dass ich seine Grübchen sah. Frustrierend, dass er es erst jetzt hervorbrachte. Ich fand das Thema Ergometer nicht besonders amüsant. Doch nun wusste ich wenigstens, dass es ein Lächeln gab. Daran konnte ich mich festhalten. Ich versuchte künftig alles, um es wieder hervorzulocken.

»1500 Meter«, sagte er, »wir auf Bahn drei bei leichtem Schiebewind. Der Steuermann gibt das Zeichen, und ich erhöhe die Schlagzahl. Alle ziehen mit. Russland neben uns kann nicht mehr folgen. USA fällt zurück.« Er schaute mich triumphierend an und lächelte breit. »Am liebsten wäre es mir«, sagte er und fuhr mit einer Hand die Maserung des Holztisches nach, »das ganze Leben würde ablaufen wie ein Ruderrennen. Klar festgelegte Start- und Ziellinie, einigermaßen faire Bedingungen, gleichmäßige Schläge. Einer wie der andere.«

Und wieder ein Lächeln.

Ein Leben wie ein Ruderrennen? Ich scherzte und zog Grimassen, damit er auch einmal für mich lächelte, ich schenkte ihm Gänseblümchen und einen Teddybären aus Stoff, ich bot mich ihm an, er nahm es schweigend hin und ließ mich weiterkämpfen, und ich dachte: »Irgendwo da drinnen, hinter dieser schroffen Fassade, ist der Arne, der mich lieben wird.«

Nach einer Weile gingen mir die Sportfragen aus. Er erzählte mir, dass er mit Nachnamen Hansen hieß, und ich sagte, dass mir sein Name sogar bekannt vorkäme. Er erklärte mir, dass er sich angewöhnt hatte, alle möglichen Briefe und Nachrichten mit einer liegenden Acht zu unterschreiben, das sei sein Symbol, schöner als dieser Allerweltsname Hansen, eigentlich brauche er keinen festen Namen. Das mache er schon seit seiner Juniorenzeit in Norddeutschland, sagte er.

»Wie sind denn so deine Eltern?«, fragte ich.

Es war die falsche Frage. Nicht nur an diesem Abend erzählte er kein Wort über seine Eltern. Ich erfuhr von ihm praktisch nichts über sie außer ihrem Namen.

Er gähnte, und ich schlug vor, zu gehen.

Ich zahlte. Er hatte kein Portemonnaie dabei.

ALI,
Zusammenfassung einer Tonbandaufzeichnung, Dienstag, 22. April 2008

Ich frage mich: War ich das wirklich damals in dem Boot? Irgendwann im Lauf eines Lebens muss man sich wohl von einer abgelebten Identität trennen und die nächste annehmen.

Als ich meine Frau Katja kennenlernte, habe ich erst einmal kein Wort davon gesagt, in welcher Leistungsklasse ich mich als Sportler bewegt hatte. Sie wusste, dass ich ruderte, aber stellte sich das eher vor wie ein anstrengendes Hobby. Ich habe es ihr nicht verschwiegen – es fiel mir einfach nicht ein. Damals hatte ich mein Physikum hinter mir und ganz andere Dinge im Kopf, ich musste eine Menge Entscheidungen für die Zukunft treffen. Erst als wir zusammengezogen sind, hat sie beim Ausräumen meines Kleiderschranks ganz hinten die kaputte Geldkassette mit meinen Medaillen gefunden. Die Goldmedaille von Olympia und die ganzen anderen Dinger. Die frühen Trophäen, die ich Arne zu verdanken habe. Und die späteren, für die ich selbst die Verantwortung trug. Auch den Videofilm von unserem Olympiasieg hat sie gefunden und gefragt, ob sie ihn sich mal ansehen darf.

Katja war gleichzeitig beeindruckt und beleidigt. »Wieso hast du mir das verschwiegen?«, fragte sie.

Ich gewöhnte mir an, die Aufnahme immer wieder einmal einzulegen, wenn ich durchhing, um mich daran hochzuziehen. Es klappte garantiert, manchmal reichte schon der Start, um mich in Hochstimmung zu versetzen. Eigentlich lernte ich das Rennen mit Hilfe des Videos erst kennen, und der Fernsehkommentar von damals wurde mir so vertraut, als hätte ich ihn schon während des Finales gehört.

Allerdings verlor ich mit der Zeit den Spaß daran, der Film wirkte immer blasser, und der Unterschied zwischen dem Ali damals und heute wurde größer. Und dann die Vergleiche, die Katja heute ziehen würde. »Warum nimmst du nicht ein bisschen ab und trainierst mal wieder?« Inzwischen ziehe ich es vor, mir keine Bilder mehr von damals anzusehen. Die Zeitungsausschnitte zog meine Frau wieder aus dem Müll. Ich hatte eines Tages einfach keine Lust mehr darauf und sie weggeworfen. Auch an den Arne von damals will ich nicht erinnert werden. Es reicht mir, dass mir mein innerer Arne keine Ruhe lässt.

Wir konnten ja nach dem Sieg leider nicht auf dem Wasser bleiben, sondern mussten ans Ufer rudern und aussteigen, mit unseren Medaillen auf der Brust wie Signallampen: Hier kommen die Größten.

Es dauerte eine Weile, bis wir geistig wieder landen konnten. Besonders Arne. Er war kaum mehr ansprechbar. Alle anderen wollten irgendwann nur noch feiern. Wir sagten: Arne, lach mal, und tänzelten um ihn herum. Wir rissen eigentlich nur noch Witze oder telefonierten mit Zuhause oder quatschten Sportlerinnen an und versuchten, sie zu Partys zu überreden. Arne stand nur still dabei.

So erschöpft wir am Nachmittag noch gewesen waren, so lebendig wurden wir am Abend. Pausenlos waren wir von jetzt an auf der Suche nach anderen Sportlern, die ihre Wettkämpfe auch schon hinter sich hatten. Das war leicht, wir gingen einfach der Musik nach. Wo es stampfte und brüllte und Queen gespielt wurde, da ließen es die Champions krachen.

Auf einem Absatz im Treppenhaus lernte ich zusammen mit Arne, Sam und Konstantin schon am ersten Abend nach unserem Sieg ein paar Australier kennen. Gleichgesinnte. Zwei Boxer, ein Tennisspieler und ein paar Handballer. Sie hatten Bierflaschen in der Hand und noch einen Vorrat auf dem Boden stehen und gaben uns ab, so viel wir wollten. Sie wussten sogar, wer wir waren, klopften uns auf die Schultern und lachten, stießen mit uns an und befingerten unsere Medaillen. Konstantin reckte die Faust und brüllte, dass es durch das Treppenhaus hallte. Wir anderen standen schwankend am Geländer und hielten uns fest.

»Schlachseite«, sagte Arne und verschwand.

Die Rockmusik aus dem Recorder war so laut, dass wir kaum reden konnten. Wir brüllten sowieso nur noch dummes Zeug. Hauptsache laut. Ich hätte platzen können.

Wenn ich heute ein Fußballspiel besuche und über die Lautsprecher »We will rock you« höre, sehe ich die ganze Szenerie wieder vor mir. Wir springen in die Luft, recken die Fäuste wie die Idioten, aber das musste natürlich sein. Wir hielten uns selbst sogar noch für gesittet.

Mitten in der Nacht tauchte plötzlich ein Offizieller in einem grünen Jackett auf und schrie die Australier an, sie sollten sich schämen, alles was sie könnten, wäre wohl saufen. Sie waren früh in ihren Turnieren ausgeschieden und hatten jetzt offensichtlich kein Recht, sich auszutoben. Und tatsächlich ließen sie auf Ansage ihre Köpfe hängen und sammelten ihr Zeug zusammen. Einer steckte uns noch hastig eine braune Papiertüte zu – dann verzogen sie sich in ihre Apartments. In der Tüte war eine ganze Batterie Schnapsfläschchen – eine Art Korn, wie wir später feststellten. Wir zogen in das Apartment weiter, das Arne und ich mit Sam und Konstantin teilten. Dort hing Arne in einem klebrigen Ledersessel und ließ seinen Kopf baumeln. Ich ging hin und gab ihm einen leichten Klaps auf die Wange, Arne schreckte auf. Die anderen drehten den Fernseher auf maximale Lautstärke, und wir begannen, den Schnaps zu trinken. Einer von uns, ich glaube, es war Pedro, schraubte ein Fläschchen auf und ließ die Flüssigkeit über Arnes Mund laufen. Der

Schlagmann reagierte nicht mehr. So sollte es sein. Der Stärkste von uns hatte auch den schwersten Rausch zu haben. Das war Kult.

Nach einer Weile sank ich auf ein unbequemes Sofa und hatte plötzlich das Gefühl, die Wände hätten sich in eine Drehtür verwandelt, in der ich hängengeblieben war.

Wir vertrugen ja alle keinen Alkohol – wir hatten monatelang gelebt wie Babys. Mir war übel, und ich konnte nicht mehr. Für eine Weile schloss ich die Augen und versuchte, die Wellenbewegung in meinem Magen unter Kontrolle zu bringen, doch das machte alles noch schlimmer.

Ich riss meine Lider wieder hoch und sah plötzlich Arne vor mir, der gebückt in einer wackligen Startposition zwischen zwei Sesseln stand und sich mit den Händen abstemmte. Ein neuer Stoß von Übelkeit packte mich, und ich presste die Hand vor den Mund. Durch eine Wand aus Alkohol sah ich, wie er mit Schwung vorwärts rannte, den Kopf senkte wie ein Stier und direkt auf die Wand zulief. Ich schrie nur noch: »Arne, nicht!« – da hatte er seinen Kopf auch schon mit einem dumpfen Geräusch dagegen gerammt.

Ich sah mich nach Hilfe um. Pedro und Thomas waren noch da, sie standen am Fenster und mussten sich schwankend aneinander festhalten, um nicht umzufallen. Sie glotzten Arne mit großen Augen an, taten aber nichts.

Arne ging zurück in die Ausgangsposition, holte noch einmal Schwung und rannte noch einmal los.

»Nein!«, schrie ich und wollte ihn aufhalten, doch es war wie in einem Alptraum. Ich konnte mich nicht bewegen. Und er war völlig außer sich.

Er rannte noch einmal gegen die Wand, wenn auch weniger heftig als beim ersten Mal, dann sank er zu Boden, von seiner Stirn lief hellrotes Blut herunter. Endlich schaffte ich es, vom

Sofa aufzustehen, und zu ihm hinüberzugehen. Er saß nun ganz ruhig da.

»Komm Arne«, sagte ich und packte ihn am Arm. »Steh auf.«

Er gehorchte ohne einen Laut und ließ sich von mir zu seinem Bett führen. Mechanisch streifte er seine Turnschuhe von den Füßen und legte sich hin. Ich hastete zur Toilette, um mich zu übergeben.

Wir schliefen bis Mittag. Die Mannschaftsleitung ließ uns in Ruhe, bis wir zur Pressekonferenz aufbrechen mussten. Vorher gingen Arne und ich in den Speisesaal und ließen uns große Wasserflaschen geben. Der Arzt hatte inzwischen kopfschüttelnd seine Stirn versorgt. Arne behauptete, bis auf die Kopfschmerzen vom Alkohol sei er o.k. Natürlich sagten wir nicht, was wirklich vorgefallen war.

»Am Schrank gestoßen«, behauptete Arne, und wir nickten. Arne hatte eine Beule, die er aber unter seinen Haaren verbergen konnte.

ANJA,
Zusammenfassung einer Tonbandaufzeichnung,
Montag, 5. Mai 2008

Wir gingen nebeneinander auf dem schmalen Gehsteig in Richtung seiner Wohnung. Ich schlenkerte ein bisschen mit den Armen und streifte dabei wie versehentlich seine Hand mit meiner. Er hätte nur noch zugreifen müssen. Er aber tat das Gegenteil, er zog seine zurück, und ich spürte, wie sein ganzer Körper sich verspannte. Vor seiner Haustür angekommen sagte ich: »War nett.«

Er hob leicht die rechte Hand zur Andeutung eines Grußes und murmelte unbeholfen: »Tschüs«, griff in die Tasche seiner Sporthose und kramte einen Schlüssel hervor.

Ich trat noch einmal näher und legte die Hand auf seine rechte Schulter. Er fuhr herum und fragte:

»Was ist denn noch?«

»Leihst du mir deine Motorradjacke?«

Er machte ein entsetztes Gesicht.

»Die Jacke? Du spinnst ja.«

»Dann gib mir etwas anderes.«

Plötzlich schien seine Anspannung nachzulassen.

»Etwas anderes?«

War das ein Schmunzeln? Ich legte eine Hand in seinen starren Nacken, so lange, bis er sich ein Stück hinunterbeugte, und küsste ihn vorsichtig auf den Mund. Seine Lippen waren glatt und kühl wie Kiesel.

Zu meiner eigenen Verwunderung war ich nicht beleidigt, als er seinen Kopf wegdrehte. Ich zog ihn am Ohr wieder gerade und küsste ihn noch einmal, intensiver. Und diesmal ließ er es sich gefallen, sein Körper blieb hölzern, aber er legte eine Hand auf meinen Rücken. Plötzlich hörte ich einen leisen Seufzer, und ich war sicher, dass dieser Seufzer von ganz innen kam. In diesem Moment, so glaubte ich, hatte zum ersten Mal der wirkliche Arne zu mir gesprochen. Ich dachte: Ich habe ihn.

Abrupt ließ er mich los und ging hinein.

Nichts sonst. Kein »Danke für den netten Abend« und erst recht keine Frage, ob wir uns einmal wiedersehen könnten.

Trotzdem nahm ich mir vor, die Ruderweltmeisterschaft in den Medien zu verfolgen, schaffte es dann aber nicht. Stattdessen fuhr ich spontan mit einer Freundin in die Provence und an die Côte d'Azur in die verschiedenen Kunstmuseen, wir sahen uns die Bilder von Leger, Picasso und Chagall an, wohnten in einem Jugendhotel und tranken abends in den kleinen französischen Bars ziemlich viel Wein und bändelten mit Männern an. Wir machten Fotos und räkelten uns in der Sonne, es war noch viel Zeit bis zum nächsten Semester.

Nach meiner Rückkehr dauerte es eine ganze Weile, bis ich mich wieder auf Arne besann. Er hatte mir nicht gefehlt. Im Grunde fiel er mir erst wieder ein, als Sandrine mich in der Mensa von der Seite mit dem Ellenbogen anstieß und mich fragte, ob der Typ von damals noch zu haben sei. Natürlich sagte ich nein. Am selben Abend warf ich einen Zettel in Arnes Briefkasten mit meinem Namen und der Telefonnummer des Wohnheims, und überraschenderweise rief er kurz danach an, um zu fragen, ob er an unserem Abend im Biergarten ein Lederarmband getragen habe. Er fand es nicht mehr. Ich sagte nein, daran könne ich mich nicht erinnern.

Er schwieg wieder. Nach den fröhlichen Wochen in Frankreich drohte ich rasch die Geduld mit ihm zu verlieren. Gleichzeitig stellte sich dieses Jetzt-oder-nie-Gefühl ein. Ich dachte, wenn ich jetzt die Nerven verliere und auflege, habe ich ihn für immer verloren.

Ich sagte:

»Ich könnte dir doch suchen helfen. Ich komme zu dir.«

Es war früher Sonntagabend, und ich hatte mich locker mit Sandrine verabredet, doch das konnte ich ohne Absage sausenlassen.

Nach einigen Augenblicken antwortete er. »Wenn du willst …«

Ich zog einen bewährten kurzen Rock und ein ärmelloses T-Shirt an, packte eine Flasche Rosé in meine Indien-Tasche und fuhr los. An seiner Haustür angekommen, klingelte ich bei Hansen. Sein Gesicht war bleich, seine Haare ungekämmt, wieder trug er achtlos zerknitterte Klamotten. Er sagte immerhin »Hallo« und stieg vor mir eine steinerne Treppe hoch. Es roch nach Mietshaus, Essen und Keller. Seine Wohnungstür hatte er nur angelehnt, er stieß sie auf und ging vor. Drinnen war es dunkel, in einer Art Wohnzimmer hatte er den Rollladen heruntergelassen. Nur durch kleine Schlitze drang in dünnen Streifen das Sonnenlicht herein. Ich sah einen Esstisch, auf dem Bücher und Ordner lagen. Zwei hölzerne Stühle. Auf dem Boden lagen zwei eiserne Hanteln. Der Fernseher stand in einer Ecke auf dem Teppichboden und lief. Irgendein Fußballspiel. Daneben eine Schüssel mit halb aufgegessenem Müsli.

Ich zog die Weinflasche heraus und stellte sie mit einem Knall auf den Tisch.

»Hier, ich dachte, die könnten wir aufmachen. Zur Feier unseres Wiedersehens.«

Es lief wieder nicht, ich spürte es. Er dachte wirklich, ich wäre gekommen, um das Lederarmband zu suchen.

»Soll ich Licht machen?«, fragte er.

Ich wollte nicht aufdringlich wirken, also nickte ich einfach und tat so, als schaute ich mich suchend um. Absurderweise schaltete er das Deckenlicht ein, statt den Rollladen hochzuziehen.

Ich sah mich schon auf dem Boden kriechend Staubflusen aufwirbeln und fragte vorsichtshalber:

»Wo hast du denn schon gesucht?«

Er zuckte mit den Schultern. »Überall.«

»Ja dann ...«, sagte ich. »Lass uns den Wein aufmachen. Wir suchen später.«

Er blinzelte mich verwundert an. Doch dann ging er hinaus und kam mit einem Korkenzieher und Wassergläsern wieder. Wir ließen uns auf zwei abgewetzten ledernen Sitzkissen nieder, das Licht brannte noch. Ich nahm den Korkenzieher, öffnete die Flasche, schenkte ein und drückte ihm eins der Gläser in die Hand. Vielleicht würde er dann lockerer werden. Er hatte wieder kurze Hosen an. Am Knie trug er eine blauweiße Bandage mit einem runden Polster in der Mitte.

»Was ist mit dem Knie?«

Er winkte ab. »Halb so schlimm.«

»Und die Weltmeisterschaft?«

Er schien zu zögern, holte dann aber Luft und fing an zu reden.

»Der Trainer hat mich kurz vor dem Vorlauf aus dem Boot genommen«, sagte er. »Er sagte, das mit meinem Knie ist ihm zu unsicher.«

»Und? Tut es weh?«

Er winkte wieder ab.

»Die ganze WM war scheiße. Man hat uns in miese Zimmer gesteckt. Der Weg zur Regattastrecke war viel zu weit, wir saßen stundenlang im Bus.«

Ich fragte dummerweise, ob der Trainer ihn im Endlauf wieder ins Boot gesetzt hatte.

»Das geht nicht«, sagte er und starrte auf den Boden. »Die

Funktionäre sind ahnungslose Idioten. Zum Düwel. Weißt du, was das bedeutet, wenn man ein ganzes Jahr schuftet – und alles ist umsonst?«

Ich sagte: »Prost« und versuchte, mit ihm anzustoßen. »Vergiss es einfach.«

Er hob die Hand mit dem Glas.

»Prost, auf die Zukunft.«

Ich fragte:

»Wessen Zukunft?«

Ich konnte den Ruck körperlich spüren, den er sich in diesem Augenblick gab. Arne stellte das Glas hin, ohne getrunken zu haben, griff nach meiner rechten Hand, drehte die Handfläche nach oben und schaute hinein. Seine Finger fühlten sich trocken an. Leise sagte er:

»Haben wir denn eine? Ich bin ein Ekel, das hast du doch schon gemerkt.«

Dann ließ er meine Hand los, nahm sein Glas wieder und trank es in großen Schlucken aus.

Ich lachte.

»Ja, das bist du, ein Ekel.«

Aber er ging nicht mehr darauf ein. Ich konsumierte im Lauf des Abends den Rest des Weins.

Weil er wieder aufgehört hatte zu sprechen und ich keine Lust hatte, das Abendprogramm als Solopart zu bestreiten, schlug ich vor, fernzusehen. Er nickte. Gerade fing ein Krimi an. Absurderweise ging es darin um einen Fußballtrainer, der seine Mannschaft schikanierte und vom Masseur umgebracht wurde. Nach dem Krimi sahen wir uns noch eine politische Diskussionssendung an, und obwohl Arne erklärte, dass Politiker für ihn uninteressant seien, schaltete er nicht aus.

Ich trank erst, um meine Befangenheit zu verlieren. Dann aus Verzweiflung, weil überhaupt nichts passierte. Wir rutschten auf unseren Sitzkissen herum. Einmal musste ich aufs Klo, er wies mit der Hand in den Flur. Als ich zurückgekommen war, setzte ich mich auf den Boden und lehnte mich an die Wand, er blieb, wo er war.

Mir war ein bisschen übel von dem Wein, aber ich war entschlossen, nicht so schnell aufzugeben. Ich sagte ihm, dass ich nun zu betrunken sei, um nach dem Armband zu suchen, am nächsten Morgen würde ich es aber gerne nachholen. Und dass ich auch nicht mehr Auto fahren könne. Ob ich hier in seiner Wohnung übernachten dürfe?

Er nickte. Dann stand er auf. Ich hörte, wie er nebenan, offensichtlich im Schlafzimmer, eine Schranktür öffnete und herumwühlte. Dann kam er wieder, mit einem dunkelblauen Schlafsack über dem Arm.

»Du kannst auf dem Boden pennen«, sagte er und ließ den Schlafsack fallen. Keine Ahnung, wieso ich trotz seiner Gleichgültigkeit geblieben bin.

Er gähnte und erklärte, er werde nun schlafen, morgen müsse er früh aufstehen. »Willst du vor mir ins Bad?«

Ich nickte. Es war ein typisches Mietwohnungs-Bad. Ein weißes Waschbecken, eine Toilette mit Holzbrille, eine Badewanne ohne Vorhang. Es gab sogar noch so einen zylinderförmigen braunen Gas-Badeofen, wie ich ihn als Kind einmal in der Wohnung unserer Zugehfrau gesehen hatte. Das Bad roch nach Speick-Seife. In der Wanne müffelte ein Bündel Sportklamotten vor sich hin. Verschwitzte Sachen, die lange in einer Tasche gelegen haben, scheinen generell die unangenehme Begleiterscheinung von Sportlern zu sein. Das lernte ich schnell.

Ich wusch mein Gesicht mit kaltem Wasser, rubbelte meine Zähne ein bisschen mit dem Finger und seiner Zahnpasta. Als ich zurück ins Wohnzimmer kam, war alles still, Arne war weg. Ich zog meinen Rock aus, schlüpfte in den Schlafsack und war ratlos. Ich lauschte auf eventuelle Geräusche aus dem Schlafzimmer, aber es war ganz still. Ob er vielleicht erwartete, dass ich in sein Zimmer kam? Der Gedanke daran machte mich ärgerlich. Das auch noch? Dazu war ich zu stolz.

Mein Herz fing an zu klopfen, als ich ihn nun doch ins Bad schleichen hörte. Er pinkelte plätschernd, danach ging die Klospülung. Dann lief eine Weile das Wasser.

Ich hielt noch einmal den Atem an, als ich seine Schritte auf dem Flur hörte. Er ging aber geradewegs in sein Zimmer zurück. Sein Bett knarrte hinter der geschlossenen Tür. Das war's. Stille.

Ich lag wach und dachte: So sind Männer nicht. Irgendwann wird er auf mich zugehen. Aber Arne war so.

Als ich am nächsten Morgen aufwachte, war er bereits weg. Ich zog den Rollladen hoch und sah, dass der Himmel draußen sich bewölkt hatte. Die Blätter an den Bäumen rollten sich bereits und wurden gelb. Es war halb acht. Um neun musste ich bei einem Seminar erscheinen.

Ich ging barfuß in der Wohnung herum, schaute in sein Schlafzimmer – ein zerwühltes Bett mit gelblich gemusterter Bettwäsche. Unter dem Fenster sein Rennrad, über dessen Stangen mehrere Kleidungsstücke hingen. Ich schnupperte an einem T-Shirt. Es roch männlich. Gut. Turnschuhe auf dem Boden neben einem weiteren Paar Hanteln, die Schranktür stand offen. Von ein paar Bügeln drohten Hemden abzurutschen, in den Fächern waren Sachen zusammengeknäuelt. Auf dem staubigen Nachttisch stand eine altmodische Blechlampe mit schwarz emailliertem Schirm, daneben lag ein dickes grünes Buch. Ich hob es hoch: ein technisches Fachbuch. Darunter kringelte sich sein Lederarmband. Ich nahm es, ging hinüber und steckte es in meine Tasche.

Neben dem Schlafzimmer gab es eine Küche, die so schmal war, dass nur eine Person Platz hatte. Auf dem Gasherd stand ein Wasserkessel, auf der Arbeitsfläche daneben ein Glas Nescafé neben einem Anzünder. Ich füllte den Kessel über der Spüle, setzte ihn auf und schaute mich nach einer Tasse um. Neben einer auf einem Holzgestell aufgereihten Batterie von Messlöffeln stand eine Küchenwaage aus Metall mit einer verchromten rechteckigen Schale. So eine gab es bei uns auch. Meine Mutter benutzte sie in der Weihnachtszeit zum Plätzchenbacken, und das metallische Sägen, wenn die Gewichte auf der Querleiste eingestellt wurden, war mir seit langem vertraut. Merkwürdig fand ich, dass daneben eine weitere Waage stand, eine Schüssel auf einer Wiegefläche und darüber in einem Oval die Skala, wie in einem Kinderkaufladen. Daneben eine Briefwaage mit schwarzem Eisengestänge und einer Messingschale. Alle drei Geräte schienen benutzt zu werden, ich sah Spuren von Haferflocken und andere, schwer zu definierende Krümel, auf der Briefwaage ein paar Zuckerkristalle.

Eine Tasse entdeckte ich immer noch nicht. Stattdessen ein hohes Apothekerglas mit einer Einteilung nach Millilitern. Einen Messbecher aus Plastik, den man laut Aufschrift für Wasser, Mehl oder Linsen benutzten konnte. Wozu er das wohl alles brauchte? Zwischen seinen vielen Schweigeminuten hatte er mir gesagt, dass er Verfahrenstechnik studierte. War das hier sein Versuchslabor? Eher schien es mir ein Kalorien-Zuteilungssystem zu sein. Leistungssportler, sagte ich mir in all meiner Ahnungslosigkeit, hatten offenbar einen wahnsinnig langweiligen, aber absolut rigiden Speiseplan.

Ich öffnete die Tür des Hochschranks, fand einen Becher mit der Aufschrift: »Lübecker Sparkasse« und brühte mir ein wenig Kaffee auf. Als ich den ersten Schluck trinken wollte, verbrannte ich mir die Zunge. Er schmeckte bitter und gleichzeitig fad, und ich schüttete den Rest der braunen Flüssigkeit in die Spüle.

Ich war ratlos. Die Stille und die nachlässige Kargheit dieser Wohnung machten mich nervös. Schließlich schüttelte ich den Schlafsack auf und legte ihn über eines der Sitzkissen. Im Flur auf dem Boden lag ein graues Telefon. Ich holte Notizbuch und Schreiber aus meiner Tasche und schrieb die Nummer ab, die mit Kuli auf der Wählscheibe notiert war. Dann zog ich meinen Rock an, nahm meine Tasche und ging. Arnes Wohnungstür schlug hinter mir ins Schloss, das Geräusch hallte im Treppenhaus wider. Ich erschrak, als plötzlich die Tür der Nachbarwohnung aufging und das Gesicht einer Frau erschien. Durch den Spalt warf sie einen dampfenden Putzlappen auf den Steinboden. Als sie mich bemerkte, blickte sie überrascht auf. Ich las ihren Namen auf dem Türschild und sagte höflich: »Guten Tag, Frau Ringel.« Sie wischte weiter.

Als ich im Auto saß, war ich für ein paar Minuten außerstande, den Motor zu starten. Ich überlegte, ob ich eigentlich noch richtig tickte. Der Mann ließ mich einfach in seinem Wohnzimmer liegen wie eine gelesene Zeitschrift. Wie dumm von mir, mich angeboten und ihm die Chance zu einer Zurückweisung gegeben zu haben. Aber vielleicht, dachte ich dann wieder, hatte er sich einfach nicht getraut. Kein Grund, beleidigt zu sein. Ich spürte mein Herz wieder weich werden. Seine Schüchternheit forderte mich heraus – ich würde ihn schon noch erobern.

Am Abend rief ich ihn an und fragte ihn, ob er sein Lederarmband wiederhaben wollte. Er wollte. Ich sagte ihm, er könne es nur im Kino bekommen. Also trafen wir uns und schauten zusammen einen Liebesfilm, der ihm sicher nicht gefiel, jeder die Hände auf seinen Knien. Sein Armband hatte er wortlos genommen und sofort umgelegt.

Es dauerte lange, bis er mich das erste Mal absichtlich berührte. Wochenlang. Ich hatte mir inzwischen vielerlei Gründe zurechtgelegt, wieso er so zurückhaltend war. War er schwul? Oder fromm?

Wir verabredeten uns ab und zu, gingen ins Kino oder in die Eisdiele, allerdings ließ er sich von mir höchstens eine Tasse Kaffee aufdrängen, von sich aus bestellte er selten etwas. Es machte ihm nichts aus, mir ohne etwas zu essen oder zu trinken gegenüberzusitzen. Manchmal nahm ich ihn mit zu einer Uni-Fete und machte großen Eindruck, zumindest optisch. Allerdings redete er auch dort nicht viel. Er setzte sich abseits und zog seine Antennen ein, während ich irgendwo anders lachte oder schwatzte oder tanzte.

Nach ein paar Wochen erreichte ich, dass er mit mir Hand in Hand ein Stück die Straße entlangging, ohne rot zu werden.

Mit der Zeit gewöhnte ich mir an, ihn freitags mit dem Auto vom Trainingsstützpunkt abzuholen, nach einer Weile grüßten mich die Ruderer und ihre Freundinnen auf dem Parkplatz. Als er an einem Freitagnachmittag im März in meine Ente gestiegen war, schlug ich ihm vor, übers Wochenende nach Holland an die See zu fahren, wo meine Eltern ein Ferienhäuschen hatten. Meine Reisetasche lag schon gepackt auf dem Rücksitz. Es war ein Frühlingstag zum Lachen und Durchatmen, und ich dachte wieder mal: Jetzt oder nie.

Zu meiner Verwunderung nickte er und sagte, er wolle nur noch ein paar Sachen aus seiner Wohnung holen. Mit offenem Verdeck brachte ich ihn hin, nach einer Weile kam er mit einer Plastiktüte vom Spar-Markt wieder, in die er offenbar sein Waschzeug gesteckt hatte. Er trug Jeans und seine Motorradjacke. Sie war beinahe ein Körperteil von ihm. Er warf seine Tüte auf den Rücksitz und stieg ein.

Als meine Eltern das Ferienhäuschen in Holland vor ein paar Jahren verkauften, habe ich geweint. Sie hatten ja recht, in den letzten Jahren war keiner von uns mehr hingefahren, denn die Ruhe von damals war dahin, seit direkt daneben ein großes Dünenhotel gebaut worden war. Aber der Verlust tat trotzdem weh.

Damals stand das zweistöckige Holzhäuschen ganz allein in den Dünen. Es hatte nur ein Wohnzimmer und eine Küche im Erdgeschoss und zwei Schlafzimmer oben und war vom salzigen Wind ziemlich ramponiert. Die weiße Farbe blätterte von den Außenwänden, die Haustür klemmte, und die Fensterläden quietschten. Aber es war hell und trocken, und ich fühlte mich darin geborgen, gerade weil draußen eigentlich immer der Wind pfiff. Es hatte sogar einen offenen Kamin aus Backsteinen, den ich immer wieder erwartungsfroh anzündete, der aber meistens nur das Zimmer verqualmte. Am schönsten war die Terrasse, größer als das ganze Haus und durch eine dicke Glasscheibe vom Wind geschützt. Von dort aus konnte man einen blauen Streifen vom Meer sehen, und darüber den Nordseehimmel mit seinen rasenden Wolken.

Hier ist es passiert. An einem Samstagnachmittag.

Wir waren draußen gewesen, der Wind hatte uns durchgeweht, und Arne schien Freude daran zu haben, durch den Sand zu stapfen. Er machte Storchenschritte mit seinen langen Beinen, und ich musste hüpfen, um ihm in seinen Fußstapfen zu folgen. Ich schrie immer wieder lachend:

»Warte auf mich!«

Und er drehte sich nach mir um und rief nur so zum Spaß:

»Mich kriegst du nicht.«

Wir zogen die Schuhe aus, krempelten die Hosenbeine hoch und liefen durch den kalten Wellensaum des Meeres. Die Möwen schrien.

Hinter Arne stand die Sonne schon tief, er imitierte einen Schattenboxer. Ich versuchte, mit den Füßen auf seinen Schatten zu treten, und er wich immer wieder geschickt aus. Das Meer rauschte laut, der Wind riss an meinem Halstuch, das sich plötzlich löste und davonflog. Arne lief hinterher, rannte ins flache Wasser und brachte es dann triefend nass zurück. Ich wischte mit der Hand die Spritzer von seiner Motorradjacke und dann auch aus seinem Gesicht.

Es war, als hätte jemand für uns Licht gemacht an diesem Nachmittag, und wir tollten herum und waren ein ganz normales, verliebtes Paar.

Ich sah ihn über den gelben Sand laufen und dachte: Das schaffst du. Es gibt eine Zukunft mit ihm.

Es fühlte sich an wie Glück.

Zurück im Häuschen machte ich Tee, und wir rubbelten uns gegenseitig die Füße warm. Ich saß auf dem Boden, er auf einem Sessel, ein paar feuchte, blonde Strähnen waren ihm ins Gesicht gefallen, und er schien ganz bei sich zu sein.

Er sagte leise:

»Lütt Deern …«

Ich sah ihn an und plötzlich zerriss mir beinahe das Herz.

Er spürte meinen Blick, runzelte die Stirn und sagte ungehalten: »Schau mich nicht an wie ein Insektenforscher.«

Und dann passierte es. Er zog seine Motorradjacke aus und warf sie auf den Boden. Dann legte er sich auf das harte Sofa, langte zu mir herüber und strich vorsichtig mit seiner Hand über meine. Den Rest überließ er mir.

Als er über mir lag, schien es, als verwandelte er sich in ein um Liebe ringendes Kind. Ich erschrak über seine Inbrunst und Heftigkeit. Er erinnerte mich an einen Ertrinkenden, der ohne Kontrolle um sich schlägt. Als er kam, schrie er, und ich bekam ernstlich Angst, er würde von einem epileptischen Anfall geschüttelt. Danach rollte er sich neben mich und drehte mir den Rücken zu. Ich starrte an die Decke. Dann spürte ich, dass Tränen aus meinen Augen liefen, die Schläfen entlangrannen und ins Kissen sickerten. Etwas in meinem Brustkorb zog sich zu einem schweren Klumpen zusammen. Die Leichtigkeit des Nachmittags war verschwunden.

Ich drehte meinen Kopf und schaute auf seinen atmenden Rücken, sah die kräftigen Stränge seiner Muskeln, das in zwei dicke Wülste eingebettete Rückgrat, sah die herausstehenden Hüftknochen. Betrachtete seine breiten, im Liegen verbogenen Schultern, seine glatte, beinahe samtig weiße Haut. Keine Ahnung, was für ein Wesen ich da vor mir hatte. Ich hätte ihn so gerne gepackt und geschüttelt und wollte ihm all das geben, was ich anderen verweigerte, ihn mit all dem überschütten, was ich bei anderen dosierte.

Er drehte sich um und lächelte. Dann angelte er nach seiner Lederjacke und deckte mich damit zu.

ALI,
Zusammenfassung einer Tonbandaufzeichnung,
Dienstag, 13. Mai 2008

Als Anja zum ersten Mal beim Training auftauchte, waren wir beide schlecht drauf, Arne und ich. Wir hatten beide ein Jahr lang pausiert. Arne wollte sich auf sein Studium konzentrieren – er musste eine Menge Stoff lernen in seinem Fach, Verfahrenstechnik, glaube ich. Außerdem wollte er sein Knie ausheilen, das ihm wegen eines Knorpelschadens zu schaffen machte. Mir selbst fehlte damit für ein vernünftiges Training und einen überzeugenden Auftritt bei den Frühjahrstests der Zweierpartner, und einen anderen wollte ich mir nicht suchen. Also reduzierte auch ich Aufwand und Einsatz und trieb mein Medizinstudium voran. Wir machten vorübergehend Platz für die zweite Reihe, den B-Kader. Wir nannten sie B-Leute. Das war ganz schön arrogant, aber so ist das im Sport. Seit dem Olympiasieg glaubten wir, Athleten der allerersten Kategorie zu sein.

Einige von uns hörten gleich nach dem Gewinn der Goldmedaille auf, aber Arne und ich hatten vor, zurückzukehren und das Ganze zu wiederholen. Wir waren beide erst 27, doch es klappte nicht so, wie wir es geplant hatten. Natürlich saßen wir im Sommer wieder im Achter, doch es lief nicht.

Die Weltmeisterschaft endete für uns beide lange vor dem Finale. Wir fuhren mit und hielten uns immer noch für die Größten, aber kurz vor dem Vorlauf nahm der Trainer uns zur Seite. Er gab sich Mühe, es uns schonend beizubringen, aber natürlich gibt es keine nette Art, jemandem zu sagen, dass er aus dem Boot fliegt. Er hatte natürlich seine Gründe, doch wir sahen sie nicht ein. Er hielt uns für zwei Risikofaktoren. Uns! Die Gold-Ruderer! Arne, den Chef, und mich, den großen Ali.

Ich hatte mir im Trainingslager eine schwere Erkältung eingefangen und nicht auskuriert. Der Mannschaftsarzt hatte erklärt, dass ich mich nicht extrem belasten durfte. Arne hatte verschwiegen, dass seine Knieschmerzen wiedergekommen waren, doch der Physiotherapeut bemerkte bei der Massage eine Schwellung und meldete die Sache dem Trainer. Der war gleichzeitig sauer und besorgt.

»Ihr seid beide verrückt«, sagte er. »Ihr riskiert eure Gesundheit.«

Er verstand nicht. Wir hatten schon ein ganzes Jahr verloren. Und jetzt kam ein zweites hinzu. Wir wollten endlich wieder gewinnen.

Ich redete mir mühsam ein, dass man nicht immer Erfolg haben konnte. Immerhin war mir das Pech in einem Jahr widerfahren, in dem keine Olympischen Spiele anstanden – das war nicht ganz so schlimm. Erst zwei Jahre später war es wieder so weit. Dann greifst du an, sagte ich mir. Also versuchte ich, die anderen wenigstens moralisch zu unterstützen, beteiligte mich an den Mannschaftssitzungen und gab den abgeklärten Routinier.

Arne aber verstummte wieder einmal völlig. Fünf Tage lang schlich er mit hängendem Kopf um das Hotel herum. Er versteckte sich unter der Kapuze seiner Trainingsjacke, aus der die Kabel seiner Kopfhörer heraushingen. Sein Walkman schien ununterbrochen in Betrieb. Wenn einer ihn fragte, was er da hörte, gab er keine Antwort, aber ich wusste es trotzdem: Nirvana.

Zum Essen erschien er nicht mehr.

Ich ließ ihn erst einmal in Ruhe, aber nach zwei Tagen begann ich mir Sorgen zu machen und suchte nach ihm. Er musste doch Hunger haben. Ich fand ihn im Gemeinschaftsraum vor dem laufenden Fernseher. Er hing weit heruntergerutscht auf einem Polstersessel. Ich wunderte mich, dass der Musikkanal MTV eingeschaltet war, irgendeine Disco-Nummer, während gleichzeitig sein Walkman lief. Und zwar so laut, dass ich trotz der Kapuze die Bässe hören konnte. Er sah aus, als wäre sein Geist von einem Ufo abgeholt worden und nur noch die Hülle da.

Ich schüttelte ihn am Arm, er erschrak und richtete sich in seinem Sessel auf. Er sah mich mit aufgerissenen Augen an, so als würde er mich nicht wiedererkennen. Ich bedeutete ihm mit einer Geste, er solle die Kopfhörer abnehmen, und das tat er dann auch.

Ich fragte ihn, ob er nichts essen wolle.

Er schaute weg. Dann fragte er:

»Wieso?«

»Wieso? Drüben gibt es Mittagessen.«

Er rutschte den Sessel wieder hinunter und nahm seine lasche Haltung wieder ein.

»Der Arzt hat mir das Training verboten. Also brauche ich auch nichts zu essen.«

»Von Hungern hat der Arzt sicher nichts gesagt.«

Arne reagierte nicht mehr. Er hatte sich die Kopfhörer wieder über die Ohren gezogen und war weg.

Um ehrlich zu sein, war es Arne und mir völlig egal, wie die anderen bei der Weltmeisterschaft abschnitten. Wir fuhren getrennt vom Rest der Mannschaft im Zug nach Hause, bedrückt und übellaunig und diesmal beide sehr still. Kurz vor dem Ziel überlegten wir, wie wir zurückschlagen würden. Wir beschlossen, uns für die Ergometer-Meisterschaften zu melden, ein Wettbewerb für echte Tiere. Das war unsere Antwort. Wir trainierten an sechs Tagen in der Woche, im Morgengrauen und in der Abenddämmerung. Wir stemmten Gewichte und bolzten Kondition bis weit über die Schmerzgrenze hinaus.

Privat schien es für Arne in jener Zeit besser zu laufen als je. Eines nebligen Herbstnachmittags kam Anja in einer Ente angebrummt und holte den Schlagmann vom Training ab, und ich musste erst einmal Luft holen. Sie sah super aus und bewegte sich auffallend selbstsicher. Ich dachte: Alle Achtung!

Alle starrten sie an. Wie kam Arne an ein solches Mädchen? Sie ging auf uns zu und sagte:

»Hallo, ich bin Anja.«

War ich neidisch? Eher erleichtert, dass er eine Freundin hatte wie wir anderen auch – die Braven immer dieselbe, Super-Ali mal diese, mal jene. Es war das erste Mal, dass Arne mit einer Frau aufkreuzte. Wir wussten doch, dass er, sobald er mit einem Mädchen zusammentraf, üblicherweise in quälende Verlegenheit verfiel. Nun also Anja. Sie winkte Arne, er lief mit linkischen Schritten zu ihr.

Je mehr wir über Anja erfuhren, desto mehr fragten wir uns, was sie von ihm wollte. Ein hübsches, verwöhntes Mädchen aus einer guten Familie mit Geld und Verstand. Und Arne, der verkrampfte Jüngling. Es wäre leicht für Anja gewesen, sich einen schmucken Mediziner wie mich zuzulegen, der ihr aus der Hand fraß. Sie hätte es gut bei mir gehabt. Ich war nicht mehr der Sprinter, der den Frauen hinterherrennt und, wenn er ans Ziel kommt, nicht weiß, was er mit ihnen anfangen soll. Ich hatte ein System entwickelt, das Frauen gefiel: zuhören, die Frau als Persönlichkeit sehen, erfassen, was sie sagt, und darauf eingehen. Der Erfolg war verblüffend, wenn er auch nicht lange vorhielt. Nach einer Weile warfen sie mir vor, es handele sich bei meinem angeblichen Verständnis nur um eine Masche. Aber bis dahin hatte ich schon viel Spaß gehabt. Als geübter Frauenforscher wusste ich schnell, was Anja wollte: etwas, worum sie kämpfen konnte. Und einen Typen, der optisch etwas hermachte. Und wirklich: Die beiden sahen aus wie ein Traumpaar aus der Fernsehwerbung.

Als ich Arne in Anjas Auto steigen sah mit seiner gleichmütigen Miene, schöpfte ich Hoffnung für sein verödetes Innenleben. Vielleicht war sie gut für ihn und kanalisierte seine überschüssigen Kräfte?

Von nun an tauchte sie regelmäßig in seiner Nähe auf. Ein besonders lebendiges Paar waren sie allerdings nicht. Arne und Anja saßen oft stumm und schön beieinander wie zwei Filmstars, die auf dem Set auf das Zeichen für Aufnahme warteten. Gleich, so schien es, würde Leben in sie kommen, und sie würden anfangen zu agieren und zu reden. Aber das Zeichen blieb aus.

Arne änderte sich nicht. Wir waren beide besessen vom Training in diesem Herbst. Aber er überschritt alle Grenzen – auf sein angeschlagenes Knie nahm er kaum Rücksicht, er legte lediglich eine Bandage an. Manchmal schuftete ich hinter ihm im Zweier, der Trainer rief uns vom Motorboot aus über sein Megafon seine heiseren Anweisungen zu, und er reagierte nicht mehr. Er ruderte weiter wie ein Roboter mit verschlossener Miene, in stoischem Rhythmus, und ich war gezwungen, mitzurudern. Ich musste eine unangenehme Wut in mir niederkämpfen. Später zur Rede gestellt, sagte Arne, er sei nur fürs Ziehen zuständig und sonst für gar nichts. Schon gar nicht für überflüssige Diskussionen auf dem Wasser. Aber unsere Leistung blieb top, und das war mir das Wichtigste. Arne gewann die Ergometer-Meisterschaft, ich wurde Dritter, aber das stellte uns nicht zufrieden, das wichtigste Ziel hatten wir verfehlt, und Arne verkroch sich noch mehr in seinem Innenleben.

Wie er sich mit uns fühlte, hat er tatsächlich einmal ausgedrückt – ein einziges Mal. Das war bei einer der sogenannten gruppendynamischen Sitzungen, die unser neuer Mentaltrainer mit uns veranstaltete.

»Ich bin Herbert«, stellte er sich vor. »Ich habe einen Werkzeugkasten für euch dabei.«

Er war um die vierzig, hatte labbrige Klamotten an und einen schlampigen Haarschnitt. Ich empfand starken Widerwillen gegen ihn.

»Meine Aufgabe ist es, euch zur vollen Ausschöpfung eurer Möglichkeiten zu verhelfen«, dozierte er. Also gut: Für Gold taten wir alles.

»Ihr wollt doch Olympiasieger werden«, sagte Herbert munter. »Ihr wisst, wie knapp es in der Weltklasse zugeht. Ihr braucht jeden Millimeter Vorsprung. Einer dieser Millimeter steht vor euch. Das bin ich.« Manche seiner gedanklichen Zaubertricks leuchteten mir sogar ein. Etwa, dass man seinen Zweifeln begegnet, indem man sich selbst bildlich in einer Siegerpose vorstellt. Oder dass sich die negative Energie einer Niederlage in positiven Schub verwandeln lässt.

Arne hatte kein großes Interesse an Herbert. Er fummelte an seinem Walkman herum. Ich fand das in Ordnung, denn ich war davon überzeugt, dass er keine mentale Hilfe brauchte. Für mich hatte Arne die ideale Psyche für einen Hochleistungssportler.

Herbert sagte, wir sollten uns selbst charakteristische Kampfnamen geben. Ich war als Erster dran und sagte spontan und wenig phantasievoll:

»Richard Löwenherz.«

Carol sah sich als »Darth Vader«. Sam wollte »King Kong« sein. Steuermann Little erntete einen Lacher, indem er von seinem angeblich größten Traum erzählte:

»Einmal Gas geben können wie ein Formel-1-Weltmeister in seinem Renner. Auch wenn wir nur acht PS haben. Nennt mich am besten Bleifuß.«

Als Arne an die Reihe kam, blieb er ganz ruhig und sagte leise:

»Stranger.«

Wenig später flogen wir nach Mallorca zu einem Konditionslehrgang. Wir hatten uns alle darauf gefreut, im Februar in die Wärme zu kommen. Unser Sponsor hatte uns die Reise spendiert. Der Kanal, auf dem wir üblicherweise ruderten, war in diesem Winter komplett zugefroren gewesen und zu jener Zeit immer noch nicht ganz aufgetaut. Eisschollen schwammen im Wasser und machten ein vernünftiges Training unmöglich. Aber dort wärmte die Sonne unsere Muskeln, und wir fingen an, unser Athletenleben wieder als menschenwürdig zu empfinden. Wir bekamen Rennräder, erklommen damit die Serpentinen der schmalen Inselstraßen und sausten hinterher hinunter. Um uns zu fordern, setzte der Trainer am letzten Tag ein Einzelzeitfahren an. Eine zwanzig Kilometer lange Strecke wurde festgelegt, auf einer Straße, wo wenig Autoverkehr herrschte. Die Piste begann mit einem flachen Stück, stieg dann sanft an, darauf folgte eine kleine Abfahrt und zum Finale ging es eine steile Rampe hinauf. An deren höchstem Punkt lag das Ziel. Eine Bergankunft also, eine perfekte Gelegenheit, sich selbst bis zum Erbrechen zu quälen.

Wir hatten Funkgeräte, so dass der Trainer ziemlich genau die Zeit nehmen konnte. Vierzig Minuten würde jeder ungefähr unterwegs sein, wir starteten in Ein-Minuten-Abständen. Ich wurde als einer der ersten Starter ausgelost und fuhr ein bisschen zu heftig los, der sanfte Anstieg kostete mich so viel Kraft, dass ich später die Rampe nur noch mit Mühe schaffte. Keine gute Zeit. Ich musste mich für ein paar Minuten auf den Asphalt legen und die Übelkeit niederkämpfen. Danach schlich ich auf Gummibeinen zum Straßenrand, stellte mein Rad ab und setzte mich in die Nähe des Ziels auf eine Leitplanke, um meine Beine auszuschütteln und die Ankunft der anderen zu beobachten. Wir waren vierzehn Leute – als Letzter kam Arne.

Sein Anblick auf den letzten Metern hat sich unauslöschlich in mein Gedächtnis geprägt. Ich war zutiefst erschrocken.

Sein Trikot war am Rücken aufgerissen, und darunter konnte man eine blutende Schürfwunde erkennen, auch seine Knie und Ellbogen waren blutig. Es musste höllisch weh tun, doch das hielt ihn nicht davon ab, wie ein von Gespenstern Verfolgter in die Pedale zu treten. Ich hörte seine lauten Atemzüge, er beugte sich tief über den Lenker, der Kopf war hochgerissen, sein Mund weit offen, die Lippen von den Zähnen zurückgezogen, so dass ein Grinsen sein Gesicht überzog. In seinen Mundwinkeln klebte Schaum. In dem Moment, als er die Ziellinie überquerte, rannten der Trainer und ein Assistent zu ihm und hielten ihn und das Fahrrad fest, um ihn am Herunterfallen zu hindern. Ich sprang auf, packte meine Plastikflasche, in der sich noch ein Rest meines Isotonen-Getränks befand, und lief zu ihm. Er war inzwischen mit Hilfe der Trainer vom Fahrrad abgestiegen und saß auf dem Boden. Ich streckte ihm die Flasche hin.

»Trink was, Arne.«

Er hatte nicht einmal mehr genug Energie, um nach dem Getränk zu greifen. Ich sah, wie seine Lippen zitterten. Der Speichel rann ihm über das Kinn.

Die Bestzeit konnte er vergessen. Der Sturz hatte ihn viel zu viel Zeit gekostet.

Ich wollte die Flasche an seine Lippen setzen, aber genau in diesem Moment fing er an zu würgen.

»Arne«, sagte der Trainer erschrocken und fuhr ihm mit der Hand über den Rücken. »Sei ganz ruhig. So wichtig ist das doch nicht.«

Er schlug aber trotz seiner Schwäche mit der Faust auf die Straße, immer wieder, dann schaute er mich plötzlich mit klarem Blick an und sagte langsam und deutlich:

»Ich hasse dich.«

Am selben Abend betrank er sich so systematisch, wie er sonst nur sein Krafttraining anging. Wir sollten am nächsten

Tag nach Hause fliegen, hatten ein paar Stunden frei und gingen in eine der Touristenkneipen an einer belebten Straße. Einer kam auf die Idee, Sangria zu bestellen. Der Wirt war Deutscher und erklärte, er sei Sportfan. Zu Arne sagte er: »Du bist doch dieser Arne Hansen, der Olympiaschlagmann.« Vor lauter Freude spendierte er uns ständig neue Runden. »Heute wird mal Pause gemacht vom Wassersport«, sagte er jedesmal, wenn er einen neuen Krug Sangria auf den Tisch stellte, und wir nickten nach einer Weile nur noch blöde und fingen schließlich zu grölen an.

Seit diesem Abend habe ich nie mehr auch nur einen Tropfen von diesem Zeug herunterbekommen. Und das, obwohl ich viel langsamer trank als Arne, lange vor ihm aufhörte und ins Hotel zurückging, als er immer noch verbissen weitersoff. Beim letzten verschwommenen Blick auf ihn sah ich, dass er eine Zigarette in der Hand hielt.

Als ich am frühen Morgen mit schmerzendem Kopf und einem grässlichen Geschmack im Mund aufwachte, bemerkte ich, dass Arne die ganze Nacht nicht ins Zimmer gekommen war.

Wir fanden ihn zusammengerollt und blau gefroren am Strand, schüttelten ihn, bekamen ihn aber kaum wach. Mühsam versuchten wir, ihn mit den bloßen Händen warm zu rubbeln, bevor der Trainer ihn sah. Arne stank nach Alkohol und war kaum ansprechbar. Ich schrie ihn an:

»Du Idiot! «

Er schüttelte lallend den Kopf. Die Zeit drängte, denn gegen Mittag ging unser Flugzeug, also zerrten wir ihn hoch. Irgendwie schafften wir es, ihn mitzuschleppen und in den Bus zu setzen. Sam packte seine Sporttasche und trug sie hinterher. Arne zitterte vor Kälte auf seinem Fensterplatz, er hatte die Kapuze über den Kopf gezogen, über den Trainingsklamotten trug er seine schwarze Motorradjacke, die vor Dreck starrte. Seine

Zähne klapperten. Er sagte nichts. Der Trainer auch nicht. Ich kauerte mich auf den gegenüberliegenden Sitz und versuchte, mich so wenig wie möglich mit ihm zu befassen. Mir war selbst noch übel. Ich drehte mich zum Fenster und lehnte meine schmerzende Stirn gegen den kühlen Rahmen. Ich machte mir Sorgen um unseren Zweier. Wenn Arne so weitermachte, würde uns das irgendwann einmal Leistung kosten. Man lumpt im Leistungsport nicht ungestraft. Und ich hatte keine Lust, seine Rechnungen mitzubezahlen.

Seit dem Trainingslager fiel mir hin und wieder auf, dass er nach Alkohol roch, wenn er zum Morgentraining erschien. Es war klar, dass er ab und zu trank. Allerdings nicht sehr oft. Ich dachte: Das verträgt er schon.

Ich bemerkte, dass er sich an solchen Tagen nicht mit den vorgegebenen Trainingseinheiten zufriedengab, sondern nachmittags immer noch zusätzlich in den Kraftraum ging. In die Folterkammer. Wenn die anderen schon längst geduscht hatten und auf ihre Fahrräder gestiegen waren, hörte man drin immer noch die Eisenhanteln klirren. Der Kraftraum galt uns als ein Ort des Leidens und der Kasteiung. »Rudertraining heißt wehtun«, sagten wir. Drin stank es unauslöschlich nach dem Schweiß unzähliger Ruderergenerationen. Die Hantelstangen waren aus schwarzem Eisen, von den Scheiben blätterte das blaue Emaille ab, und die Polster auf den Bänken waren verschlissen, an manchen Stellen schauten Schaumgummi und Holzwolle heraus. Immer wieder zog man sich dort lästige Splitter in die Kleidung. Es gab Sandsäcke und Medizinbälle, Springseile mit abgewetzten Griffen. Es war eng und düster dort drin, und niemand ging hinein, wenn es nicht sein musste. Außer Arne.

Er lud sich Gewichte auf, die sich kein anderer zugemutet hätte, machte Kniebeugen mit der Langhantel, immer wieder neue Sätze, noch einmal fünf Wiederholungen, bis ihm der Schweiß über den Körper floss und seine Beine zitterten. Weil ich Angst hatte, dass ihm beim Bankdrücken die Stange auf den Hals fallen könnte, sah ich manchmal nach ihm, bevor ich nach Hause ging. Oft war er tatsächlich ganz allein im Raum. Je später es wurde, desto hektischer wechselte er die Maschinen und die Übungen. »Ich muss weitermachen«, sagte er dann atemlos. »Ich muss.« Manchmal brachte er seinen großen Doppel-Kassettenrecorder mit und drehte ihn laut auf. Wir konnten es kaum mehr hören: Nirvana, immer wieder diese düsteren, aggressiven Songs von Nirvana.

Ich dachte: Wofür bestraft er sich nur?

Dann stellte er sich plötzlich vor den Spiegel und beäugte sich prüfend. Irgendwann sagte ich einmal im Scherz zu ihm: »Arne, ich glaube, du wirst langsam fett.« Ich erntete einen verletzten Blick.

Arne hatte panische Angst davor zuzunehmen. Wir anderen grinsten uns an, wenn er seinen Körper vor dem Spiegel kontrollierte, sich in seine Seiten und in seinen Bauch kniff. In welchen Bauch eigentlich? Sogar mit einer Pinzette wäre man bei ihm abgerutscht. Seine Oberfläche war so glatt wie ein lackierter Kotflügel. Aber er war nie zufrieden. Er hasste Körperfett.

ALI,
Zusammenfassung einer Tonbandaufzeichnung, Dienstag, 20. Mai 2008

Als mich Anja auf dem Parkplatz ansprach, hatte ich ein Grinsen in meinem Gesicht, das sich unangenehm anfühlte. Arne war noch unter der Dusche, und ich dachte erfreut: Sie hat genug von ihm. Die beiden kannten sich schon mehr als ein Jahr, und Arne war verschlossener denn je.

Ich legte den Arm um ihre Schultern und sagte:

»Schöne Frau, was kann ich für dich tun?«

Sie befreite sich sofort und fragte mich, ob ich ein paar Minuten Zeit zum Reden hätte.

Zum Reden hatte ich keine Lust. Worüber wohl? Über Arne vielleicht. Er und ich hatten uns nach der WM-Panne und den Trainings-Exzessen im Herbst als Zweierpartner auseinandergelebt, ich dachte darüber nach, mich mit einem anderen Kollegen zusammenzutun und ich ahnte, dass es Arne ähnlich ging. Schon Mallorca hatte unserer Beziehung einen Knacks versetzt, und ich spürte immer wieder, dass Arne bei den Testrennen im Einer ein bisschen zu häufig zu mir herüberschaute. Und dass er genau registrierte, wenn er mich im Bankdrücken oder auch nur beim Lauftraining ausstach.

Ich fragte lahm: »Ist was mit Arne?«

Sie schaute mich erstaunt an.

»Nein, wieso?«

»Na dann ...«

Ich winkte ihr zu und wollte weggehen, aber nun hielt sie mich am Oberarm fest.

»Ich frage mich nur, ob es richtig ist, dass ihr so hart trainiert und trotzdem so wenig esst. Ist das denn gesund?«

Ich musste lachen.

»Wir essen wenig? Wie kommst du denn darauf?«

Sie zögerte.

»Arne hat …« Sie sprach nicht weiter.

»Na klar, Arne hat seine Launen«, sagte ich. Ich erklärte ihr, dass ein Ruderer in einer intensiven Trainingsphase mehr als 6000 Kalorien am Tag verbraucht.

»Mein Problem ist ein ganz anderes: Wie bekomme ich all das Essen runter?«

»Na dann …«

Anja wirkte unzufrieden, sagte aber nichts mehr.

Ich dachte an die sechs Brötchen, die ich locker zum Frühstück verspeiste, die drei Bratwürste, die ich oft zum Mittagessen verschlang. Oft hatte ich das Gefühl, als fiele das Essen in ein tiefes Loch, es schien verbrannt, bevor es überhaupt im Verdauungssystem ankam. Wir lachten über Schlankheitskuren. Manche von uns mussten höchstens aufpassen, dass sie nicht nur Dreck in Form von Hamburgern und Kartoffelchips fraßen, sondern vernünftige Sachen.

Ich war eigentlich zu wählerisch mit dem Essen, darum hatte ich inzwischen sogar Schwierigkeiten, ausreichend Masse für die schwere Klasse aufzubauen. Auch aus diesem Grund beobachtete der Trainer meine Leistungen streng. Trainingssüchtig war ich auch nicht gerade, und es fiel mir schwer, mich auf dem Ergometer zu quälen. Ich offenbarte meine stärksten Momente normalerweise erst im Rennen. Das hatte zur Folge, dass die Kollegen meinen Platz in der Rangordnung viel häufiger in Frage stellten als Arnes. Sie unterstellten mir, ich profitierte bei den Zweier-Vergleichen von meinem starken Partner. Darum musste ich mehr tun als trainieren und rudern: Ich musste meine Position ständig mit Argumenten verteidigen.

Dass der Trainer mich später trotzdem zu Arnes Nachfolger

als Schlagmann machen wollte, hatte viel mit Arne selbst zu tun. Er war nicht nur mein Partner, er war auch mein Lehrer. Trainingsdisziplin und Konzentration habe ich von ihm gelernt. In den gemeinsamen Jahren übernahm ich blind sein Timing und seine perfekte Ausgestaltung der Schläge. Ich schaffte es, meine eigene Labilität durch die Erfahrung mit ihm zu überwinden. Ich hatte jahrelang die Gelegenheit, ihn zu studieren. Ich wusste, wie er sich bewegte und wie er auf dem Wasser dachte. Es war mir möglich, in den Ruderer Arne hineinzukriechen wie in eine zweite Haut. Mir war von Anfang an klar, wie ungewöhnlich dieses Zusammenspiel war, zumal er zehn Zentimeter größer war als ich und wir körperlich nicht ideal harmonierten. Auf andere Weise taten wir das aber doch: Wir beide, Arne und Ali, waren miteinander verbunden. Zwei Menschen, die gemeinsam einem vorgezeichneten Weg zu folgen schienen, der bis zum olympischen Gold führte und sich hinterher immer mehr verwirren sollte.

Kumpel? Freunde? Hasste er mich wirklich?

Heute ist mir klar, dass man zusammengehören kann, ohne es überhaupt zu wissen. Und dass man kommunizieren kann, ohne ein Wort zu sagen.

Die Welt ist voller Zweierbeziehungen. Aber niemand passt wirklich zu irgendjemandem. Da habe ich keine Illusionen mehr. Ich habe eine Frau und zwei Kinder, eine Oberarztstelle im Krankenhaus, einen kleinen Bauch, und mir gehen langsam die Haare aus. Auf dem Konto liegen ein paar Ersparnisse, und meine Frau kann vor ihren Freundinnen damit angeben, dass wir alle zusammen zweimal im Jahr in den Urlaub fahren. Damit habe ich alle meine gesellschaftlichen Pflichten erledigt. Wenn ich ehrlich sein soll, schaue ich mir mein Leben mittlerweile mit ähnlich großem Interesse an wie unsere Wohnzimmertapete. Manchmal denke ich an Arne und fürchte, dass ich im

Grunde genauso bin wie er. Ein Fremder. Nur dass ich genügend Abwehrkräfte habe, um nicht durchzuknallen. Nicht durchzuknallen – das ist meiner Meinung nach schon die wichtigste Aufgabe im Leben.

Es gibt den Arne in mir. Und das ist noch nicht alles: Manchmal wütet Arne in mir, und ich werde unendlich sauer auf ihn. Er hat sich einen Dreck um mich geschert. Er hat sein Ding gemacht, ohne ein einziges Mal zu fragen. Er hat sich von uns zurückholen lassen ins Leben, wenn er abgedriftet war. Er hat uns sich selbst rücksichtslos angetan. Und trotzdem hatte er Anja. Ihr traute ich damals zu, dass sie einen Mann auch aus der tiefsten Schwermut erlösen konnte. Sie mag eigene Probleme gehabt haben, das konnte man an ihrem wirren Kleidungsstil sehen. Vielleicht ging es ihr auch einfach nur zu gut. Aber je länger sie mit Arne zusammen war, desto normaler schien sie zu werden. Dass ihr Vater Bankier war und außerdem noch ein echter Graf, wirkte irgendwann farblos im Vergleich zu Arnes Schicksal.

Ich warf noch einen schnellen Blick auf Anja und überlegte, wie ich die Augenblicke nutzen konnte, bis Arne auftauchte. Sie lächelte mich an.

»Ich fände es nett, wenn wir Freunde sein könnten.«

»Du meinst, du und ich.«

»Ich meinte Arne und mich, dich und deine Freundin. Du hast doch eine?«

Bei dieser Frage war ich endlich wieder in sicherem Fahrwasser.

»Mindestens eine.«

»Wollen wir dann nicht einmal etwas zusammen unternehmen?«

»Wie? Mit Arne? Der unternimmt doch nichts.«

Sie schlug vor, Karten für das Konzert von Supertramp zu besorgen. Ich nickte.

»Also dann …« Sie schaute über meine Schulter hinweg, offenbar näherte sich von hinten Arne. »Ich melde mich.«

Arne stellte sich neben sie, legte seinen Arm um ihre Schultern und zog sie wortlos von mir weg.

Auf der Heimfahrt in meinem wackligen Renault fragte ich mich, wie viel uns eigentlich noch verband. Ich musste an unsere erste Begegnung denken. Das war ungefähr sechs Jahre her. Der Trainer ließ mich in sein Büro kommen und machte ein ernstes Gesicht.

»Er ist ein bisschen still«, sagte er. »Aber ein großes Talent.« Arne sei aus dem Norden zum Stützpunkt gekommen. »Ich finde, ihr beiden könntet es zusammen versuchen.«

Seltsam, dachte ich, er hört sich an, als verlangte er ein Opfer von mir.

»Ich will erst einmal mit ihm sprechen.«

Der Trainer lachte.

»Das wird nicht gehen. Es sei denn, du bist damit zufrieden, einen Monolog zu halten.«

»So lange er rudern kann, darf er ruhig den Mund halten.«

»Rudern kann er, da kannst du sicher sein. Er zieht mehr Watt als jeder einzelne von euch.«

Ein überzeugenderes Argument gab es nicht.

Arne war damals 21, wohnte bei einem unserer Betreuer und wollte nichts als rudern. Ich war 22, und über meinem Nachttisch hing ein Zeitungsausschnitt mit dem Bild von einer olympischen Goldmedaille.

Kaum hatte ich das Trainerzimmer verlassen, lief er mir auch schon über den Weg. Ich schlug vor, dass wir uns bei einem Italiener treffen sollten, der nicht teuer war, und für Ruderer extragroße Portionen auftischte.

Wir waren um halb acht verabredet, aber er kam eine halbe Stunde zu spät. Schöner Anfang einer Partnerschaft, dachte ich, wollte aber nicht gleich an ihm herumkritisieren. Er erklärte, er habe seinen Rucksack zu Hause vergessen und deshalb umkehren müssen. Ich fragte ihn, warum ihn das eine ganze halbe Stunde gekostet habe.

»Ich musste anderthalb Kilometer zurückgehen«, sagte er leicht empört. Ich mochte seinen Tonfall trotzdem.

Es zeigte sich, dass er die schätzungsweise fünf Kilometer von seinem Quartier bis zum Italiener zu Fuß gegangen war, plus die drei, die er wegen seines Rucksacks hatte zurücklegen müssen – das machte acht. Ich wusste nicht, was ich dazu sagen sollte. Später wurde mir klar, dass solch ein Fußmarsch für Arne nichts Besonderes war. Der Betreuer, bei dem er wohnte, sagte mir irgendwann, dass es bei seinen Eltern weder einen Fernseher noch ein Auto, noch nicht einmal eine Waschmaschine gab. Mir erzählte Arne kaum etwas von daheim.

Ich wusste erst nicht, ob ich ihn bedauern oder beneiden sollte. Meine eigenen Eltern fuhren mir ständig hinterher, tauchten bei Regatten auf und wollten der ganzen Mannschaft Getränke spendieren. Mein Vater nervte mit technischen Fragen und meine Mutter mit besorgten Anmerkungen zu meinem persönlichen Wohlbefinden. Arne hatte dieses Problem nicht. Er war eigentlich immer allein.

Als ich ihn fragte, ob er Geschwister habe, hob er lediglich den rechten Zeigefinger. Auch darüber sprach er nicht.

Nur ein einziges Mal tauchten Arnes Eltern an einer Strecke auf – als wir nach unseren ersten Erfolgen an einem Einladungsrennen auf einem Kanal in Norddeutschland teilnahmen. Es gab dort ein großes Festzelt und sogar einen VIP-Bereich, so dass unser Anhang es sich gemütlich machen konnte.

Wir hätten fast nicht mitbekommen, dass die beiden zu einem von uns gehörten, so unauffällig drückten sie sich an der Zeltwand entlang. Ein hochgewachsener, hagerer Mann mit einem ausgeprägten Kinn und klobigen Gelenken und eine deutlich kleinere, ein bisschen untersetzte Frau. Beide waren braungebrannt, trugen Wanderkleidung und Gesundheitssandalen. Auf dem Kopf der Mutter saß ein Hut aus schlappem Stoff. Darunter schaute strohblondes Haar hervor, das im Nacken zu einem Zopf geflochten war.

Auch Herr Hansen war blond, graublond vielleicht, viel Haar hatte er nicht mehr. Beide trugen Rucksäcke, allerdings nicht diese knallbunten Kunststoff-Dinger, wie sie heute die Welt verunzieren, sondern bräunliche Wanderrucksäcke aus gutem Stoff mit Riemen und Laschen aus Leder und Schnallen aus Metall. Ich sah, wie unser Trainer auf sie zuging und sie mit Handschlag begrüßte, er bot ihnen Stühle an, sie setzten sich hin und schauten sich um. Sie ließen sich kleine Fläschchen mit Orangenlimonade und Strohhalmen bringen, saßen dann eine Stunde davor und tranken in kleinen Schlückchen davon.

Arne war weit und breit nicht zu entdecken. Nach einer Weile sah ich ihn dann plötzlich doch neben ihnen sitzen, alle drei blickten schweigend auf die Tischplatte. Sie schienen aber nicht bedrückt oder verkracht zu sein, offensichtlich hatten sie sich einfach nichts zu sagen. Ich ging hin, stellte mich den Eltern vor. Und weil gegen verkrampfte Stimmung am besten Ali und ein dummer Spruch helfen, sagte ich:

»Es gibt Sie also doch.«

Frau Hansen erklärte daraufhin, dass sie ganz schön müde seien. Sie hätten mit dem Fahrrad zwei Tage gebraucht, um hierherzukommen. Und sie müssten auch heute schon wieder starten. »Aber schön, Sie kennenzulernen«, fügte sie mit einer naiven Nettigkeit hinzu, die irgendwie nicht von dieser Welt war. Herr Hansen räusperte sich, schwieg aber. Zwei Fisch-Eltern, dachte ich. Genauso außerirdisch wie der Sohn.

Arne hatte später natürlich auch ein Fahrrad. Aber erst einmal lief er.

»Warum sollte ich für den Bus bezahlen, wenn ich auch laufen kann?«

Bei der Pizzeria handelte es sich eher um einen Imbiss als um ein Restaurant. Wir saßen einander gegenüber auf festgeschraubten Hockern an einem hohen weißen Sperrholztisch. Ich hatte eine Pizza mit Salami bestellt und eine Cola bereits vor mir stehen. Die Preisliste hing an der Wand.

»Und du?«

Arne sagte nichts, hob seinen Rucksack auf, öffnete den Reißverschluss und brachte eine Literflasche Cola zum Vorschein. Aus einem Papier wickelte er ein doppeltes Vollkornbrot, mit Schweizer Käse belegt.

»Ich habe alles mit.«

Arne biss in sein Brot, kaute und öffnete die zischende Flasche, die Cola darin musste warm sein.

»Man bringt doch in eine Gaststätte nicht sein eigenes Zeug mit«, sagte ich.

Arne kaute weiter, schluckte, fragte:

»Wieso?«

Ich schwieg.

Er schwieg auch, aß und trank weiter und schaute mir anschließend zu, wie ich meine Pizza in dreieckige Stücke schnitt und verspeiste. Ich bot ihm sogar mit einer Geste ein Stück an, doch er schüttelte den Kopf. Es war ganz schön langweilig. Ich schaute durch die Glastür hinaus auf die Straße, wo manchmal Leute vorbeikamen. Der Kühlschrank hinter der Theke brummte, ein Deckenventilator rauschte. Von Zeit zu Zeit kamen Kunden, die meisten holten sich Pizza oder Salat zum Mitnehmen, warteten eine Weile auf den Hockern und waren dann schnell wieder weg. Luigi, der Mann hinter der Theke, blickte verwundert zu uns herüber. Arne blieb völlig gleichmütig. Zum Schluss tupfte er mit den Fingern Vollkornbrotkrümel auf und schob sie sich in den Mund.

Ich weiß nicht mehr, wie lange wir stumm dagesessen haben, sicherlich eine halbe Stunde. Jedenfalls hatte ich keine Lust, bei diesem ersten Treffen den Entertainer zu spielen. Ich hätte die Stille noch viel länger durchgehalten, doch dann kam ein Mädchen herein, das ich flüchtig von der Uni kannte. Nichts Besonderes, aber nett. Vielleicht ein bisschen forsch. Sie begrüßte mich mit Küsschen auf die Wangen und wollte bei Arne gleich weitermachen, doch der wandte sein Gesicht ab. Er stand auf und griff nach seinem Rucksack.

»Wohin des Wegs?«, fragte ich ihn.

Er setzte sich noch einmal, schaute auf die Preisliste an der Wand, als wäre dort sein Text verborgen, und sagte:

»Ich will Olympiasieger werden.«

Ich gähnte und sagte:

»Ich auch.«

ANJA,
Zusammenfassung einer Tonbandaufzeichnung, Montag, 9. Juni 2008

Kaum hatte ich meine Frage gestellt, machte sie sich selbständig. Ali schaute mich verdutzt an und schien nicht auf Anhieb verstanden zu haben, was ich meinte. Sollte das heißen, Arne kontrollierte sein Essen nicht, weil er musste, sondern weil er wollte? Ein bisschen kam es mir wie Verrat vor, dass ich Arnes Trainingspartner auf dem Parkplatz am Stützpunkt abgepasst hatte, um ihn über meinen Freund auszufragen.

Meinen »Freund«. Dieser Begriff kann viele Bedeutungen haben. Wir sagten damals noch, dass ein Mädchen und ein Kerl »miteinander gehen«. Und der »Freund« war im Zweifelsfall der Typ, mit dem man herumhing und schlief – und öffentlich Händchen hielt, wenn es sich nicht gerade um einen wie Arne handelte. Er sagte nie: »Hallo, darf ich euch meine Freundin vorstellen?« Er stellte mich nicht vor. Mit der Zeit gab er mir zumindest das Gefühl, dass er mich in die Sammlung seiner Lieblingsgegenstände eingereiht hatte. Zu seiner Jacke, seinem Rucksack und seinem Lederarmband. Genau wie diese legte er auch mich vor dem Schlafengehen meistens ab.

Das war neu für mich. Ich legte mich mit einem Mann ins Bett – und der fasste mich nicht an. Meistens trug er ein T-Shirt und Boxershorts, wenn er sich in seine Decke rollte. Ich lag daneben und zerbrach mir den Kopf, wie ich ihn auf mich aufmerksam machen sollte.

Eines Abends kamen wir – wieder einmal – vom Kino zurück, wir hatten einen witzigen Film mit Eddie Murphy gesehen, und ich hätte gerne noch irgendwo ein Bier getrunken, aber Arne sagte, er müsse am nächsten Morgen früh raus. Ich dachte, das sei nun endlich einmal ein Vorwand, um mich schneller ins Bett zu kriegen, lachte und ging mit ihm, obwohl es gerade mal halb zehn war. Er schloss schweigend die Tür auf und ging sofort ins Bad, um seine Zähne zu putzen.

Ich blieb wartend unter seiner Drahtgarderobe stehen. Vom Bad ging Arne direkt ins Schlafzimmer und legte sich hin. Ich stand immer noch da wie ein vergessener Schirm, als ich hörte, wie er die Nachttischlampe ausknipste. Nach einer Weile zog ich mich aus und legte mich zu ihm. Als ich versuchte, mich an seinen Rücken zu schmiegen, schüttelte er mich mit einem unwirschen Laut ab. Ich lag da, kämpfte gegen Empörung und Enttäuschung an und fragte mich, ob das das Ende war zwischen uns. Warum machte ich ihn nicht an? War ich nicht hübsch genug? Ich habe keine Ahnung, wieso ich nicht gegangen bin, sondern liegen blieb und auf Vergeltung sann. Vielleicht sollte ich Arne endlich fallen lassen und mit Ali den Spaß haben, den ich mir wünschte? Der war praktisch der Gegenentwurf zu Arne. Er sah schon aus wie seine Komplementär-Version. Ali hatte wirklich etwas Arabisches mit seinem schwarzen Haar, seinen dunklen Samtaugen und der gebräunten Haut. Es wunderte mich nicht, dass alle ihn Ali nannten und niemand Wolfgang zu ihm sagte – es passte einfach. Dennoch kam er mir ein bisschen oberflächlich vor. Aber er war ein Sunnyboy. Ali brachte die Leute schon dadurch zum Lachen, dass er gestelztes Zeug redete. Zur Begrüßung sagte er auf gut Bayrisch: »Habe die Ehre.« Wenn einer seiner Kumpel ein schrill gemustertes Hemd anhatte, fragte er: »Gibt es das auch bunt?« Und wenn es am Tisch ein bisschen zu lange still war, beklagte er sich: »Leute, lasst mich auch einmal zu Wort kommen.« Zugegeben, so superwitzig war das gar nicht. Aber besser als Arnes Brüten.

Ich wüsste gerne, ob Ali mich damals mochte. Ich meine als

Frau und als Mensch. Und wie er heute über mich denkt. Vielleicht kann ich ihn einmal danach fragen.

Arnes Kompromisslosigkeit sich selbst gegenüber wurde mir immer unheimlicher. Sein seltenes Interesse am Sex und sein asketischer Lebensstil befremdeten mich. Der achtlose Umgang mit seiner Kleidung und seiner Wohnungseinrichtung, wenn man sein zusammengewürfeltes Zeug überhaupt so nennen konnte. Auf seine körperliche Leistungsfähigkeit achtete er an jedem Tag, zu jeder Minute. Aber seine eigenen Bedürfnisse zügelte und reglementierte er. Und das schien ihm Vergnügen zu bereiten.

Auch sein Umgang mit dem Essen wurde mir immer unheimlicher. Er zeigte mir, wozu er seine drei Waagen und all die Messgeräte in der Küche brauchte. Aus einer Tüte löffelte er Haferflocken in eine Schale, stellte sie auf die Waage, schaute prüfend auf die Skala, nahm den Löffel und holte damit ein paar Bröckchen herunter, prüfte noch einmal die Skala und nickte schließlich zustimmend. Danach halbierte er eine Banane, schälte eine Hälfte, wog sie auch und schnitt sie über den Haferflocken in Scheiben.

»Ich muss doch wissen, was ich esse«, sagte er.

Später holte er aus einer flachen schwarzen Tasche einen tragbaren Computer heraus – ein großes, schweres, unhandliches Teil. Er brauche den Rechner für sein Studium, sagte Arne. Das Schreiben von Programmen gehörte zu seiner Ausbildung. Die Computerlogik passte sehr gut zu ihm. Dieses direkte, aber völlig abstrakte und unsoziale Denken. Er stellte den Rechner auf seinen Wohnzimmertisch, schloss ihn an und startete das System. Dann ließ er sich auf einen Stuhl nieder, ich stellte den anderen neben ihn und setzte mich auch. »Lass sehen.« Ich war erfreut, dass er mir endlich einmal etwas von sich zeigen wollte. Das war neu. Ich saß da und spürte seine Körperwärme und dachte, wir sind ja doch ein Paar, und bald haben wir auch Gemeinsamkeiten.

Der Computer spielte die übliche Melodie, es piepste, und er startete ein Programm.

»Natürlich ist die Oberfläche nicht so schön gestaltet wie bei den Angeboten, die man kaufen kann«, sagte er. »Aber das ist überflüssiges Zeug.«

Es erschien lediglich weiß auf schwarz eine Tabelle mit Leerstellen, in die man Buchstaben und Zahlen eintragen konnte.

»Ich zeige dir jetzt einmal theoretisch, was ich vorhin praktisch gemacht habe.«

»Banane«, gab er ein, daneben »100 Gramm« und drückte auf »Start«. Eine Zeile darunter erschien die Zahl »95«. Er wiederholte den Vorgang mit »Haferflocken« und »100 Gramm«. Es erschien die Zahl »350«.

»Kilokalorien«, sagte er. »Das liest sich so, als wäre es unverhältnismäßig viel. Aber 100 Gramm Haferflocken haben natürlich ein erhebliches Volumen.« Er erklärte mir, dass Haferflocken, Nudeln, Kartoffeln und Brot vom Brennwert her ganz ähnlich einzuordnen seien, Haferflocken aber den höheren Nährwert hätten.

Dann gab er »Vollmilch« ein. »100 Milliliter«. Es erschien die »69«.

Ich war fasziniert von dem Programm, das er offensichtlich selbst geschrieben hatte, und gleichzeitig verwundert, dass er so etwas brauchte.

»Wieso muss es denn so genau sein?«

Er schloss das Programm und startete ein neues.

Wieder gab er einen Begriff ein.

»Krafttraining« und dazu »60«. Die Zahl, erläuterte er, stehe für sechzig Minuten. Er drückte auf Start. »1048.«

»Boh«, machte ich.

»Das gilt aber nur für mich, männlich, 95 Kilogramm.«

»Und wie viel verbraucht weiblich, 50 Kilogramm?«

Dafür hatte er kein Programm, aber er schien sich auf diesem Fachgebiet sehr gut auszukennen.

»Gut die Hälfte«, sagte er.

Er trug ein: »Rudern« und »60«. Heraus kam »820.«

Wenn er also eine Stunde rudere, dürfe er theoretisch 200 Gramm Haferflocken extra essen, plus Banane und Milch. Oder anderthalb Tafeln Schokolade. Er könne aber auch zwei Liter Coca Cola trinken.

Ungefähr 2200 Kilokalorien verbrauche er einfach so, durch sein Leben. Den weiteren Verbrauch werde er bald täglich ziemlich genau berechnen können. Nur Mist, dass er in der Kantine des Stützpunktes keine genauen Messungen vornehmen könne. Die Wirtin, sagte er, mache zwar auf Nachfrage Kalorienangaben. Aber Arne traute ihren Berechnungen nicht.

»Eines Tages werde ich das aber voll im Griff haben.«

Arne nannte das System seine Input-Output-Rechnung. Am Ende, sagte er, dürfe nichts übrig bleiben. Kein Rest. Keine Chance für seinen Körper, Fett aufzubauen.

Sex veranschlage er mit 400 Kilokalorien pro Stunde, sagte er sachlich. Das sei aber nur eine persönliche Schätzung, dazu habe er noch keine genauen Zahlen bekommen können. Ob ich ihm sagen könne, wie viele Minuten wir jeweils dafür brauchten. Es war das erste Mal, dass er in meiner Gegenwart das Wort Sex überhaupt aussprach. Ich strich ihm über den Oberarm und sagte:

»Wir können die Zeit ja gleich einmal stoppen.«

Arne schaute nicht einmal vom Bildschirm auf. Er werde, sagte er, die beiden Programme so koppeln, dass er in eine einzige Tabelle jeden Tag sein Essen und seinen Verbrauch eintragen könne. Auf diese Weise könne er sich selbst in Zahlen ausdrücken.

»Hey«, machte ich und boxte ihn in die Seite. »Du bestehst als Mensch doch nicht ausschließlich aus deinem Kalorienumsatz.«

Er blinzelte. »Das wäre doch ein beruhigender Gedanke.«

»Beunruhigend«, korrigierte ich ihn. »Das wäre ein beunruhigender Gedanke.«

Er reagierte nicht. Wenn ich eines aus den Jahren mit Arne gelernt habe, dann, dass wir niemanden ändern können. Jeder geht wie an Fäden gezogen seinen Weg, und keine Vernunft dieser Welt kann ihn abhalten.

Vor dem Computer habe ich Arne noch häufig sitzen sehen. Er konnte stundenlang in die Tastatur hacken, ungeduldig auf die Tischplatte klopfen, wenn etwas zu lange dauerte, er fluchte manchmal leise vor sich hin, dann wieder rief er plötzlich »Na also«. Die Computerprogramme wurden zu seiner Existenzgrundlage, als er sein Studium endgültig aufgegeben hatte. Mit den Jahren baute er in seiner Wohnung immer mehr technische Geräte auf.

»Das Kalorienprogramm würde ich mir patentieren lassen. Damit kannst du viel Geld verdienen.« Ich baute mich vor ihm auf, breitete die Arme aus und rief: »Meine Damen und Herren – die Arne-Hansen-Schlankheitskur.«

Ich zerrte ihn lachend von seinem Computer weg, und er ließ es sich gefallen, und ich dachte, wenn Ali uns jetzt sehen könnte …

Warum hatte der nur so wenig Einfluss auf Arne? Ich verstehe das nicht: Über Jahre hinweg können zwei Männer eng verbunden sein, sich täglich sehen, morgens um sechs gemeinsam in ein Boot steigen und losrudern. Sie können zusammen schwitzen, reisen, gemeinsame Gegner bekämpfen, zusammen verlieren oder Erfolg haben. Und wissen nichts voneinander.

ALI,
Zusammenfassung einer Tonbandaufzeichnung, Dienstag, 10. Juni 2008

Anja war ihm zugelaufen wie eine Katze. Arne selbst war viel zu schüchtern, um eine Frau anzumachen. Falls sie ihm jemals Vorwürfe gemacht haben sollte, dass er sie irgendwie mit in seinen Abgrund gezogen hat. Das kann sie nicht. Sie wollte mit.

Ich wüsste gerne, was sie heute über mich erzählt. Meine persönliche Rolle in der ganzen Geschichte. Weiß sie, welche Wirkung sie damals auf mich hatte? Denkt sie noch an das Supertramp-Konzert?

Es war das Jahr vor unserem nächsten Großangriff auf den Olympiasieg, als die ganze Sache zu kippen begann. Wir hatten unsere Goldmedaillen – und nun wollten wir natürlich noch eine. Das Jahr davor sollte dem Ziel dienen, die schlagkräftigste Mannschaft zu finden, und die Weltmeisterschaft war gewissermaßen die Generalprobe. Dazu kam, dass wir unseren Sponsor zufriedenstellen wollten, da der Vertrag nach dem Olympiajahr endete. Arne hatte seine Knieverletzung anscheinend überwunden, und ich war fit wie nie. Im Frühjahr sah es gut aus für uns beide. Wir hatten es zwischendurch jeweils mit anderen Partnern versucht, aber das hatte uns nicht weitergebracht. So unterschiedlich wir auch waren – auf dem Wasser schienen wir zusammenzugehören. Beim Testrennen machten wir das Feld wieder einmal platt, nur ein einziges Boot konnte uns schlagen, wir waren zweitstärkster Zweier.

Am Steg sagte Arne:

»Das dürfte reichen.«

Unsere Plätze im Weltmeisterschafts-Achter schienen uns sicher. Merkwürdig war nur, dass Scholz sich so zögerlich verhielt.

Er mied das Gespräch mit uns, wir sahen ihn eigentlich nur noch vom Boot aus oder bei den Mannschaftssitzungen, wo ich eine seltsame Missstimmung spürte, die ich nicht genau benennen konnte. Im Klubhaus verschanzte er sich in seinem Büro, und beim Essen saß er mit den anderen Betreuern zusammen und beachtete uns nicht. Im Trainingslager fuhr der Achter in wechselnden Besetzungen – der Trainer erklärte uns seine Pläne für den folgenden Tag in kurzen Besprechungen und hängte den Trainingsplan anschließend ans schwarze Brett. An einem windigen Donnerstag passierte es: Ich wurde darüber informiert, dass ich am nächsten Vormittag auf dem Schlagplatz sitzen würde.

Und Arne?

War raus.

Mit drei anderen starken Leuten hatte der Trainer ihn in den Vierer gesetzt. Und das blieb so. Auch bei der Weltmeisterschaft.

Ich habe Scholz nie gefragt, weshalb er Arne degradiert hatte. Schließlich hatte nicht ich das Problem, sondern Arne. Der Trainer kannte seine gigantischen Qualitäten. Er wusste, mit wie viel Ehrgeiz er sein Training betrieb. Wie sehr er sich quälte und wie kompromisslos er sein Leben auf den Sport ausgerichtet hatte. Doch Arne hatte den Ergometertest abgebrochen. Ausgerechnet Arne, der uns alle stets in die Tasche gesteckt hatte, musste zu Beginn des Trainingslagers den Ergometertest abbrechen.

Der Ergometer ist der Lügendetektor des Ruderns. Er deckt alles auf – jede schlaflose Nacht, jeden abgebrochenen Trainingslauf, jeden vermiedenen Schmerz im Krafttraining.

In der Nacht zuvor konnten viele von uns oft nicht schlafen aus lauter Angst vor den gnadenlosesten sechs Minuten, die wir uns vorstellen konnten. Im Großen und Ganzen handelt es sich um die Rennsimulation auf einer Maschine, die ziemlich genau den Bewegungsablauf im Boot abfordert. Wie auf dem Wasser mussten wir 2000 Meter zurücklegen und dabei unsere ganze Kraft lassen. Alle Muskeln sind im Einsatz und werden ausgequetscht, bis nichts mehr da ist.

Kaum hast du ein paar Mal am Griff gezogen und das schwere Rad in Schwung gebracht, das in den nächsten Minuten dein Gegner sein wird, da spürst du schon, dass es wieder einmal schwerer geht als erwartet. Es gibt niemanden, der bei diesem Test nicht leidet wie ein Hund. Die Zeit scheint stehenzubleiben, aber der Schmerz wird immer schlimmer. In der letzten Minute sitzt der Ruderer inmitten eines Sees aus Schweiß, er nimmt nichts mehr wahr außer dem Geschrei der anderen, die ihn anfeuern, die ihn beschimpfen und herausfordern, damit er die letzten Energiereste aus seinen Muskelfasern quetscht, das letzte bisschen Sauerstoff verheizt und sein ganzes Sein in Schweiß verwandelt. Hinterher können manche nicht einmal mehr von ihrem Rollsitz aufstehen. Sie müssen links und rechts gestützt werden, um nicht mit wild zitternden Beinen umzufallen.

Diese Übung ist Rudern in seiner reinsten, in seiner schrecklichsten Form. Arnes Übung. Dass er jemals auf dem Ergometer aufgeben würde, hielten wir für unvorstellbar. Und doch passierte es. Er legte los wie immer, doch schon nach zwei Minuten spürten wir, dass etwas anders war. Er zog kraftvoll wie gewohnt, aber etwas fehlte, und plötzlich änderte sich die Atmosphäre im Raum. Sechs Jungs standen um den Ergometer herum, sie waren darauf gefasst gewesen, dass Arne es ihnen wieder einmal zeigen würde. Mit dem Instinkt der Leidensgenossen spürten sie jetzt, dass etwas in Arne zerfaserte. Viel zu früh schwitzte er, seine Nase hatte plötzlich einen weißen Hof, seine Augen quollen auf, still, fast andächtig sahen die anderen ihm zu. Nach vier Minuten ließ Arne den Griff plötzlich los, und das Rad saugte mit einem rauhen Geräusch das Drahtseil ein. Arnes Pupillen verdrehten sich, und er kauerte auf seinem Sitz wie eine Marionette ohne ihre Fäden.

Warum das geschehen war? Darüber dachte keiner von uns nach. Jeder hatte mit sich selbst zu tun. Wir waren alle Rivalen. Arne reagierte wie immer. Er schwieg.

Wir gewannen den Titel im Achter, es war mein erster bedeutender Triumph ohne den großen Meister. Er wurde Weltmeister im Vierer. Das war seine Antwort. Er legte all seine Wut und Enttäuschung in dieses Rennen. Dies, zusammen mit seiner Erfahrung, war eine unwiderstehliche Kombination. Die drei anderen können sich bei ihm für diesen Titel bedanken.

Erst nach dem Sieg beschwerte er sich über den Trainer, nannte ihn unmenschlich und hart, weil er ihm den ihm zustehenden Platz weggenommen und mir gegeben hatte.

»Ich bin der Schlagmann«, sagte er ihm vor allen anderen. »Ich.«

Rein sportlich gesehen hatte Arne Unrecht. Der Achter gewann schließlich auch ohne ihn. Dazu kam das Gold im Vierer. Der Trainer hatte das Optimum herausgeholt. Wir haben ihm das immer wieder versucht zu erklären, aber Arne machte dicht.

Ich erinnere mich an einen Moment am Regattaplatz, an dem ich erstmals ganz klar erkannte: Irgendetwas läuft falsch. Ich war spät dran, weil ich bei der Dopingprobe lange nicht hatte pinkeln können, und sah, dass Arne und seine drei Mannschaftskollegen noch am Getränkestand saßen. Gleich sollte eine Farewell-Party beginnen, die Musik begann gerade zu spielen, aber es war ausgemacht, dass wir erst einmal alle ins Hotel fahren sollten. Ich hoffte, dass sie mich im letzten Kleinbus mitnehmen würden, der noch auf dem Parkplatz stand, und lief zu ihnen.

Anja war dabei. Ein Journalist. Vielleicht sogar du, Paco? Sie wirkte beunruhigt. Ich sah, dass vor Arne ein großer, leerer Henkelkrug stand. Er packte ihn, hob ihn hoch und schlug ihn mit Schwung auf den Biertisch. Ich dachte an den Abend nach unserem Olympiasieg.

Ich hätte Arne gerne gratuliert, aber sein Blick warnte mich. Darum ging ich zu Anja und versuchte, mit ihr ein Gespräch anzufangen. Er saß da, sauer, bedrückt und irgendwie gefährlich gestimmt, mit seiner Goldmedaille auf der Brust, der falschen, seiner Ansicht nach, sah mich an, stand dann auf und ging weg.

Von außen sah es vielleicht wie eine Party aus, aber ich glaube, es war Arnes Waterloo.

Wir wussten nicht, wie hart ihn die Degradierung getroffen hatte. Wir merkten es nicht einmal, als wir mit ihm zusammen im Kleinbus ins Hotel fuhren. Arne setzte sich auf den Beifahrersitz, der Steuermann fuhr, wir anderen verteilten uns hinten. Wir saßen müde und schweigend da, wie meistens am Abend nach einem Rennen, wir konnten alle nicht mehr, wollten uns regenerieren und später für das Bankett wieder fit sein. Arne lehnte in einer Ecke. Offenbar machte ihm der Alkohol zu schaffen.

Der Bus stand an einer Ampel, als es passierte. Arne richtete sich plötzlich auf, holte aus und schlug mit der Faust gegen die Seitenscheibe. Ich sah erst auf, als ich das Geräusch hörte. Das Autoglas klirrte nicht, es knirschte eher. Ich sah, wie Arne seine Faust sinken ließ, sein Gesicht von Schmerz verzerrt. Im Fenster ein Spinnennetz von Rissen, die Scheibe leicht eingedellt, aber nicht durchgeschlagen, und in der Mitte ein verschmierter Blutfleck. Sie zerbrach nicht, Gott sei Dank, dabei hätte er sich übel die Hand zerschnitten.

»Arne!«, schrie ich.

Er sank in seinen Sitz und brütete vor sich hin, unansprechbar, weit weg. Ich hatte das Gefühl, als hätte er die Halterungen seiner Persönlichkeit für ein paar Sekunden verloren. Der Steuermann aber fing an zu lachen und rief:

»Arne, ruhig.«

Er drückte zum Spaß auf die Hupe.

»Drei Halbe Bier«, spottete er, »so viel verträgt der Weltmeister nicht.«

Die anderen lachten mit.

Ich griff nach Arnes Handgelenk, um zu sehen, ob er sich verletzt hatte, aber er machte sich steif.

Als mein Blick auf die Delle in der Scheibe fiel und ich Arnes Blut daran kleben sah, fühlte ich mich schuldig. Ich konnte nicht anders. Nicht, weil ich an jenem Tag ohne ihn Weltmeister geworden war. Sondern einfach, weil ich existierte.

In den folgenden Wochen gingen wir einander aus dem Weg, Arne und ich. Ich ging nicht einmal zur Weltmeister-Feier in unserem Klubhaus. Erst in einem Feriencamp in Spanien trafen wir wieder aufeinander. Dorthin wurden wir als erfolgreiche Sportler für eine Woche eingeladen – als Belohnung, aber auch als Werbung. Wir kamen kostenlos dorthin und waren in bester Gesellschaft – ausschließlich Spitzensportler. Lauter Gleichgesinnte tobten im Pool herum oder knatterten mit Scootern übers Meer oder machten irgendeinen halsbrecherischen Blödsinn. Die Verpflegung war bestens, und abends wurde gefeiert, Jungs und Mädchen, die Erfolg hatten und sich gut fühlten. Ein bisschen kreuz und quer durch die Betten – aber das störte niemanden.

Für Arne schien es eine alkoholische Trainingswoche zu sein. Wir versuchten mitzuhalten, hatten allerdings keine Chance gegen ihn. Einer nach dem anderen machte schlapp. Arne hatte immer noch diesen Status des Stärksten, der Kult-Figur. Auch ein Besäufnis wurde so zu einer rituellen Handlung. Wir anderen wurden dann üblicherweise immer lauter, Arne immer einsilbiger, so dass am Ende kaum auffiel, wie voll er war.

Eines Abends, als wir am Strand den Sonnenuntergang beobachten wollten, rannte er auf einmal los Richtung Meer, stürzte sich ins Wasser und kraulte in langen Zügen hinaus. Wir schrien ihm hinterher:

»Mach keine Dummheiten. Es wird bald dunkel.«

Gleichzeitig lachten wir über ihn und verfolgten das Schauspiel eine Weile. Als Spitzensportler waren wir es gewohnt, zu sehen, wie jemand Grenzen überschreitet. Arne schwamm und schwamm durch die Wellen, so lange, bis die Zuschauer sich wieder anderen Dingen zuwandten. Ich aber wurde plötzlich unruhig, rannte eine Treppe hoch auf die Terrasse, konnte aber auch von dort aus seinen Kopf nur noch als schwarzen Punkt sehen, der sich hob und senkte. Ich schrie, immer noch lachend:

»Arne, komm zurück!«

Aber natürlich konnte er mich nicht hören. Er kraulte immer weiter.

Plötzlich spürten alle, dass das kein Witz mehr war. Ich überlegte sogar kurz, ob ich ihm hinterherschwimmen sollte, aber ich hätte ihn nicht einholen können, und es wurde schnell dunkel. Als wir ihn nicht mehr sahen, bekamen wir Angst und verständigten die beiden Animateure des Klubs. Die machten nach einer kurzen Diskussion ein Motorboot klar, fuhren hinaus und suchten nach ihm. Es war nun fast dunkel, sie hatten starke Lampen dabei und leuchteten damit übers Wasser, wir konnten die Lichtkegel vom Ufer aus sehen. Ungefähr eine Stunde später kamen sie wieder – ohne Arne. Wir beschlossen, die Polizei zu rufen, als er plötzlich vor uns stand wie ein Gespenst. Frierend, aber aus eigener Kraft an Land gekommen. Die Animateure legten ihm ein großes Handtuch über die Schultern, er stakste in Richtung Zimmer und ließ sich den ganzen Abend nicht mehr blicken.

»Was für ein Spinner«, sagte ein Hockeyspieler. Von dem Moment an, als wir wussten, dass er in Sicherheit war, lachten wir wieder.

Am vorletzten Tag breitete Arne sein Handtuch am Strand aus und legte sich in die pralle Sonne. Niemand ahnte, wie besoffen er war, darum kümmerte sich keiner um ihn. Am Abend lag er immer noch da. Wir entdeckten ihn neben dem Beachvolleyball-Feld. Er muss so tief ins Koma gefallen sein, dass er nicht merkte, wie die Sonne ihn verbrannte. Seine Haut auf dem Rücken war dunkelrot, seine Schultern sahen aus, als wären sie durchgebraten. Er stand auf, schwankte ein bisschen, blinzelte uns an und war total benommen. Seine Vorderseite war weiß wie Milch. Wir alarmierten sofort den Hotelarzt, der ihn mit kühlender Salbe versorgte. Arne hatte großes Glück. Ein großflächiger Sonnenbrand ist nicht ungefährlich. Gott sei Dank bekam er kein Fieber. Die Schmerzen, die Arne an den verbrannten Hautflächen litt, möchte ich mir nicht vorstellen. Später bildeten sich auf seinem Rücken mit Wasser gefüllte Brandblasen.

Die Erinnerung an Arnes Eskapaden brennt immer noch. Vielleicht sogar stärker als damals. Irgendwie waren wir aber doch alle Irre. Wer schindet sich denn schon freiwillig wie ein Galeerensklave in einem Sport, in dem es um nichts geht als ein paar Trophäen und die Ehre? Ich kenne keinen Ruderer, der durch seinen Sport reich geworden ist. Darum ging es uns nie. Wir wollten etwas ganz Großartiges vollbringen, wollten beweisen, wie toll wir waren. Wir waren Elite, und das fühlte sich gut an. Ja, eine Elite.

Arne soll mich endlich gehen lassen. 15 Jahre Grübeln müssen genug sein.

MÜLLER,
eigene Aufzeichnungen, 2008

In meinem Büro bin ich zu Hause. Da steht ein altmodischer Aktenschrank aus Holz mit zwei Rolltüren aus hellen Latten, die sich mit angelaufenen Messingschlüsseln verschließen lassen. In diesem Schrank befindet sich mein Archiv. Es gibt mehrere Reihen mit Ordnern, in denen ich alle meine Texte abgeheftet habe. Hunderte, nein Tausende von Sportberichten, Reportagen. Porträts, Hintergrundgeschichten, Glossen, Kommentaren – alles, was ein Journalist in seinem Berufsleben so produziert. Vieles ist mittlerweile überholt. Einige der Personen, die irgendwo, irgendwann einmal einen Rekord gebrochen haben oder als Dopingsünder geschnappt wurden, leben schon gar nicht mehr. Aber es kann nicht schaden, das alles aufzubewahren.

Eine Zeitlang habe ich gehofft, meine Tochter würde sie eines Tages lesen wollen, doch wahrscheinlicher ist, dass sie die kompletten Ordner einfach in den Papiercontainer werfen wird. Bis dahin aber bleiben sie zusammen, und ich lasse manchmal meine Blicke über die mit Kugelschreiber beschrifteten Rücken schweifen, und manchmal sprechen sie zu mir. Hier habe ich, 20 Jahre nach seinem Olympiasieg, 17 Jahre nach dem Gewinn des Weltmeistertitels, einen Silberteller geputzt. Und dann meine Berichte über Arne Hansen wieder herausgesucht.

Neben den Ordnern steht eine Reihe mit Tonband-Kassetten. Einst haben wir damit stümperhaft Musikstücke im Radio mitgeschnitten. Ich habe mir dann zu Beginn meiner Laufbahn mit Presserabatt ein Aufnahmegerät gekauft. Es war eine gute Wahl. Jahrzehntelang hat mich dieser kleine, primitive Recorder durch die Welt begleitet, und ich muss sagen, er hat immer funktioniert. Mit diesem Aufnahmegerät habe ich unzählige Interviews mitgeschnitten – alltägliche Frage-und-Antwort-Spiele nach längst vergessenen Bundesliga-Kicks, aber auch Gespräche mit Sportstars. Einige der Kassetten habe ich aufbewahrt. Gespräche, die mir etwas bedeutet haben, mit Boris Becker oder Georg Schwarzenbeck zum Beispiel, obwohl ich sie mir nie wieder angehört habe. Inzwischen ist das Gehäuse des Geräts hier und da ein bisschen zerbeult, an den Ecken ist der Lack abgeplatzt, aber es läuft immer noch, und noch nie ist eine Kassette darin hängengeblieben. Seit ich beschlossen habe, aufzuhören, macht mich das Ding sentimental. Vielleicht werde ich es eines Tages als Beigabe mit ins Grab bekommen.

Es wird wirklich langsam lästig: Schon wieder denke ich an den Tod. Gestern habe ich allein in einer irischen Bar meinen 65. Geburtstag mit ein paar Gläsern Writers Tears auf Eis gefeiert. Das ist ja wohl noch kein Alter zum Ableben. Aber die letzten Wochen sind mir unter die Haut gegangen. Ich gerate langsam ins Schlingern. Schuld daran sind natürlich diese Arne-Hansen-Interviews, die ich in zähen Nachtstunden abschreibe. Sie fesseln mich, und gleichzeitig schrecken sie mich ab. Ich habe es mir selbst zuzuschreiben.

Wenn meine Blicke heute über meine Ordner wandern, beschleicht mich der Verdacht, alles, was ich da produziert habe, könnte nichts sein als eine absurde Sammlung von Irrtümern. Dann wieder schaffe ich es, die Zweifel zu vertreiben. Mit Arne Hansen hat etwas Grundsätzliches nicht gestimmt. Es gibt genügend gesunde Menschen im Hochleistungssport, die irgendwann ihre Laufbahn beenden und ganz normal weiterleben. Gerade die Ruderer legen oft verblüffende Karrieren hin. Manche schließen ihre Ausbildung in Oxford oder Cambridge ab – und nehmen gleichzeitig am legendären Boat Race auf der Themse teil. Das kann ein einziger seelisch Verstümmelter ja wohl nicht ins Gegenteil verkehren. Trotzdem hat Ali in einem meiner Interviews gesagt, er habe den Verdacht, der ideale Leistungssportler müsse so sein wie Arne. Einer, der Schmerzen gut findet.

Wo liegt der Fehler in dieser Geschichte? Ich bin noch lange nicht am Ende, ich weiß nicht, ob sie eines Tages einen Sinn ergeben wird. Immer wieder versuchen Anja und Ali, dem Leben ihres Freundes ein Muster abzutrotzen, einen Schlüssel, der ihnen endlich seine wahre Botschaft enthüllt. Beide haben anfangs gezögert. Anja noch mehr als Ali. Beide waren zu Beginn vorsichtig in ihren Aussagen, haben das Thema eingekreist, versucht, sich selbst und Arne vor der Bloßstellung zu schützen. Alle drei hatten wir damit gerechnet, dass die Gespräche nach wenigen Stunden erledigt sein würden. Zwei, drei Treffen hatte ich vorgeschlagen. Doch dann schien die Vergangenheit die beiden wieder mit voller Wucht zu ergreifen, und sie reden und reden, so dass ich mich manchmal schon fühle wie ein Eindringling in eine Welt, für die ich eigentlich keine Zulassung habe. Sie sehen mich längst nicht mehr als Journalisten. Ich kenne das: Zuhörer sind die wahren Therapeuten. Ich darf sie nicht enttäuschen.

Beim letzten Gespräch stockte plötzlich Alis Stimme, er musste mit den Tränen kämpfen, und ich habe ihm ein Papiertaschentuch herübergereicht. Als wäre nicht er der Arzt, sondern ich. Ich mag Alis robusten Humor und seine flotten Sprüche. Doch je länger er erzählt, desto weniger funktioniert sein Gute-Laune-System.

Anja ist beherrschter. Ich vermute, dass hinter ihrer Kühle ein aufbrausendes Temperament steckt, aber sie kann sich gut zusammennehmen. Sie versucht selbst immer wieder zu begreifen, was sie eigentlich an Arne so gefesselt hat. Bis heute scheint sie zu glauben, sie hätte ihn retten können, wenn sie den Schlüssel zu ihm gefunden hätte.

Es zieht mich zu den beiden hin. Anja besuche ich in ihrem Büro in der Bank. Jedes Mal lässt sie sich von ihrer Sekretärin ein

Glas Prosecco hinstellen, trinkt aber nur sehr wenig davon. Ali treffe ich in seinem langweiligen Wohnzimmer, seine Familie zieht sich sich leise zurück. Montag ist Anja-Tag, Dienstag spreche ich mit Ali, sofern es klappt. Mit beiden muss ich jedes Mal lange nach dem nächsten Termin suchen, und ich habe Glück, wenn sie nicht absagen. Manchmal sind sie so mitteilungsbedürftig, dass ich irgendwann von mir aus abbrechen muss. Mittlerweile stellt sich ein neues Phänomen ein: Sie möchten gerne herausfinden, was sie jeweils übereinander gesagt haben. Das machen beide ganz beiläufig, nur so beim Mantelablegen oder beim Kaffee-Einschenken. Ich beruhige sie immer mit den gleichen Worten: nur Nettes.

Ich bin gespannt, was bei diesem Supertramp-Konzert passiert ist. Einer von ihnen wird von selbst davon anfangen, das spüre ich. Sie haben Schuldgefühle deswegen.

Die unbespielten Kassetten, die ich noch hatte, sind inzwischen voll. Leider habe ich feststellen müssen, dass es keine neuen mehr zu kaufen gibt. Sie werden definitiv nicht mehr hergestellt. Darum musste ich dazu übergehen, meine Kassetten aus dem Archiv zu holen und zu überspielen. Zum ersten Mal wird mir klar, wie angenehm es sein kann, Vergangenes einfach auszulöschen.

Was ist wahr, und was ist falsch? Meine Lebenserfahrung bringt zwar nicht unbedingt die höchsten Weisheiten hervor. Aber eines ist mir klar: Jeder trägt seine eigene Wahrheit mit sich herum, über die man nicht zu streiten braucht. Die Welt besteht aus einem großen Durcheinander von Interpretationen, die keiner entwirren kann. Ich habe aufgehört, an objektive Aussagen zu glauben. Die letzten Nächte habe ich schlecht geschlafen. Meine Gedanken lassen mich nicht zur Ruhe kommen.

Nur eines steht fest: Arne spricht aus einer fremden Welt zu uns. Und ich werde dafür sorgen, dass er gehört wird.

ANJA,
Zusammenfassung einer Tonbandaufzeichnung, Montag, 23. Juni 2008

Arne musste zu einer Familienfeier nach Hause fahren.

Ich sagte:

»Ach was, du hast Familie?«

Er nickte.

Ich wartete darauf, dass er mich fragen würde, ob ich mitkäme, aber es kam nichts mehr.

»Ein Geburtstag?«, fragte ich zaghaft.

Er winkte ab. »Nicht der Rede wert.«

Arne war noch verschlossener als früher. Er brütete düster vor sich hin.

»Dann muss ich mir einen anderen Begleiter für das Supertramp-Konzert suchen.«

Er sagte:

»Denn man tau.«

Die Weltmeisterschaften waren vorüber, und ich glaube, Ali und Arne hatten keinen Kontakt mehr. Ich fand das schade, ich hätte gerne einen Grund gehabt, Ali manchmal zu treffen. Aber Arne war sauer auf ihn, weil er ihm seinen Platz als Achter-Schlagmann weggenommen hatte. Ich dachte zwar insgeheim, dass der Trainer sicherlich wusste, was er tat. Aber ich sah, wie Arne darunter litt. Nichts konnte ihn über den Verlust hinwegtrösten. Ich fand es verrückt, Entscheidungen, die einen Menschen so fertigmachen können, an Ergebnissen, Ranglisten und Medaillenwertungen festzumachen.

Ich habe nie verstanden, wieso sich eine Gesellschaft ein solches Leistungssport-System leistet. Manche Sportler mögen besonders sympathisch sein. Sie sind keine Feiglinge und können eine Menge aushalten. Und sie bringen Action und Spannung ins Fernsehprogramm. Vielleicht wären manche Leute selbst gerne solche Helden. Aber sie haben keine Ahnung, wie hart dieser Verdrängungswettbewerb wirklich ist. Was für eine Maschinerie, die Menschen wie Waren verbraucht. Und hinter all dem stecken für mich nur fremde Interessen, staatliche und wirtschaftliche.

Es wird Geld dafür bezahlt, dass talentierte junge Menschen sich im Sport quälen. Sie sind das Material für Kampagnen. Für Marketingexperten, die hoffen, über sie ihre Produkte besser verkaufen zu können. Und für Politiker, die zeigen wollen, was für tolle Leute ihr Land hervorbringt. Sozusagen Werbung für den nationalen Genpool.

Ali würde mir natürlich widersprechen und sagen: Da spricht eine Bankerin. Ich habe ja selbst erlebt, mit welcher Hingabe die Sportler über Jahre hinweg die Monotonie des Trainingsalltags ertragen. Wie sie ihre Familien, ihre Berufsausbildung und ihre privaten Kontakte zurückstellen, um dieses eine Ziel zu verfolgen: Medaillen. Ich habe erlebt, wie viel es ihnen gibt, Grenzen zu erreichen und zu überschreiten. Aber verstehen kann ich sie nicht.

Auch ich will etwas Besonderes sein, aus der Masse herausragen. Ich finde aber, dazu müssten andere Wettbewerbe her. Es sollte Goldmedaillen für Feuerwehrleute und Krankenschwestern geben. Für Altenpfleger und Polizisten. Für Putzfrauen und Erfinder. Für Vorbilder in Barmherzigkeit und Toleranz. Gold für Geber, nicht für Nehmer. Ich kann das beurteilen. Ich bin selbst Nehmer. Ich wäre nicht so beschränkt, meine Persönlichkeit freiwillig einem unsinnigen Zahlengewirr aus Messwerten und Rekorden zu unterwerfen. Aber sie sagen ja selbst, sie seien verrückt.

Sport macht Spaß, zum Beispiel, wenn ich es schaffe, morgens früh aufzustehen und eine Runde durch den Wald zu joggen. Oder wenn ich mit meiner Gymnastikgruppe in der Turnhalle schwitze und wir hinterher in der Kneipe noch ein bisschen quatschen. Aber das alles hat ja nichts mit Hochleistungs-Athleten tun, die ihre Lebenskraft verbrauchen, um ganz oben auf ein Podest steigen zu können, vom dem sie ein paar Augenblicke später schon wieder herunter müssen. Ich habe viele Male gehört, dass Weltmeister oder Olympiasieger im Fernseh-Interview kurz nach ihrem Triumph erklärt haben, sie müssten sich erst darüber klarwerden, was sie eigentlich erreicht haben. Das werde schon noch kommen, vielleicht, wenn es wieder ein bisschen ruhiger um sie würde. Für mich klingt das nach Enttäuschung.

Ich bin misstrauisch, wenn es darum geht, die Leidenschaft junger Menschen für ein angeblich höheres Ziel auszubeuten. Sie sollen ihren Erfolg genießen. Aber man muss bedenken, dass es in diesem Spiel nicht nur Sieger gibt. Es gibt auch die Verlierer. Es gibt die Angst vor dem Versagen. Menschen, die abstürzen. Die mit unlauteren Mitteln arbeiten und sich selbst dafür hassen. In denen irgendwann etwas zerbricht.

Ich fand trotz aller Vorbehalte, dass Ali eine gute Einstellung zu seinem Sport gefunden hatte. Er war stark, die letzten beiden Jahre seiner Karriere waren wahrscheinlich seine besten, weil er sich selbst immer besser kannte und gelernt hatte, seine Kräfte effektiv einzusetzen. Gleichzeitig trieb er sein Studium voran und verlor im Vergleich zu seinen unsportlichen Kommilitonen kaum Zeit. Im Gegensatz zu Arne, der eines Tages die Verfahrenstechnik aufgab und sich ganz aufs Programmieren verlegte.

Aber ich will die beiden nicht wieder gegeneinander antreten lassen. Das haben sie in der Realität mindestens einmal zu viel getan.

Heute wünsche ich mir, sie könnten einander verzeihen. Arne sollte Ali verzeihen, dass er ihn ausgestochen hat. Und Ali sollte Arne verzeihen, dass er ihm Schuldgefühle aufgeladen hat, die ihn überfordern. Mit den Emotionen geht es eben kreuz und quer, mit Logik kommen wir da nicht weit.

Ich rief Ali an und fragte ihn, ob die Verabredung für das Supertramp-Konzert noch gültig sei, und er sagte lachend, na klar.

Es war ein Sonntagabend im August. Ich nahm mir vor, mit ihm über Arne zu sprechen. Ich machte mir Sorgen, weil seine Merkwürdigkeiten zunahmen und ich die Chancen, eines Tages einen Zugang zu ihm zu finden, schwinden sah.

Manchmal brach der Kontakt zwischen uns einfach ab – ich hörte tagelang nichts von ihm, er ging nicht ans Telefon, und ich hatte den Verdacht, dass er nicht aufmachte, wenn ich an seiner Tür klingelte. Von außen sah ich, dass die Rollläden an seinen Fenstern geschlossen waren. In solchen Momenten wurde mir klar, dass Arne nie über seine Zukunft sprach. Andere Paare machen Zukunftspläne, richten sich ein gemeinsames Leben ein. Arne und ich trafen Verabredungen für den nächsten Abend, für die wenigen Fahrten, die wir zusammen machten, danach ging jeder wieder seiner Wege. Ich wollte Ali erzählen, wie es war, wartend neben meinem Telefon zu sitzen und mich vergeblich nach einem Zeichen der Zuneigung zu sehnen. Doch an diesem Sonntag nahmen wir beide eine Auszeit von Arne.

Ich holte ihn mit meiner Ente ab, der Sommertag war warm und klar, das Verdeck hatte ich zurückgerollt, und wir genossen den Fahrtwind. Alis Frisur – er trug nach der damaligen Mode Gel im schwarzen Haar – löste sich sofort auf, und er lachte darüber. Sein weißes Hemd flatterte, als ich zu ihm herübersah. Er erzählte mir von seinem Praktikum im Krankenhaus und den Krankenschwestern, die sich alle einen angehenden Arzt angeln wollten und die seiner Meinung nach alle hinter ihm her waren. »Warum sich also festlegen?«, fragte er augenzwinkernd. Ich musste mir Mühe geben, auf die Straße zu achten, weil er so lustig war.

Denkt er noch an mich? Was erzählt er denn? Hat er die alte Geschichte auch noch nicht abhaken können? Es ist eigentlich lächerlich: Meine beiden Ehemänner sehen eher Ali ähnlich, nicht Arne. Der zweite hatte sogar wirklich einen arabischen Vater.

Mehr als zehn Jahre dürfte es her sein, dass Ali und ich uns zum letzten Mal gesehen haben. Ein trauriger Abschied war das. Damals hatte es eine der ehrgeizigen Krankenschwestern gerade geschafft, ihn vor den Altar zu locken. Ob er noch mit ihr zusammen ist? Er sah ein bisschen ramponiert aus. Wahrscheinlich arbeitete er zu viel, wie viele Ärzte.

An jenem verzauberten Abend mit Supertramp aber war er topfit. Ich hatte Spaß daran, ein bisschen mit ihm anzugeben. Wir waren so wunderbar normal an diesem Tag. Ich war zu jener Zeit ein großer Fan von Supertramp, hatte alle Platten zu Hause und hörte sie oft. »It's raining again« singe ich heute noch manchmal vor mich hin, wenn ich geknickt bin. »Come on you little fighter«. Das reicht schon, um meine Abwehrkräfte zu aktivieren. Ich brauche nicht viel, um fröhlich zu sein, und an jenem Tag, an dem ich eigentlich ein Arne-Problemgespräch hatte führen wollen, genügte mir ein gutgelaunter Ali.

Ich hatte einen Picknick-Korb gepackt mit Schinkenbroten und hartgekochten Eiern, mit Obstsalat und Wein – ich hatte sogar daran gedacht, ihn in eine Plastikflasche umzufüllen, weil Glasflaschen verboten waren. Es war später Nachmittag, die Sonne schien immer noch warm, stand aber schon schräg und ließ das Stadion golden leuchten. Es gab keine Platzkarten, und wir setzten uns auf die Tribüne neben ein Geländer, wo wir bequem unser Picknick aufbauen konnten und Ali genug Raum hatte, um seine langen Beine auszustrecken. Die Abendstimmung war malerisch, die Musik hatte noch nicht begonnen und wir redeten ohne Pause, seit wir uns vor dem Auto begrüßt hatten.

Ich erklärte ihm, dass er zugunsten von Arne auf den Achter-Schlagplatz hätte verzichten müssen.

»Nun hast du deinen Willen, aber einen Freund verloren«, sagte ich. »Leuchtet dir das nicht ein?«

Ali lachte.

»Glaubst du, das hätte Arne gefreut? Er will keine Geschenke. Er will sich qualifizieren, genau wie ich.«

»Ihr macht euch verrückt wegen ein paar Fetischen«, sagte ich. »Warum kauft ihr euch nicht einfach eure Medaillen im Fachhandel, das würde viel weniger Anstrengung kosten.«

Er lachte wieder.

»Ihr Sportler habt doch keine Ahnung, welches Ausbeutungssystem hinter all dem Geschwätz von den gesellschaftlichen Vorbildern steckt.«

Er sagte, ich sei eine Theoretikerin.

»Für mich ist es nicht nötig, alles, was ich tue, begründen zu können. Bewegung ist für mich Leben. Und Talent ein Geschenk des Himmels. Und Talent verlangt nach Ausprobieren. Ich will mich vergleichen und andere ausstechen.«

»Aber wozu?«

Ali fasste meinen Arm.

»Für mich macht es keinen großen Unterschied, ob Mozart nun komponiert, Rembrandt ein Bild malt oder Arne einen Ruderschlag ausführt. Zugegeben, alle drei haben ein konkretes Ziel vor Augen. Mozart will den Ehrgeiz seines Vaters zufriedenstellen, Rembrandt seinen Lebensunterhalt verdienen. Und Arne will Olympiasieger werden. Einmal, und dann noch einmal. Aber im Grunde tun sie es aus einem anderen Grund.«

»Was soll denn das für ein Grund sein?«

»Mozart, weil er als Musiker, Rembrandt, weil er als Maler und Arne, weil er als Ruderer geboren wurde. Es gibt eigentlich nur einen Grund, warum ein Mensch eine bestimmte Leistung erbringen will. Weil er es kann.«

»Und ich? Was kann ich?«

»Keine andere sitzt so elegant auf einer Betonstufe wie du. Und das ganz ohne Grund.«

»Und du?«

Er lachte schon wieder.

»Da fragst du noch? Ich bin Ali, der Weise.«

»Und all die anderen?«

»Ich bin sicher, dass das Gleiche auch für Macht-Menschen, für Politiker, Steuerberater oder Chirurgen gilt. Es sei denn, sie machen einen schlechten Job.«

Alis Ansichten gefielen mir. Mir fielen meine vielen Versuche ein, eine eigene Rolle im Leben zu finden. Warum ich wohl so viel Angst vor einer Festlegung hatte? Wofür war ich eigentlich geboren außer zum eleganten Sitzen?

Das Gespräch mit Ali beschäftigte mich so, dass es mich beinahe störte, als die Vorgruppe anfing zu spielen. Ich versuchte sogar noch eine Weile, ihm meine Ansichten zuzuschreien, und er antwortete mir auch, aber ich verstand ihn kaum noch, und schon nach kurzer Zeit wurde ich heiser.

Als Supertramp zu spielen anfing, war mir alles andere erst einmal gleichgültig. Ich sprang auf und klatschte wie wild, Ali stand neben mir und klatschte auch, wir zogen die Schuhe aus und fingen an zu tanzen, die Musik begeisterte uns, wir tanzten zusammen die Treppen rauf und runter, und wir lachten laut. Andere Leute fingen an, uns anzufeuern, tanzten hinter uns her, und ich wusste genau, wir beide sahen beneidenswert aus, wie ein glückliches und sorgloses Paar. Ach, wie schön war das! Die Sonne versank hinter der Tribüne gegenüber wie ein purpurner Fußball, während im Stadion die Scheinwerfer langsam angingen, und wir machten uns gegenseitig aufmerksam auf das dramatische Bild. Ich schwitzte, Schweißtropfen liefen mir unter meiner Bluse am Körper hinunter. Auch Alis Hemd hatte unter den Achseln große nasse Flecken. Er legte lachend den Arm um meine Schulter, ich atmete tief ein. Er roch gut.

Das Konzert dauerte ungefähr bis Mitternacht, die Band spielte noch zwei Zugaben, danach wandten wir uns wieder dem Picknickkorb zu. Das Essen und der Wein waren noch unberührt, aber jetzt hatten wir Hunger. Um uns herum standen die Leute auf, packten ihre Sachen ein und machten sich auf den Heimweg. Ich suchte meine Sandalen, fand aber erst einmal nur eine.

»Lass uns warten, bis die Leute weg sind, dann taucht die andere wieder auf«, sagte Ali.

Wir setzten uns dicht nebeneinander. Im Licht der Scheinwerfer holte ich die Trinkflasche heraus, öffnete sie und trank einen großen Schluck Rotwein. Dann reichte ich die Flasche an Ali weiter, und der trank auch. Wir bissen in die Brote und kauten ungeniert. Ich erzählte ihm, dass ich das Studium der Kunstgeschichte endgültig aufgegeben hatte.

»Ich habe erkannt, dass ich langsam die Verantwortung für mich selbst übernehmen muss.«

»Na also«, sagte Ali.

»Ich habe ein langes Gespräch mit meinem Vater geführt. Der ist der Ansicht, dass ich über meine Zukunft selbst entscheiden muss. Aber natürlich hat er mir vorgeschlagen, Volkswirtschaft zu studieren und später in der Bank anzufangen.« Ich versuchte, die Stimme meines Vaters zu imitieren: »Falls meine Enkelkinder dir dazu Zeit lassen.«

»Das klingt doch gut«, sagte Ali.

Ich knüllte ein Butterbrotpapier zusammen. »Es fällt mir schwer, ausgerechnet den Weg zu wählen, der so klar vor mir liegt.«

Er grinste.

»Das wundert mich nicht. Mit Logik kann man bei dir sicher nicht viel erreichen.«

Ich gab ihm einen Klaps auf den Arm.

»Kannst du meine Probleme bitte ernst nehmen?«

Er sagte: »Du hast wohl großen Respekt vor deinem Vater?«

Ich nickte.

»Hast du vielleicht Angst, ihn zu enttäuschen, wenn du in sein Unternehmen einsteigst?«

Das war schon sein zweiter verblüffender Redebeitrag an diesem Abend.

»Meistens«, sagte Ali, »ist die einfachste Lösung auch die richtige. Das ist in der Medizin wie im Rest des Lebens.«

Ich fragte ihn, ob es ihm auch so unangenehm sei, auf eine bestimmte Rolle festgelegt zu werden.

»Ist es denn so wichtig, was die Leute von dir denken?«

»Sie sollen mir die Freiheit lassen, alles zu sein, und zwar wann immer ich will.«

Ali lachte.

»Die Pose der Rebellin steht dir jedenfalls gut.«

Ich fragte ihn, wie er sich seine Zukunft vorstelle. Er sagte, er werde seine Sportlaufbahn in einem Jahr beenden. Und dann?

»Irgend etwas Spießiges«, sagte er. »Ich träume von einem Reihenhäuschen mit einem Basketballkorb davor. Und drinnen sollen Kinder lachen. Und du?«

Ich hatte keine Ahnung und wunderte mich, dass Alis konventionelle Vorstellung sich auf einmal so gut anhörte.

»Es soll einfach alles schön sein«, sagte ich vage. »Ich will Ja zu meinem Leben sagen.«

»Ach so«, sagte er. »Für dich soll es rote Rosen regnen. Mit Arne wird das nicht gehen.«

Ich ließ meinen Blick über die nun leere Tribüne schweifen

und entdeckte zwischen einer zerknüllten Plastiktüte und einem leeren Bierbecher meine zweite Sandale. Im gleichen Moment hatte auch Ali sie gesehen. Er stand auf, holte sie und verbeugte sich galant.

»Prinz Ali erbietet sich, Prinzessin Aschenputtel ihren Schuh anzulegen«, sagte er.

Dann nahm er meinen schmutzigen Fuß und zog mir die Sandale an.

Ich sagte: »Die Kutsche wartet schon.«

Wir packten den Picknickkorb ein und gingen los, während im Stadion das Licht immer schwächer wurde. Als wir im Auto durch die Sommernacht sausten, sangen wir laut »It's raining again«.

Mir war leicht ums Herz, nach langer Zeit einmal wieder, und ich wollte Ali das gerade sagen, als er selbst anfing zu reden.

»Es ist schön, ein bisschen mit dir zu lachen.«

Und schon hörten wir zu lachen auf. Arne schien plötzlich zwischen uns getreten zu sein. Ich glaube, wir spürten beide, wie unbeschwert das Leben ohne ihn sein konnte. Wie leicht unser Schritt wurde, wenn wir die Last ablegten und uns einmal uns selbst zuwandten. Aber Arne ließ mich nicht lange durchatmen, er war wie eine Zange. Leicht beklommen verabschiedeten wir uns voneinander.

Während ich im Wohnheim meine Schlüssel herauskramte, fragte ich mich, warum ich es immer noch nicht geschafft hatte, Arne nur einen einzigen Beweis dafür zu entlocken, dass er mich gut fand. Komisch, dass ich das gerade in diesem Moment dachte. Ich öffnete automatisch den Briefkasten und fand darin eine Ansichtskarte, die eine Backsteinkirche zeigte. Ich starrte sie ungläubig an. Auf der Rückseite standen nur fünf Worte: Du fehlst mir, Lütt Deern. Und darunter, krakelig, beinahe unleserlich: Arne. Dazu eine liegende Acht.

Als ich schlafen ging, legte ich die Karte unter mein Kopfkissen. Später klemmte ich sie an meinen Spiegel, und noch später versteckte ich sie in meinem Schreibtisch. Ich habe sie heute noch.

Es gab keinen Ausweg. Ali und ich ahnten beide, dass Arne mit vollen Segeln auf seinen ganz persönlichen Abgrund zusteuerte. Er hatte uns nicht gebeten, auf diese unheilvolle Reise mitzukommen, wir versuchten auszusteigen, aber wir schafften es nicht. Er war wie ein Captain Ahab ohne Wal – und wir waren seine Matrosen.

ALI,
Zusammenfassung einer Tonbandaufzeichnung, Dienstag, 1. Juli 2008

In der Nacht vor der Entscheidung rüttelte ein Frühjahrssturm die ganze Stadt durch. Ich hörte, wie draußen ein Fensterladen an die verputzte Mauer schlug, in unterschiedlichen Abständen, so dass ich immer wieder glaubte, nun sei es vorbei mit dem Lärm und leicht eindöste – und dann wieder aufgeschreckt wurde. Mir war klar, dass ich aufstehen und hinausgehen müsste, um den Laden zu befestigen, aber in meinem Bewusstseinszustand zwischen Traum und Wachsein war ich nicht in der Lage, mich aus dem Bett zu erheben. Regentropfen wurden gegen die Scheiben geschleudert. Die Tanne vor der Eingangstür ächzte, die nassen Büsche schlugen gegen das Terrassenfenster. Ich wohnte damals noch im Haus meiner Eltern, in einem Apartment mit Zugang zum Garten, und kannte jeden einzelnen Strauch, der jetzt vom Wind gebeutelt wurde. Der Sturm riss mit einer Aggressivität an allen Gegenständen und Pflanzen, dass die Nacht voll war von Geräuschen des Zerbrechens, Zerschellens, Kaputtgehens.

Ich musste fit und ausgeschlafen sein für die große Kraftprobe, aber je mehr ich mir das einredete, desto wacher fühlte ich mich. Schließlich knipste ich die Nachttischlampe an, ging pinkeln im schwankenden Licht einer Straßenlaterne. Danach schaffte ich es, mir ein paar Sachen überzuziehen und hinauszugehen, um den Laden zu richten. Nach wenigen Sekunden war ich durchnässt. Bloß nicht erkälten, dachte ich, klemmte so schnell wie möglich den Haken fest und hastete zurück. Ich föhnte mir sogar rasch die Haare.

Als der Wecker klingelte, fühlte ich mich, als wäre ich in Einzelteile zerfallen. Um rechtzeitig zur Regattastrecke zu kommen, musste ich so früh aufstehen, dass es mir unmöglich war, etwas zu essen. Ich füllte meine Thermoskanne mit heißem Wasser und löste darin eine Elektrolyt-Tablette auf. Die packte ich zusammen mit ein paar Bananen in meine Sporttasche. Dort hatte ich am Abend zuvor schon alle anderen Utensilien deponiert. Als ich das Haus verließ und zu meinem R4 ging, wehte immer noch ein starker Wind, aber Sturmstärke hatte er nicht mehr. Die Straße lag voll mit Zweigen und Ästen. Beim Nachbarn war eine Robinie in der Mitte auseinandergerissen worden. Fast wäre ich in die Scherben eines Terrakotta-Topfs getreten, der neben dem rechten Vorderreifen meines Autos gelandet war. Die Luft roch frisch und feucht. Mir war ein bisschen übel.

Eigentlich war ich sauer. Ich legte auf dieses Rennen, zu dem ich am Vormittag antreten sollte, keinen Wert. Meiner Meinung nach quälte ich mich schon ausreichend bei den Pflichtterminen und hatte keine Lust auf diesen Showdown für Schlagleute. Es war Arne, der dafür verantwortlich war, und ich war der Meinung, dass er uns das hätte ersparen müssen. Aber es war so ziemlich das Merkwürdigste geschehen, was wir uns vorstellen konnten, und darum erreichte er sein Ziel: Arne hatte angefangen zu reden. Er konnte es also offenbar doch. Logischerweise hat ihn nur ein Thema dazu bringen können, sein Trappisten-Gelübde zu brechen: der Sport.

Oder ging es noch um mehr als die Führungsrolle im Boot? Ging es insgeheim auch um Anja? Er verlor kein Wort darüber. Möglich, dass mir Anja als Trophäe sogar lieber gewesen wäre als ein Platz auf Schlag. Aus heutiger Sicht mit Sicherheit.

Im Herbst hatten wir beschlossen, uns endgültig zu trennen. Den Zweier Hansen/Alt sollte es nie wieder geben. Wir schüttelten uns in Gegenwart der Trainer die Hand – wir hielten das beide für unnötig, aber da die Mannschaftsleitung es verlangte, waren wir bereit dazu. Danach tat ich mich mit Sam zusammen und Arne sich mit Konstantin. Aufgrund unserer Vorleistungen hatten wir kein Problem, gute Partner zu finden, wir waren schließlich zwei berühmte Wegweiser zum Erfolg. Alles lief glatt. Sam und ich gewannen den Frühjahrstest knapp vor Arne und Konstantin. Es war Olympiajahr, und wir hatten uns im Winter noch einmal alles abverlangt. Zum ersten Mal glaubte ich daran, dass ich meine Laufbahn von Arne vollständig abkoppeln konnte, und das gab mir zusätzlichen Antrieb. Er schien zu allem entschlossen, und er trainierte mehr und härter denn je, der Kraftraum war zu dieser Zeit ohne ihn kaum mehr vorstellbar. Seit er sich seine Haare hatte wachsen lassen und mit einem Stirnband zusammenhielt, sah er aus wie ein Achilles im Sporttrikot.

Anja ließ sich häufiger am Stützpunkt sehen als zuvor. Sie erschienen sogar zusammen auf der Gartenparty eines Vereinskameraden. Beide tranken nur Orangensaft. Wir wechselten kein einziges Wort.

Alles, was unserer Meinung nach noch offenblieb, war die Frage, wer von uns beiden bei den Olympischen Spielen der Schlagmann sein würde. Keiner von uns sprach darüber. Wir taten so, als wäre uns selbst die Antwort längst klar. Und außerdem auch nicht besonders wichtig. Er oder ich? Wir waren beide stark. Beim ersten Training im Achter allerdings war ich es, der gegenüber dem Steuermann saß und den Schlag vorgab. Arne auf Position fünf. Klar ist: Das war nur ein Hinweis. Schließlich kann sich in einem Achter bis kurz vor der Regatta noch alles ändern außer der Anzahl der Ruderer. Jeder kann rausfliegen, die Positionen können wechseln, der Trainer kann jederzeit einen neuen Schlagmann ausprobieren. Wenn das Ergebnis stimmt, sind alle einverstanden bis auf die jeweiligen Verlierer, denen möglicherweise ein solches Wechselmanöver den Höhepunkt der Karriere vermasselt. Aber wer fragt hinterher schon nach denen, die am Ufer geblieben sind?

Arne hätte also abwarten können. Vielleicht wäre alles in seinem Sinne gelaufen. Aber er verlor die Nerven und fing an, sich auf seine karge, aber unnachgiebige Weise zu beschweren. Beim Steuermann. Beim Physiotherapeuten. Beim Kantinenwirt. Er fand, er hatte ältere Rechte als ich. Er pochte auf seinen Titelgewinn im Vierer. Er sagte, er hätte auch damals auf seinen Stammplatz im Achter gehört. Stimmt doch, fragte er. Nech?

An einem Mittwochabend sah ich ihn zum Trainerzimmer gehen. Er klopfte, wurde hereingerufen und kam lange Zeit nicht mehr heraus. Ich setzte mich mit einer Flasche Wasser vor die Tür und versuchte, irgendetwas mitzubekommen, es waren aber nur unverständliche Worte zu hören. Zwischendurch schien es mir sogar, als würde Arne laut. Die anderen Stimmen klangen beruhigend. Ich vernahm das Hin- und Herschieben von klirrenden Kaffeetassen auf einem hölzernen Tisch. Das ganze Gespräch dauerte schätzungsweise eine Stunde.

Schließlich wurden Stühle gerückt. Arne kam als Erster durch die Tür. Ich weiß nicht, ob er mich bemerkte, denn er hatte seine Kapuze wieder einmal tief ins Gesicht gezogen. Er ging weg, ohne mich anzusehen. Dann erschien Scholz. Er fragte mich, ob ich kurz hereinkommen wolle. Seine beiden Assistenten saßen noch drin. Ich setzte mich nicht einmal hin, der Trainer auch nicht. Er richtete sich zu seiner vollen Größe auf, verschränkte die Arme vor seinem Bauch und sagte: »Ich halte es für das Klügste, die Frage gleich zu klären.«

»Welche Frage?«

Der Trainer steckte die Hände in seine Jackentaschen. »Das weißt du genau.«

»Nein«, sagte ich trotzig. »Das weiß ich nicht. Was will Arne von mir?«

»Du musst das verstehen. Arne gibt nicht nach.«

Das ärgerte mich.

»Dann gebe ich auch nicht nach.«

»Ich will nicht, dass in den kommenden Monaten ein Zwist zwischen zwei starken Leuten im Boot ausgetragen wird. In diesem wichtigen Jahr können wir uns keinerlei Reibungsverluste leisten. Also lass es uns klären, wie man das unter Sportlern macht: auf dem Wasser.«

Am kommenden Freitagvormittag, sagte er, sollten wir beide an einem Regattaplatz in der Nähe erscheinen – dort seien am Wochenende für ein paar kleinere Rennen eine Strecke abgesteckt, Bojen ausgelegt und ein Ponton für den Start verankert, die wir nutzen könnten. Es werde einen Zweikampf geben zwischen Arne und mir. Im Einer über 2000 Meter. Es sei dem Trainerteam bekannt, dass wir beide ausreichend Übung in dieser Bootsklasse hätten.

»Und dann?«, wollte ich wissen. »Was soll das bringen?«

Der Trainer sagte, Arne habe gefordert, ab sofort auf der Schlagposition zu sitzen.

»Er behauptet, er sei stärker als du.«

»Aha«, sagte ich spöttisch. »Aus diesem Grund war mein Zweier beim Testrennen auch schneller als seiner.«

»Er sagt, der Rückstand sei nur durch seinen schwachen Partner zustande gekommen.«

Ich lachte und hörte selbst den unguten Ton.

»Tut mir leid«, sagte Scholz. »Ich weiß, dass ihr euch schon einmal nähergestanden habt als heute. Aber so ist der Sport.«

»Willst du damit sagen, dass es am Freitag um den Schlagplatz bei Olympia geht?«

Der Trainer schüttelte den Kopf. »Garantien gibt es nicht. Für keinen.«

Im Gedanken an das Rennen begann ich, meine Oberschenkel zu lockern. Dann eben die harte Tour. Damit waren wir schließlich groß geworden. Für immer Rivalen und darauf konditioniert, uns zu messen. Ich verwandelte mich innerlich in einen Westernhelden, der zur Schießerei an High Noon herausgefordert wird. Ich wusste jetzt, was ich wollte: beweisen, dass ich stark genug war, den großen Arne zu schlagen, Mann gegen Mann. Noch vor zwei Jahren hätte ich es nicht gewagt, eine solche Herausforderung anzunehmen. Inzwischen aber hatten sich meiner Ansicht nach unsere Formkurven gekreuzt. Schade für ihn. Aber was konnte ich dafür?

Ich akzeptierte den Vorschlag, packte meine Sachen und ging. Als ich an die Treppe zum Parkplatz kam, etwa zehn breite, glatte Steinstufen, sah ich Arne hinuntergehen. Er schien es eilig zu haben und nahm die Stufen mit schnellen Schritten. Neun flüssige Tritte hatte er mit schlenkernden Armen bereits hinter sich gebracht. Auf der zehnten Stufe sah ich ihn leicht, ein ganz kleines bisschen, stolpern. Oder habe ich mir das nur eingebildet? Ich glaube, er kam kurz aus dem Rhythmus, und ich dachte: Hey, hat er Zweifel?

Anja schaute mich am Abend, als sie Arne abholte, stirnrunzelnd an, sagte aber nichts.

Der Freitag war schnell gekommen. Arne schraubte bereits an seinem Einer herum, als ich auf den Bootsplatz kam. Er schien ungewöhnlich blass. Sein Gesicht war schmal und kantig und die Wangen ein bisschen eingefallen. So, als hätte er gerade eine Magenverstimmung überstanden. Oder einen Kater?

Als ich in den Umkleideraum kam, sah ich dort eine leere Bierflasche stehen. Ich überlegte, ob das wohl nur ein Zufall war. Oder ein Psycho-Trick, um mich in Sicherheit zu wiegen. Obwohl: So etwas sah Arne eigentlich nicht ähnlich. Ich verwarf den Gedanken. Der alte Respekt für unseren Stärksten war noch da. Er ist perfekt vorbereitet. Arne ist der Erfinder der Härte und Askese.

Das Wasser war dunkel und aufgewühlt, kleine, unfreundliche Wellen klatschten ans Ufer. Dort sammelten sich Laub und Ästchen, die der Sturm in der Nacht abgerissen hatte. Ein kühler Wind drang durch meine Jacke, ich spürte den Widerwillen in mir wie eine gezogene Handbremse und atmete tief durch, um sie zu lösen.

Arne kam nicht mehr in meine Nähe, wir gaben uns nicht wieder die Hand. Ich ging ins Bootshaus, um meinen Einer zu holen. Es war alles vorbereitet. Auf dem Steg stand der Trainer. Zwei aus der Mannschaft sorgten am Start dafür, dass es fair zuging. Sie sollten die Bootsenden festhalten und das Startsignal geben.

Als wir in die Boote stiegen, schauten wir einander nicht an. Ich versuchte, mich ganz auf das Rennen zu fokussieren. Ich wusste, nun zählten allein meine Kraft und mein Willen. Und doch streifte mich für einen Moment ein düsterer Gedanke. Arne, dachte ich. Arne, mein Freund und Kamerad. Ich spürte immer noch die alte Verbindung zu ihm. Und er? Fühlte er überhaupt noch etwas?

Wohin würde uns ein solcher Kampf führen? Ich hatte nie Arnes Rivale sein wollen. Ich war sein Bewunderer und wollte ihn nicht stürzen sehen. Er selbst hatte mich auf dieses Wasser zitiert und mir diese Rolle gegeben. Ich musste aufpassen. Emotionen machen schwach.

Ich ruderte ein Stück vor Arne zum Start und konnte in sein Gesicht sehen. Aber da war nichts. Ich schüttelte den Kopf und sammelte mich. Jetzt ging es ums Ganze. Da mussten wir durch.

Natürlich hatte ich mir überlegt, wie Arne vorgehen würde. Ich nahm an, dass er seinem alten Erfolgsprinzip folgen würde: am Start nicht unnötig Kraft verschwenden, auf den zweiten 1000 Metern seine körperliche Überlegenheit ausspielen. Ich kannte das ja. Und ich versuchte, den Gedanken an seine unwiderstehlichen Spurtschläge zu verdrängen. Andernfalls hätte ich vielleicht doch Angst bekommen vor diesem Zweikampf, mit dem er mich fertigmachen wollte. Genau, dachte ich, er will mich fertigmachen! Dieser Gedanke lud auf einen Schlag meine Batterien wieder auf.

Arne startete wie ein Verrückter. Er ächzte, als er loslegte mit einer vernichtend scheinenden Wucht, und lag sofort in Führung, doch das schien ihm noch längst nicht zu genügen. Ich hörte ihn hinter mir, das Rauschen des Wassers, das Vor- und Zurückrollen des Sitzes, und fragte mich, ob er sich so sicher fühlte, so stark, dass er dieses ungeheure Anfangstempo wagte. All die früheren Diskussionen gingen mir durch den Sinn, ich sah ihn vor mir bei der Mannschaftssitzung vor dem olympischen Finale. Als er lange schwieg und zuhörte, wie alle, einschließlich mir, plötzlich kalte Füße bekamen und an unserer Renntaktik zu zweifeln begannen. Und wie er am Ende aufblickte und uns erklärte, dass die Konkurrenz auch diesmal nichts gegen unsere Stärke würde ausrichten können, ganz egal, ob sie unsere Renneinteilung kannte oder nicht. »Sie können nichts tun«, hatte er damals gesagt, »weil wir stärker sind als sie.«

Und jetzt? Was hatte Arne dazu bewogen, von seinem Schema abzuweichen? Fühlte er sich *noch* stärker als damals? Glaubte er, mich überrumpeln zu können? Oder zweifelte er etwa an sich selbst?

Ich entschied mich für die dritte Variante, aber es war schwer, ruhig zu bleiben. Arne hatte rasch eine halbe Länge zwischen uns gelegt, ich sah sein Heck vor- und zurückschnellen bei jedem seiner Schläge, sagte mir aber, dass ich eines auf keinen Fall durfte: mich selbst kaputtmachen.

Die Trainer und Athleten am Ufer behaupteten später, Arne habe auf den ersten 500 Metern mit Sicherheit den Streckenrekord gebrochen, wenn es darüber Aufzeichnungen gegeben hätte. Little wiederum, der unseren Zweikampf auf dem Fahrrad verfolgte, wollte gesehen haben, dass sich Arne bei ungefähr 750 Metern während des Ruderns übergeben musste. Ich selbst merkte davon nichts – ich war bereits weggetreten, abgetaucht in mein eigenes Rennen, das ich nach meinen eigenen Vorstellungen gestalten wollte, gleichmäßig wie ein Uhrwerk. Es war schwer, mich nicht provozieren zu lassen, aber ich fühlte, dass ich ihn auf diese Weise würde knacken können. Einfach mein Ding machen. Gar nicht auf ihn achten, so lange, bis der Moment kam, in dem er einbrach.

Und so war es. Das Gefühl, bei etwa 1500 Meter an ihm vorbeizuziehen, gab mir neue Kraft. Er schien plötzlich stehenzubleiben, es wirkte, als verpuffte seine Energie irgendwo in den Rudern und im Wasser, statt weiter Vortrieb zu erzeugen. Ich beschloss, mich nicht irritieren zu lassen und die Spannung nicht aufzugeben. Er sollte keine Chance haben, mich etwa zu täuschen und noch einmal zuzulegen. Ich knüppelte weiter wie ein Idiot, wurde blind und taub für alles um mich und kämpfte mich ins Ziel. Dann erst sah ich, dass er praktisch aufgehört hatte, Druck zu machen. Er ruderte die letzten Meter, als müsse er seinen Wagen in der Garage parken. Ich dachte: Jawoll!

Als ich wieder klar sehen konnte, erkannte ich in seinem Gesicht das Ausmaß der Niederlage. Ja, dachte ich. Das hast du nun davon. Ich schlug mit der flachen Hand aufs Wasser. Der große Meister einmal ganz klein. Zwischen zwei kurzen Atemstößen schrie ich: »Reicht das jetzt?« Er schien mich nicht zu hören. Ich setzte nach: »He! Sei wenigstens ein fairer Verlierer.« Er trieb in seinem Boot von mir weg.

Als ich mich erholt hatte und zum Anleger ruderte, war das Triumphgefühl weg. Hätte es bei diesem Spiel die Taste »Reset« gegeben, hätte ich sie gedrückt. Alles wieder auf die Ausgangsposition, Stoppuhren zurück auf null, Zwischenstände werden neutralisiert, das ganze Programm beginnt von vorn. Athleten zurück ans Ufer. Boote zurück ins Bootshaus. Arnes Kapuze wieder auf den Kopf. Und weiter zurück, immer weiter zurück, im Schnelldurchlauf dreieinhalb Jahre zurück, wir fliegen auf das olympische Siegerpodest, die Nationalhymne wird rückwärts gespielt, wir haben die Goldmedaillen auf der Brust und – Stopp!

Vielleicht wäre die Handlung danach besser nicht weitergegangen. Arne wäre nicht am Abend besoffen mit dem Kopf gegen die Wand gerannt. Stattdessen ein Abspann mit den fünf Ringen im Bild und der Flamme, die damals nur für uns zu brennen schien, mit den acht Deutschen plus Steuermann im sinkenden Abendlicht. Sie sahen den Spielfilm: Die stärksten Männer der Welt. In der Hauptrolle: Arne Hansen. Regie: Ali, der Clown.

Ich erkannte, wie absurd meine Maßstäbe waren. Das Leben war komplizierter als eine Regatta. Da weint einer nicht, nur weil er ein Rennen verloren hat. Manchmal verliert er einen Menschen. Da vergeigt einer nicht einfach nur sein Finale. Manch einem geht sein Glück in Trümmer, obwohl er alles richtig gemacht hat. Damals bekam ich eine Ahnung davon, dass sportliche Leistung nicht mehr ist als eine Illusion. Nur ein lebloses Modell. Mein Beruf hat mich gelehrt, dass es ein Fehler ist, die Menschen nach Gewinnern und Verlierern einzuteilen. Obwohl: Wenn ich ehrlich bin, will ich heute eben der beste Arzt der Welt sein.

Als dieses Rennen zu Ende war, sah ich zu Arne hinüber, der mit hängendem Kopf aus seinem Boot stieg, und wünschte mir, ein anderer zu sein. Ich erkannte, was ich schon längst hätte erkennen müssen. Arne war krank. Ich glaube nicht, dass ich das, was später geschah, hätte verhindern können. Aber dass er mich zum Instrument seiner Krankheit machte, hätte ich verhindern müssen.

Er lief weg. Es war sicher besser so, ich glaube nicht, dass es für diesen Moment einen passenden Satz gegeben hätte. Kaum hatte er sein Boot an Land gebracht, ging er mit energischen Schritten durch den knirschenden Kies davon. Neben einem Bootsanhänger sah ich Anja stehen. Sie trug einen langen Regenmantel, glänzende Plastikstiefel und auf dem Kopf einen lackierten Hut mit Krempe, der selbst an ihr lächerlich wirkte. Sie machte einen halben Schritt in seine Richtung, blieb dann aber unschlüssig stehen. Sie schaute sich um, beachtete mich aber nicht. Ich war sicher, dass sie absichtlich so tat, als würde sie mich nicht sehen.

Ich brauchte dringend eine heiße Dusche, in den verschwitzten Sachen fing ich langsam an zu frieren, und winkte ihr nur kurz zu. Sie schien mich endlich wahrzunehmen, lächelte steif und sagte mit leiser Stimme:

»War's das?«

Ich wusste nicht genau, was sie meinte. Ich verstand sie so, als wollte sie wissen, ob irgendetwas zu Ende war. Aber was? Die Schlagmann-Frage? Die Beziehung zwischen Arne und mir? Arnes Kampf?

Es fing an zu regnen, und ich bat sie, im Bootshaus auf mich zu warten.

Sie nickte.

Als ich mich 20 Minuten später, geduscht und in trockenen Klamotten, durch das schwere Metalltor schob, saß sie auf einem Stapel Plastikplanen und starrte auf ihre Knie. Vielleicht waren meine Schritte in den Turnschuhen so leise gewesen, dass sie mich nicht hatte kommen hören. Sie erschrak, als ich hallo sagte.

»Er war es, der dieses Rennen verlangt hat.«

Sie nestelte am Verschluss ihres Regenmantels.

»Ich glaube, in dieser Geschichte gibt es keine Schuldigen.«

»Na also«, sagte ich, trat noch einen Schritt näher und nahm sie in die Arme.

Sie war klein und zart. Wahrscheinlich ist einfach mein Beschützerinstinkt erwacht. Oder hat etwa der Jäger in mir die Chance gewittert, meinem Konkurrenten auch noch die Frau auszuspannen?

Ich habe mich das später gefragt, habe versucht, ehrlich zu mir selbst zu sein. Sie war sexy, spannend, eine Frau mit vielen Zweifeln und der unerschütterlichen Arroganz der verwöhnten Klasse – und auf einmal ganz nah. Ich hätte nichts dagegen gehabt, wenn sie meine Freundin gewesen wäre und nicht Arnes. Ich drückte sie an mich und spürte ihre zarten Knochen, sie fühlte sich zerbrechlich an. Und sie wehrte sich nicht, im Gegenteil, sie hielt sich an mir fest. Ich musste mich ein bisschen hinunterbeugen, weil sie so viel kleiner war als ich, und da merkte ich, dass sie weinte.

»Ich schaffe es nicht«, sagte sie. »Er lässt mich nicht.«

Ich nahm ihr mit einer Hand den lächerlichen Regenhut vom Kopf und legte ihn auf die Planen. Dann strich ich ihr übers Haar.

»Was schaffst du nicht?«

»Ich kann ihn nicht zum Reden bringen. Mit ihm stimmt etwas nicht.«

Ich nickte. Und konnte nicht anders, küsste sie auf den Mund – und sie klammerte sich noch fester an mich.

ANJA,
Ausschnitt aus einer Tonbandaufzeichnung,
Montag, 7. Juli 2008

Was erzählen Sie mir da? Das alles hat Ali gesagt? Sogar, dass wir uns im Bootshaus geküsst haben? Das hätte er nicht tun dürfen. Jedenfalls vielen Dank, dass Sie mir endlich einmal gesagt haben, was er so nebenbei über mich preisgegeben hat. Nehmen Sie es mir nicht übel, aber Sie sind ein Journalist, Herr Müller, und nicht einmal ein besonders bekannter. Ich weiß ja immer noch nicht, was für ein Machwerk aus diesem Stoff entstehen soll. Eine Enthüllungsstory vielleicht nach dem Motto: die beiden treulosen Freunde, die Arne Hansen auf dem Gewissen haben. Ich habe schließlich eine gesellschaftliche Stellung. Sie haben ja recht: Ich habe zugesagt, Ihnen von Arne zu erzählen, und mich weit vorgewagt. Aber das Ganze hat meiner Meinung nach bedenkliche Ausmaße angenommen. Ich hatte immer schon große Vorbehalte gegen den schamlosen Voyeurismus einiger Medien. Auf keinen Fall werden ich mich dem ausliefern.

Was mache ich denn jetzt?

Heute kann ich Ihnen nichts mehr erzählen, Herr Müller. Tut mir leid, dass ich an dieser Stelle unser Gespräch abbrechen muss. Ich rufe Sie an.

Versprochen.

ALI,
Zusammenfassung einer Tonbandaufzeichnung, Dienstag, 12. August 2008

Ich habe ihre Stimme sofort wiedererkannt.

Katja war nicht gerade begeistert über diesen Anruf. Sie hat mein Gesicht gesehen, als ich telefonierte, und schon war sie sauer. Die Kunst des Pokerface beherrsche ich wohl nicht besonders gut.

Anja gab mir ihre Mobilnummer, und ich habe sie in einer ruhigeren Minute zurückgerufen. Es war wie eine Zeitreise. Ich war wieder der flotte Ali von damals und sie die selbstbewusste Anja. Mir kam ein erfreulicher Gedanke: Unsere Geschichte ist noch nicht zu Ende. In keiner Hinsicht.

Sie sagte, sie müsse mit mir reden, und zwar über das Arne-Projekt. Über uns. Sie meinte: »Es kann nicht so weitergehen.« Sie war der Meinung, wir erzählten dir beide zuviel, Paco. Sie hat nicht viel Vertrauen zur Presse, aber ich habe ihr erklärt, dass ich dich lange kenne und keine Angst habe, du könntest uns in die Pfanne hauen. Um es kurz zu machen: Sie verlangt, dass wir alles, was du an die Öffentlichkeit bringst, kontrollieren dürfen, sonst hören wir auf damit. Und wir möchten, dass du mit Dr. Wissmann sprichst, dem Psychiater, den ich damals um Hilfe gebeten habe. So vermindern wir zumindest das Risiko, dass du falsche Schlüsse ziehst. Das ist es im Grunde schon. Das heißt: Sie will eine schriftliche Vereinbarung mit dir schließen, so macht man das im Bankwesen.

Eigentlich waren wir uns schon nach ein paar Sätzen einig, aber wir verabredeten trotzdem, uns zu treffen, um weiter darüber zu reden.

»Komm doch einfach zu mir nach Hause. Nach meiner

Scheidung kann ich endlich wieder Leute einladen, ohne fragen zu müssen.«

Ich habe sie also vor anderthalb Wochen besucht in ihrem Loft und auf ihrem weißen Ledersofa gesessen. Ihre beiden älteren Kinder gehen aufs Internat und kommen nur in den Ferien zu ihr, und der Jüngste war bei seinem Vater. Sie wohnt wie in einem Katalog.

Ich fragte:

»Ist das nun die endgültige Anja? So angepasst?«

»Bin ich das?«

»Ich hatte jedenfalls etwas Verrückteres erwartet.«

Sie lachte.

»Vielleicht ist ja noch etwas zu retten.«

Dann bot sie mir Champagner an. »Oder vielleicht Wodka Lemon?« Sie trug ein bodenlanges Hauskleid, das am Ausschnitt mit Strass besetzt war. Mit Strass! Ich dachte erst, das kann nicht wahr sein. Vielleicht wollte sie mit dem Aufzug verbergen, dass sie ein bisschen molliger ist als früher. Aber alles noch innerhalb der Toleranzzone.

Wir waren beide ein bisschen unsicher, ich verschluckte mich sofort an meinem Wodka Lemon und hustete.

Das Nachdenken über Arne hat mir zugesetzt – und ihr auch. Ich will mit der Vergangenheit ins Reine zu kommen. Es ist nur schwer zu akzeptieren, dass die Dinge sind, wie sie sind, und wir nichts mehr korrigieren können.

Meine Gefühle sind widersprüchlich. Ich will Arne loswerden, die Erinnerung an damals bereitet mir Unbehagen. Wohin soll das alles führen? Ich bin nicht sicher, ob am Ende ein besserer Ali dabei herauskommt. Im Grunde bin ich auch sauer, dass dieser Schatten auf meine Sportlerkarriere fallen musste. Wieso auf meine? Genauso gut hätte ich sie genießen und mich heute ab und zu feiern lassen können wie andere Olympiasieger.

Dieser Nachmittag mit Anja hat mir gezeigt, dass nicht alles sinnlos war. Es war auch eine gute Zeit, ich spürte wieder diese unbestimmte Sehnsucht von damals, diesen Frühlingsduft, der durch mein Leben zog. Bekommst du langsam Angst, ich könnte dich zu meinem Beichtvater machen, Paco? Das hast du nun von deiner Hartnäckigkeit. Du hast uns wieder zusammengebracht, damit musst du nun leben.

Ich stieß mit Anja an – sie hatte eine Champagnerflöte mit Goldrand in der Hand – und sagte:

»Ich wüsste gerne, wie du heute über mich denkst.«

Sie lachte wieder. »Machst du mir Vorwürfe?«

»Na klar. Dafür, dass du dich nicht schon früher bei mir hast blicken lassen.«

Kaum hatte sie angefangen zu reden und zu lachen, war die Anja von damals wieder da. Sie war wieder die junge Frau vom Bootsplatz, an dem Tag, als ich nicht anders konnte als sie in die Arme zu nehmen. Wir saßen einander gegenüber auf der tiefen Couch, und ich versuchte vergeblich, eine bequeme Haltung für meine Beine zu finden.

Eine Stunde später lungerten wir auf dem Boden herum wie zu unserer Studentenzeit. Mit dem Unterschied, dass wir mittlerweile ein paar Schluck Alkohol gebraucht hatten, um locker zu werden. Wir haben unendlich viel geredet, nicht über Arne, sondern über uns selbst. Wie wir die letzten Jahre zugebracht haben.

»Wovon träumst du?«, fragte sie.

»Darauf«, sagte ich, »gebe ich jetzt besser keine Antwort.«

Sie nahm einen Schluck.

»Wir hätten nicht zulassen dürfen, dass wir den Kontakt verlieren. Das Leben ist zu kurz dafür.«

Da saßen wir nun, und versicherten uns gegenseitig, dass wir allzu verschwenderisch mit unserer Zeit umgegangen seien. Sie hatte ein paar Kerzen angezündet und das Licht gedämpft, wahrscheinlich wusste sie genau, was sie tat, und sie tat es mit Erfolg, ihr Gesicht wurde wieder jung und leuchtend.

Arne war weit weg.

Ich räusperte mich. Als mein Mobiltelefon klingelte, war ich sogar ein wenig erleichtert. Meine Frau war aus dem Kino zurück. Ich musste nach Hause.

Anja holte meine Jacke, und wir standen an der Tür, Anja mit der Jacke über dem Arm. Es schien, als wäre in unserem Film das Bild hängen geblieben. Sie machte keine Anstalten, sie mir zu geben, so als wollte sie mich noch eine Weile bei sich behalten. Ich sagte, dass ich jetzt aber wirklich los müsse.

Ich sah sie an und nahm allen Mut zusammen. »Wir brauchen mehr Zeit zum Reden. Am liebsten würde ich mit dir wegfahren.«

Sie zögerte nicht mit der Antwort.

»Lass uns zusammen in Arnes Heimatstadt fahren.«

Ich nickte. Nahm ihr meine Jacke aus den Händen. Und ging.

Katja sagte ich nicht die Wahrheit. Ich erzählte ihr, ich müsste nach Norddeutschland zu einer Fortbildung. Sie brachte mich zum Bahnhof, und ich wartete, bis ihr Wagen um die Ecke gebogen war. Dann sprang ich in ein Taxi und ließ mich zu Anja fahren.

Sie fährt doch tatsächlich einen weißen Porsche mit roten Ledersitzen. Die ganze Zeit saß Anja am Steuer, das Auto röhrte über die Autobahn, war unbequem und laut. Ich hätte sie gerne gefragt, ob sie mich auch mal fahren lassen könnte. Aber dann fand ich, das müsste sie mir von sich aus anbieten.

Wir erreichten eine verschlafene kleine Backsteinstadt, parkten den Porsche mitten auf dem Marktplatz, kauften an einem

Stand eine Tüte Kirschen, setzten uns auf den Rand eines Brunnens und aßen sie.

»Und jetzt?«, fragte Anja.

Die Sonne wärmte meine Schultern, sie saß neben mir im Gegenlicht, in einem weißen Kleid mit einem breiten roten Gürtel.

Ich sah sie an, und mir war alles egal.

»Lass uns einfach hier sitzen bleiben«, sagte ich. »Vielleicht kommt ja einer aus seiner komischen Familie vorbei.«

Wir saßen eine Weile da und musterten die Passanten, von denen aber niemand Arnes Leuten ähnlich sah.

Sie fragte: »Was suchen wir eigentlich hier?«

Ich hatte keine Ahnung.

»Manchmal träume ich noch von ihm«, sagte sie. »Wenn ich mir vorstelle, wie es in seinem Innern ausgesehen haben mag … Das macht mir Angst.«

Ich konnte sie nicht ansehen.

»Mir auch. Er sucht mich heim, immer dann, wenn ich glaube, ich hätte endgültig meinen Frieden mit ihm gemacht.«

Die Papiertüte mit den Kirschen legte ich auf den Brunnenrand. Sie schob ihre Hand in meine. Nach einer Weile hörte ich sie weinen.

Wir setzten uns in ein fast leeres Lokal, bestellten Scholle und einen Weißwein und sprachen über unsere Erinnerung an Arne in einem ruhigen und gelassenen Ton, wie ich das noch nie vorher gekonnt hatte.

»Vielleicht«, sagte sie, »können wir diese Geschichte gemeinsam abschließen. Wir müssen uns darüber klarwerden, dass wir keine Täter sind, sondern Opfer.«

Ich nickte. Opfer. Das waren wir.

Als wir vor die Tür traten, flog vor unseren Füßen ein Schwarm Spatzen hoch. Wir überquerten den Marktplatz, ich holte den Zettel mit Arnes alter Adresse heraus und fragte einen eben vorbeikommenden Postboten nach dem Weg. »Zu Fuß zehn Minuten«, sagte er, »wenn Sie sich ein büschen beeilen.« Er ging nicht weiter, sondern stellte seinen rechten Fuß auf eine niedrige Steinmauer, als richtete er sich auf eine längere Unterhaltung ein.

»Zur Familie Hansen wollen Sie? Zu wem genau?«

Seine Neugier war mir unangenehm. »Ist das wichtig?«, fragte ich in einem Ton, der mir selbst ein bisschen zu abweisend vorkam. Der Postbote zuckte mit den Schultern und nahm seinen Fuß wieder herunter.

»Na denn viel Glück. Und guten Tach.«

Wir verließen den Marktplatz, gingen eine Geschäftsstraße hinunter und kamen rasch in eine stille, ordentliche Wohngegend, in der Reihenhäuser und Einfamilienhäuser standen, alles aus Backstein und hübsch herausgeputzt mit Windmühlen im Vorgarten und Namensschildern aus Keramik. Arne konnte ich mir hier nicht vorstellen. Er war zu groß für eine solche Puppenstube. An der Ecke zur Elsa-Brandström-Straße blieb Anja stehen und fragte:

»Was sagen wir den Leuten denn, warum wir hier sind?«

»Wir wollen mit ihnen über Arne sprechen. Stimmt doch.«

»Und wenn sie uns die Tür vor der Nase zuschlagen?«

Anja machte keine Anstalten weiterzugehen. Ich auch nicht. Eigentlich hatte ich vorgehabt, seine Eltern nach den Gründen für Arnes Seelenzustand zu fragen. Nun wurde mir klar, dass sie uns wohl als späte Eindringlinge in ihre Familiengeheimnisse empfinden würden.

»Ich will es jetzt wissen«, sagte ich, packte Anja am Ellbogen und zog sie weiter.

Schon aus der Entfernung sahen wir, dass wir nichts über Arne erfahren würden. Das Haus mit der Nummer 9 war zwar genauso niedlich wie alle anderen hier. Doch das Gras im Vorgarten stand hoch, Unkraut blühte in den Ritzen des Plattenwegs, der zur Haustür führte, am Gartenzaun lag eine platt getretene Milchtüte. Die Klappläden waren geschlossen, keiner da. An einem Fenster im ersten Stock hing das Schild eines Immobilienmaklers: »Zu verkaufen«. Wir starrten eine Weile das Haus an.

»Und jetzt?«, fragte Anja.

Im ersten Stock des Nachbarhauses wurde ein Fenster geöffnet, eine Frau mit einem roten Kopftuch erschien.

»Moin«, sagte sie. »Kann ich helfen?«

»Wissen Sie, wo die Familie Hansen hingezogen ist?«

Die Frau schüttelte den Kopf. »Die Herrschaften haben uns nicht viel erzählt. Der Umzugswagen hatte jedenfalls ein Kieler Kennzeichen. Es haben ja nur noch die Eltern da gewohnt, die beiden Söhne sind längst wech.«

»Wohin?«, fragte ich scheinheilig.

Der Blick der Frau wurde schärfer, sie zögerte.

»Wer sind Sie eigentlich?«

Anja schaute mich an, dann wieder die Frau.

»Ach«, sagte sie. »Das ist doch unwichtig.«

Die Frau zog sich zurück und schloss grußlos das Fenster. Wir gingen zurück durch die menschenleere Gegend, enttäuscht und erleichtert zugleich. Es tat gut, in den Porsche zu steigen. Ich fuhr. Mit einem kräftigen Tritt auf das Gaspedal ließ ich das Auto vorwärtsschießen. Die kleine Stadt lag schnell hinter uns, der Brunnen mit einer vergessenen Tüte Kirschen am Rand und das Unkraut vor Arnes verlassenem Elternhaus.

Ohne zu fragen, fuhr ich immer weiter in Richtung Norden. Anja sagte nichts dazu. Sie drehte das Radio auf, und wir hörten ein paar alte Hits von T-Rex und Santana und sangen laut mit. Als wir den Nord-Ostsee-Kanal überquerten, ruderte gerade ein Achter vorbei, und mich packte die Sehnsucht nach dem Wasser und der körperlichen Anstrengung. Ich fuhr von der Autobahn ab und hielt aufs Geratewohl vor einem Landgasthaus. Wir nahmen ein Zimmer und gingen sofort hinauf. Es war, als könnten wir unser Leben einfach an dem Punkt fortsetzen, an dem Arne damals ins Bootshaus gekommen war. Anja wurde seltsam still, als ich meine Arme um sie legte. Sie schien in meinen Zärtlichkeiten zu versinken wie eine meditierende Katze.

»Moment«, sagte sie dann plötzlich mit einer nüchtern klingenden Stimme. Sie nahm meine Handgelenke, schob meine Hände weg und ging um das Doppelbett herum. Es war ein hölzernes Himmelbett mit karierten Vorhängen. Ich blieb mit hängenden Armen stehen und fühlte mich fehl am Platz.

»Was ist?«

Sie öffnete ihren roten Gürtel, dann den seitlichen Reißverschluss ihres weißen Kleides und zog es über ihren Kopf. Rasch hakte sie den Verschluss ihres Büstenhalters auf, und ihr schwerer Busen rutschte ein Stück tiefer, aber nicht so tief, dass es mich gestört hätte. Sie war nicht mehr jung, aber ihre gebräunte Haut sah zart und glatt aus, und ihr ganzer Körper schien zu schwingen. Sie legte den Finger auf den Mund und schlüpfte rasch ins Badezimmer, kurz darauf hörte ich die Dusche laufen, zog mich hastig aus und folgte ihr.

Die nächsten beiden Tage erlebte ich in einem Zustand der Ungläubigkeit. Ich war nicht mehr der Ali von damals, aber der von heute auch nicht.

Irgendwann stiegen wir wieder ins Auto, nun war es selbstverständlich, dass ich das Steuer übernahm. Ich fuhr weiter Richtung Norden, über schmale Alleen und sonnige Landstraßen und genoss es, wenn der Porsche stabil wie ein Brett durch die Kurven zog. Schließlich kamen wir an einen breiten Fluss. Ich folgte dem Wegweiser zu einer Fähre.

»Sollen wir?«

Anja nickte. Die Fahrt ging ein Stück den Fluss entlang über betoniertes Industriegelände, nach einer Weile sahen wir die Fähre liegen, wir waren das einzige Fahrzeug und rollten über eine stählerne Auffahrt mit spürbaren Schwellen hinauf. Eine solche Fähre hatte ich noch nie gesehen. Sie war mit zwei Stahlseilen an einem quer über den Fluss gespannten Hochseil befestigt. Kaum hatte ich das Auto abgestellt, stieg ich aus und zahlte den Fahrpreis bei einem Angestellten mit blauer Wollmütze.

Als die Fähre ablegte, ging ich an die Reling, und der Wind zerrte an meinem Hemd. Ich hörte den Wellen zu, die an den Bootskörper schlugen, und dem Rauschen des Wassers. Ich sog den Geruch des Flusses in mich hinein, der frisch und faulig zugleich war und mich an den Kanal zu Hause erinnerte, unser einstiges Trainingsrevier. Plötzlich stand Anja hinter mir, ich drehte mich halb um und berührte ihren nackten Oberarm, und als ich ihre kühle Lebendigkeit spürte, hatte ich nur noch einen einzigen Wunsch: Ich wollte nie wieder ans Land zurück.

ANJA,
Zusammenfassung einer Tonbandaufzeichnung,
Montag, 22. September 2008

Wir haben zusammen einen Fluss überquert, Ali und ich. Vielleicht war es die wichtigste Flussüberquerung meines Lebens. Es geht Sie eigentlich überhaupt nichts an, Herr Müller, aber es kommt mir vor, als könnte ich die Bilder unserer Vergangenheit erst jetzt ganz scharf sehen. Ich sehe mich und Arne. Mich und Ali. Ich kann nichts mehr ändern an dem, was geschah, und ich konnte es nie.

Als ich meine Wohnungstür aufschloss und Alis Taxi wegfahren hörte, kamen mir plötzlich die Tränen. Mein Leben hätte ganz anders verlaufen können, wenn ich nicht so beschränkt gewesen wäre. Wieso habe ich Ali damals nicht für immer festgehalten? Und Arne verschwinden lassen, ohne ihm hinterherzusehen? Nur wegen einer einzigen Ansichtskarte? Damals hatte ich keine Wahl. Der Moment im Bootshaus erschien mir wie ein Schwächeanfall, von dem ich mich rasch wieder erholen musste. Ich war wie besessen von Arne, nach seiner Niederlage im Rennen gegen Ali noch mehr als zuvor. Je größer die Zweifel daran wurden, dass er mich wirklich wollte, desto mehr kämpfte ich um ihn, einen Kampf ohne wirkliches Ziel.

Arne sprach nie mit mir über den Verrat im Bootshaus. Meinen Verrat. Ich weiß nicht, ob er überhaupt darüber nachdachte. Heute frage ich mich, wen oder was ich überhaupt verraten habe. Unser nicht existierendes Vertrauensverhältnis vielleicht? Unsere Beziehung erschien mir immer rätselhafter, ja, sogar unheimlicher. Es gab damals schon eine Nacht, in der er mich schaudern ließ. Der Gedanke daran verursacht mir heute noch Unbehagen.

Ich erwachte davon, dass Arne schrie und um sich schlug. Wir schliefen in seiner Wohnung, es war Sommer. Die Rollläden hatte er wie immer dicht geschlossen, so dass ich nicht wusste, ob es auch draußen noch dunkel war. Ich musste aufstehen, um Licht zu machen, und sah ihn auf dem Rücken liegen, zitternd vor Erregung. Er schlug mit den Fäusten auf die Matratze und wimmerte, sein Gesicht war blass und verzerrt. Ich setzte mich zurück aufs Bett und berührte vorsichtig seine Schulter. Er erschrak, richtete sich auf und schob mich mit beiden Händen heftig von sich.

»Geh wech!«

Ich dachte: Wahrscheinlich ist dies der Moment der Wahrheit.

Trotzdem strich ich vorsichtig über seinen Oberarm. Arne atmete tief aus und ließ sich aufs Bett zurückfallen. Er öffnete seine Augen, ich legte die Hand auf seine Stirn und sagte:

»Hab keine Angst, Arne.«

Er fragte in verstörtem Ton, was los gewesen sei.

»Du hast schlecht geträumt.«

»Ich habe nicht geträumt. Ich habe nicht geschlafen. Wie viel Uhr ist es?«

Ich sah auf meine Armbanduhr. »Gleich fünf.«

Es war heiß und stickig in dem Zimmer. Er erlaubte, dass ich den Laden hochzog und das Fenster weit öffnete. Draußen dämmerte es bereits, und Vögel sangen. Ich holte uns zwei Gläser Wasser, er trank in großen Schlucken.

Eine unbestimmte Angst packte mich. Dieses »Geh weg« von eben schien mir wie die Zusammenfassung unserer Beziehung.

Es war mein Geburtstag, darum war ich bei ihm. Er wusste es, ich hatte ihn am Abend noch einmal daran erinnert. Jetzt griff er auf den verstaubten Nachttisch neben seinem Bett, wo er seit einiger Zeit ständig Zigaretten und ein Feuerzeug liegen hatte. Er richtete sich auf, steckte sich eine an, schaute kurz in meine Richtung und dann gleich wieder weg. Trotz der Hitze trug er ein Shirt mit langen Ärmeln.

Ich fragte möglichst beiläufig:

»Geht es wieder?«

»Muss ja irgendwie.«

Ich unterdrückte den Impuls, ihn noch einmal an meinen Geburtstag zu erinnern. Es war sowieso sinnlos.

Arne begegnete mir immer noch freundlich, aber desinteressiert. Wie es mir ging, wollte er nicht wissen – das war bitter, aber wahr. Er hatte überhaupt keine Fragen an mich.

Ich setzte mich neben ihn aufs Bett und stopfte mir ein Kissen in den Rücken. Er rauchte stumm. Wahrscheinlich war es die unwirkliche Atmosphäre des heraufziehenden Morgens, die mir den Mut gab, ihn endlich zu fragen, was mit ihm los war.

»Wieso kapselst du dich so ab? Wieso freust du dich nicht darüber, dass ich bei dir bin? Und warum bis du so hart zu dir selbst?«

Arne zog die langen Beine an und stützte seine Ellbogen darauf.

»Ich weiß nicht …«, sagte er in tastendem Ton. »Sieht so aus, als ob ich ein paar Probleme hätte …«

Ich wollte mich nicht lächerlich machen und ihn nach seiner Kindheit fragen, aber dann fiel mir nichts Besseres ein.

»Kann es sein, dass dich irgendein schlimmes Erlebnis traumatisiert hat?«

Arne wirkte beinahe erleichtert.

»Kann sein …« Er nahm noch einen Zug.

»Vielleicht hat es damit zu tun, dass ich als Kind zusammen mit zwei Schulfreunden die Leiche eines Nachbarsjungen gefunden habe. Er hatte sich in einem Baum erhängt.« Er schaute mich erwartungsvoll an. »Meinst du, es liegt daran, dass ich manchmal so abgestumpft bin?«

»Ein Nachbarsjunge?« Ich fuhr ihm mit der Hand über das Haar. »Das ist ja wirklich traurig. Wie hieß er denn?«

Arne zögerte.

»Weiß ich nicht mehr.«

»Die Geschichte könnte vielleicht einiges erklären.«

Arne war aber noch nicht fertig. »Drei meiner Großonkel haben sich umgebracht«, sagte er. »Zwei haben sich erschossen, einer mit Schüssen in Kopf und Bauch, der andere nur in den Kopf. Der dritte war auf dem Weg, sich totzusaufen. Das ist ihm aber nicht mehr gelungen. Er ist vorher betrunken eine Treppe hinuntergestürzt und an einer gerissenen Ader gestorben.«

Während er sprach, rieb er abwechselnd seine Hände und kratzte sich. Ich sah in sein ausdrucksloses Gesicht. Keine Träne.

»So«, sagte er abschließend und drückte seine Zigarette auf der Glasplatte seines Nachttisches aus. Sein Ärmel rutschte dabei hoch, und er strich ihn hastig wieder herunter. »Jetzt weißt du alles.«

»Arne, sagst du mir auch die Wahrheit?«

Seine Antwort war unverständlich. Nicht viel mehr als ein Brummen. Dann legte er sich wieder hin, drehte mir den Rücken zu und zog die Decke über seinen Kopf.

Ich war überflüssig.

Auch jetzt gab es noch Augenblicke, in denen ich dachte, ich könnte einen Zugang zu ihm finden und den heilsamen Zauberspruch sprechen, der ihn erlöste wie einen verwunschenen Prinzen. Ich war sicher, ich allein könnte das. So war ich damals eben. Aber was habe ich nur bei ihm gesucht? Ich hätte mich davonmachen sollen.

Immer wieder bleibe ich mit meinen Gedanken an dieser

Stelle stecken. Warum nicht Ali? Am Abend des Ausscheidungsrennens war ich fast so weit gewesen. Ich war nicht wütend oder aggressiv, sondern überfordert. In seinen eigenen Augen war Arne erledigt, das wusste ich. Ich gebe zu, dass es egoistisch von mir war, mich an Ali, der selbst schuldbewusst über den Bootsplatz schlich, festhalten zu wollen. Der Grund dafür ist einfach – er war eben gerade da. Er gefiel mir, und ich wusste, dass ich ihm auch gefiel. Allein seine Größe und seine Kraft hatten etwas ausgesprochen Tröstliches. Darum war plötzlich Schluss mit meiner Selbstbeherrschung. Er stand vor mir und legte seine Arme um mich, und es gab in diesem Moment nichts Verlockenderes, als mich bei ihm anzulehnen und auszuweinen.

So kam es, dass wir uns küssten, und dann brannten unsere Sicherungen durch. Ali fühlte sich wunderbar an. Alles war anders, ich fühlte mich geschätzt und gewollt. Und begehrt – gibt es etwas Schöneres? Wir drückten uns also fester aneinander, und es ging wie von selbst weiter. Ich sank auf einen weichen Stapel aus Planen. Er sank mit. Draußen hatte es wieder zu regnen begonnen. Die Tropfen prasselten aufs Dach und spielten die zweite Stimme zum Rauschen in meinen Ohren. Ali fühlte sich frisch an, er roch ein bisschen nach Duschgel, und seine Nase war kalt, als er sie an meinen Wangen rieb. Ich spürte seine Leidenschaft und genoss ihre Kraft. Ali hatte das Tor zur Halle fast ganz zugeschoben, es war trocken hier drin, und wir fühlten uns sicher, beinahe wie in einem Schutzraum, so dass wir uns völlig vergaßen, wenigstens für ein paar Minuten – bis plötzlich alles durcheinander geriet.

Keine Ahnung, wieso Arne noch einmal zurückgekommen war. Vielleicht hatte er irgendetwas vergessen, oder er spürte ausnahmsweise doch einmal, was in den Menschen in seiner Umgebung vorging, oder er wusste einfach nicht, wohin er sonst gehen sollte nach seiner Niederlage.

Es war einer der niederschmetterndsten Augenblicke meines Lebens. Etwas veränderte sich plötzlich, vielleicht nur der Luftzug, weil Arne das Tor ein Stück aufzog, so dass mein Bewusstsein wieder ins Hier und Jetzt zurückkehrte. Ich drehte mich von Ali weg.

Wir richteten uns beide ein Stück weit auf und sahen Arne näherkommen. Er hatte die üblichen Sachen an, die Motorradjacke über dem grauen Trikot, die Kapuze über den Kopf gezogen. Sie war dunkelgrau vor Nässe.

Wir fuhren auseinander, unsere Kleidung unordentlich, mein glänzender Regenmantel und der Hut lagen zu unseren Füßen wie lachhafte Zeugen unseres Betrugs.

Arne stand breitbeinig vor uns mit einer offenen Bierflasche in der rechten Hand. Alle drei banale Figuren in einem banalen Drama, in einem billigen Film, der schon millionenfach wiederholt worden ist. Als folgte er dem trivialen Fernsehdrehbuch, fragte Arne nach dem, was er auch so sehen konnte:

»Was macht ihr da?«

Und Ali antwortete wie ein Trottel:

»Nichts. Wieso?«

Arne schwankte kurz.

»Gratuliere zum Sieg«, sagte er mit gepresster Stimme. Dann holte er mit der rechten Hand aus und schmiss seine fast noch volle Bierflasche auf den Betonboden direkt vor unsere Füße. Sie zerschellte, das Bier verteilte sich rasch zu einer zischenden Pfütze.

Arne stürmte hinaus aus dem Bootshaus. Ali griff sich mit beiden Händen an den Kopf.

»Das hätten wir nicht tun dürfen«, sagte er erschrocken.

»Nein«, sagte ich.

Weder er noch ich gingen Arne hinterher.

Schweigend schlüpfte ich wieder in meinen Regenmantel.

Obwohl es draußen immer noch regnete, verließen wir das Bootshaus. Jeder ging zu seinem Auto, wortlos.

Ali und ich hatten Arne in den Abgrund gestoßen. Wir fühlten uns mies, aber das wahre Ausmaß des Geschehenen konnten wir uns nicht vorstellen. Arne verlor viel mehr als seine Position im Sport und meine Treue. Meine Treue … Ich nahm mich selbst trotz all der Enttäuschungen viel zu wichtig. Ich gehörte vielleicht immer noch zu seinen Lieblingsgegenständen, diesen paar Dingen, die zu seiner Identität gehörten wie sein athletischer Körper. Jacke, Armband, Rucksack, Fahrrad, Computer und ich – ich nehme an, wir waren so eine Art Beweisstücke, dass er noch eine Verbindung zur Außenwelt hatte.

Es gab mir zu denken, dass Arne mir niemals Vorwürfe machte wegen der Szene mit Ali. Ich vermute sogar, er hat gar nicht weiter darüber nachgedacht. Er hat mich nicht verstoßen, dazu war ich nicht bedeutend genug. Verstoßen hat er seinen Sport. Das war es, was am meisten zählte. Was ihn am schwersten traf. Dass er verloren hatte.

Fortan irrte er durch die Welt wie ein Entwurzelter. Der Leistungssport war nicht Arnes Untergang und Verderben gewesen, sondern sein Ende als Leistungssportler. Der Sport hat ihn nicht zerbrochen, er kam schon mit vorgezeichneten Bruchstellen dorthin. Ich glaube, dass er im Leistungssport das fand, was ihm im Rest seines Lebens fehlte, eine Identität.

Viel später merkte ich, dass er mir an dem düsteren Morgen bei seiner angeblichen Selbstanalyse das Trauma von Kurt Cobain als sein eigenes verkauft hatte. Die toten Großonkel. Der erhängte Nachbarsjunge. Der Nirvana-Sänger hatte sich erst eine Überdosis Heroin verpasst und sich dann mit einer Schrotflinte in den Kopf geschossen. Arne war sein Fan, vielleicht fühlte er sich sogar wie sein Verwandter. Menschen wie er und Kurt scheinen einander über Raum und Zeit hinweg zu erkennen, und es gibt wahrscheinlich mehr von ihnen, als man glaubt.

Auf dem Regattaplatz blieb der Arne zurück, den alle gekannt hatten. Er ließ ihn liegen wie seinen Schatten, den er schon seit seiner Kindheit hatte am Boden festnageln wollen.

Arne kehrte nicht mehr in den Leistungsbetrieb zurück. Er nahm fortan nicht mehr am Mannschaftstraining teil. Mit dem Trainerstab sprach er nicht mehr. Und als wir zufällig an der Tankstelle seinem Zweierpartner begegneten, duckte er sich im Auto weg. Er kapselte sich völlig ab vom Sport, trainierte aber alleine weiter. Später schaffte er sich ein Fachbuch über die Technik des Abtrainierens an, und er folgte akribisch den Vorschriften. Er war auch in dieser Hinsicht ein großer Sportler.

Ein paar Mal versuchte ich, Ali anzurufen, aber er war nie zu Hause oder nahm den Hörer nicht ab. Ich hatte auch nicht vor, in seine Arme zu sinken. Das Erlebnis im Bootshaus hatte ein schreckliches Gefühl zurückgelassen, mehr als ein schlechtes Gewissen, und Ali stand in dieser Zeit für dieses Gefühl. Ich hatte damals noch keine Ahnung, was sich Menschen in ihren Beziehungen alles antun. Ich hatte eine hohe Meinung von mir selbst, die ich nur aufrechterhalten konnte, wenn ich mich darum bemühte, dass Arne mir verzieh.

Später hörte ich, dass Ali sich eine Rückenverletzung zugezogen hatte und selbst monatelang pausieren musste. Ein anderer Ruderer nahm seinen Platz im Achter ein. Die beiden hatten also einen sinnlosen Zweikampf ausgetragen, bei dem es am Ende zwei Verlierer gab.

Eines späten Nachmittags, etwa zwei Wochen nach dem Zwischenfall, klingelte ich an Arnes Tür. Um mir Mut zu machen, betrachtete ich mein Spiegelbild im Türglas, es war gelungen, ich wirkte wie ein lässiges Zufallsprodukt, genau was ich gewollt hatte. Eigentlich idiotisch, ausgerechnet Arne in einer solchen Phase mit Klamotten beeindrucken zu wollen, es erwies sich ja auch als sinnlos.

Arne öffnete die Tür und sah mich teilnahmslos an. Sein Haar war ungekämmt, er trug eine zerschlissene Jogginghose und sein graues Kapuzentrikot. Ich fragte:

»Willst du mich nicht hereinlassen?«

Keine Antwort. Ich quetschte mich an ihm vorbei durch die Tür. Er kam hinterher und setzte sich vor seinen Bildschirm mit langen Zahlenkolonnen. Im Zimmer war es dunkel, das Summen des Computers klang laut. Weil ich nicht wusste, was ich sonst tun sollte, ging ich in die Küche und setzte Teewasser auf. Ich fand ein Päckchen mit Teebeuteln, mehrere Gläser mit Instantkaffee, Zucker fehlte aber. Im Kühlschrank entdeckte ich einen kleinen Rest Milch in einer Papptüte. Sonst war da nicht viel. Ein Becher Margarine, ein Glas Peperoni, eine Plastiktüte mit geschnittenen Brotscheiben.

Ich ging ins Wohnzimmer, wo er immer noch mit vorgebeugtem Kopf an seinem Computer saß und schlug ihm vor, etwas essen zu gehen. »Vielleicht in die Pizzeria, dann brauchen wir nicht mit dem Auto zu fahren.«

Arne schaute kaum auf, hatte meinen Vorschlag aber ganz offensichtlich gehört, denn er schüttelte den Kopf und sagte zu seinem Bildschirm:

»Das brauche ich nicht. Ich habe schon gegessen.«

Diese Behauptung kam mir unglaubwürdig vor, es schien nicht so, als hätte hier in den vergangenen 24 Stunden jemand eine Mahlzeit eingenommen. Ich betrachtete ihn, wie er da kauerte, er wirkte nicht geschwächt, nur ungewaschen und vernachlässigt. Ich schaute seinen kraftvollen Hals an, die breiten Schultern, die Oberarme, um die sich seine Ärmel spannten, er wirkte stark und gesund.

Ich räumte in seiner Wohnung ein bisschen auf, was er sich

kommentarlos gefallen ließ. Nach ungefähr einer halben Stunde stand er von seinem Stuhl vor dem Computer auf, ging zu seiner Sporttasche im Flur, öffnete rasch den kratzenden Reißverschluss und holte eine Flasche Bier heraus.

»Wo ist der Öffner?«, fragte er.

Ich hatte ihn weggeräumt, ging wortlos in die Küche, holte ihn aus der halbleeren Besteckschublade und rief durch die Tür:

»Das Bier ist doch warm. Das kann nicht gut schmecken.«

Arne schwieg. Ich ging zu ihm, gab ihm den Flaschenöffner, die Kohlensäure zischte, als er den Kronenkorken entfernte. Nachdem er die Flasche an den Mund gesetzt und mehrere große Schlucke getrunken hatte, wischte er sich mit dem Unterarm den Schaum vom Mund. Er stellte die Flasche auf den Garderobentisch, kramte aus der Seitentasche seiner Jogginghose ein Päckchen Marlboro und ein Feuerzeug heraus, schüttelte eine Zigarette hervor und zündete sie an. Er zog einmal fest daran und blies den Rauch durch die Vorderzähne in meine Richtung, und wenn ich mich nicht irre, lag in seinem Blick ein winziger Funke des Triumphes.

Ich hatte Hunger und ging.

Draußen auf der Straße stand ich plötzlich in rotem Licht – die Sonne glühte in der Lücke zwischen zwei hohen Häusern, es war ein Abend von unwiderstehlicher Schönheit. Ich blieb am Straßenrand stehen und konnte nicht weiter. Es war, als wäre mein Gehirn für ein paar Sekunden außer Gefecht gesetzt. Was hatte ich da gerade erlebt? Wieso kam es mir so wichtig vor?

Eine tiefe Müdigkeit saß in meinen Gelenken, so als hätte Arne mit seinem Auftritt in den vergangenen Minuten meine gesamte Lebenskraft verbraucht. Vor lauter Schwäche fing ich an zu zittern und dann zu weinen.

ALI,
Zusammenfassung einer Tonbandaufzeichnung, Dienstag, 23. September 2008

Es war wie ein Fluch. Seit dem Tag, als Arne die Bierflasche vor unsere Füße gepfeffert hatte, kämpfte ich nur noch gegen Probleme. Von Anja hörte ich nichts. Kein Anruf, kein Brief. Ich fühlte mich, als wäre ich abgesprungen und nicht wieder gelandet. Sie fehlte mir, obwohl alles an ihr Probleme versprach. Ihre Verbindung zu Arne. Ihre unstete Art. Ihre Selbstsicherheit. Ihr Aussehen, das mich zu Dummheiten zu verleiten drohte.

Katja, mit der ich immer häufiger ausging, drängte ziemlich bald auf eine Verlobung. Verlobung! Nur Spießer verlobten sich. Ich machte mir Sorgen, dass sie heimlich die Pille absetzen könnte, um schneller ans Ziel zu kommen. Hat sie dann ja auch. Und ist sie auch. Mich hat, sagt sie selbst manchmal, das verdiente Schicksal des Schwerenöters ereilt.

Auch mit dem Sport ging es bergab. Der Vergleich mit Arne hatte nichts gebracht. Der Trainer erklärte, wir hätten uns an einem einzigen Rennen nicht so hochziehen dürfen. Wir seien viel zu emotional an die Sache herangegangen, er schätze zwar Ehrgeiz, aber keine Rivalitäten bis aufs Messer, die sich dann auch noch auf das Privatleben ausdehnten. Ich fand, dass er recht hatte. Insgeheim war ich natürlich stolz darauf, dass ich unseren stärksten Mann geschlagen hatte. Aber ich trug schwer an den Konsequenzen. So schwer, dass mein Rücken nachgab. Manchmal meinte ich sogar, mein Rückenproblem sei eine Strafe, die Arne mir auferlegt hatte. Es begann nicht etwa unter Belastung, weder im Kraftraum noch beim Rudern. Ich versuchte lediglich, während ich in meinem Bett lag, ein schiefes Bild an der Wand über mir wieder gerade zu rücken. Blöde Idee.

Ich reckte meinen rechten Arm nach dem Bild, während ich den Oberkörper verdrehte, und hatte es noch nicht erreicht, als plötzlich ein scharfer Schmerz in meinen Rücken schoss. Ein brutaler Schmerz. Ich ließ meinen Arm fallen und atmete dagegen an, und es schien langsam besser zu werden. Nach einer Weile konnte ich aufstehen. Aber der Schmerz ging nie mehr ganz weg, es war, als würde er manchmal Luft holen, nur um mit noch größerer Wucht wiederzukommen.

Erst sagte ich dem Trainer nichts und nahm Tabletten. Schmerzhemmer. Entzündungshemmer. Ich dachte mir, das ist eine Zerrung und geht wieder vorbei und bat den Physiotherapeuten, mich an der verkrampften Stelle besonders fest anzupacken. Der zog ein besorgtes Gesicht, sagte aber nichts.

Natürlich hätte ich pausieren sollen mit dem Sport, aber die Olympischen Spiele standen bevor. Eines Tages konnte ich morgens nicht mehr aufstehen. Ich musste dringend auf die Toilette, aber ich kam nicht hoch. Der Schmerz war gnadenlos. Zum Glück sah nach ein paar Stunden meine Mutter nach mir, die mein Auto vor dem Haus hatte stehen sehen, obwohl ich längst in der Uni hätte sein müssen. Sie alarmierte unseren Nachbarn, einen pensionierten praktischen Arzt, der mir eine Spritze gab. Zum Glück. Es fehlte nicht viel, und ich hätte in die Hosen gemacht.

Irgendwann landete ich beim Radiologen, legte mich auf den metallenen Schragen und wurde langsam in die Röhre geschoben. Es ist einfach, Patienten gut zuzureden, ihnen zu empfehlen, tief zu atmen und die Augen zu schließen und an irgend etwas Schönes zu denken. Wenn man selbst an die Reihe kommt, ist es vorbei mit der Gelassenheit. Die Patienten finden es gerecht, dass ihr Arzt die Angst und den Schmerz auch einmal am eigenen Leibe erfährt. Ich sehe das allerdings ein bisschen anders. Wir müssen möglichst emotionslos und pragmatisch an unsere Aufgaben gehen und sie sauber lösen, das hilft den Kranken am meisten. Mitleid hat noch niemanden geheilt.

Freundschaft auch nicht.

Arne wäre gleichmütig geblieben. Er hätte keine irrationale Angst bekommen. Er nicht. Wahrscheinlich wäre er aus einer solchen Röhre herausgekommen, staubtrocken und entspannt, ohne überhaupt zu begreifen, warum andere sich darüber aufregen.

Sei tapfer. So gewinnt man Kriege.

Sogar den Krieg gegen sich selbst.

Ich spürte das Band wieder, das unzerreißbar zwischen uns bestand. Wir konnten uns gegenseitig fertigmachen, wenn wir wollten, uns bis auf die Knochen bloßstellen, ich konnte ihm die Frau abspenstig machen – wir waren trotz allem verbunden, das war mir plötzlich wieder klar, als ich in dieser Röhre lag.

Das Ergebnis der Untersuchung war entmutigend. Ich hatte einen Bandscheibenvorfall und musste für mehrere Monate mit dem Training aufhören. Olympia konnte ich vergessen. Eigentlich hatte ich vorgehabt, nach den Spielen mit dem Leistungssport aufzuhören. Nun war alles zu Ende.

Schlagmann hin oder her. Ein anderer würde den Platz einnehmen, für den Arne und ich uns zerrissen hatten. Ich schluckte eine weitere Schmerztablette und fuhr nach Hause.

Katja gab zu der Zeit alles. Sie zog bei mir ein, kochte für mich und half mir beim Anziehen, und die Erinnerung an Anja verblasste.

An Arne dagegen musste ich häufig denken, wenn ich wieder einmal weder sitzen noch liegen konnte, mich vor meine Terrassentür stellte und hinausschaute. Zum ersten Mal in meinem Leben wurde es düster um mich, ich war bedrückt und reizbar und herrschte jeden an, der mir helfen wollte. Ich sagte mir, das ist normal, ein vorübergehendes seelisches Tief, kein Wunder, nach dem Absturz von der Goldhoffnung ins Nichts, zusammen mit der Verletzung, den Schmerzen und den Medikamenten. Die Leute vom Stützpunkt vergaßen mich nicht, sie erkundigten sich regelmäßig nach meinem Ergehen und wünschten mir gute Besserung, doch ich misstraute ihren Nettigkeiten. Wahrscheinlich taten sie es aus Pflichtgefühl. Ich war schließlich jetzt Ausschuss und wusste, dass sie sich um Wichtigeres zu kümmern hatten.

Ich fragte mich, wie Arne mit der Leere klarkam. Womit er sein Denken und Fühlen ernährte ohne den Mittelpunkt, um den wir jahrelang gekreist waren, unseren alles beherrschenden Sport. In meinem angeschlagenen Zustand glaubte ich ihn besser zu verstehen als bisher. Vielleicht machte ich mir zu viele Sorgen um ihn. Vielleicht war er einfach nur ein extremer Mensch. Nicht alle Stimmungsschwankungen sind gleich pathologisch. Der schadet doch niemandem, dachte ich. Er hat nie jemandem etwas zuleide getan.

Meine schwermütige Stimmung hielt länger an als die Rückenschmerzen. Es war bereits Winter, als ich langsam wieder normal wurde. Ein kalter, harter Winter mit vereisten Gehwegen, so dass ich draußen immer noch wie ein alter Mann umherschlich, um mich nicht etwa bei einem Sturz aufs Neue zu verrenken. Ich war viel mit dem Auto unterwegs, und als ich eines Tages, kurz nach Weihnachten, durch Arnes Straße fuhr, wusste ich plötzlich, was nun anstand. Ihn treffen, mit ihm sprechen, mich mit ihm aussöhnen.

Ich hatte am Stützpunkt gehört, dass er noch hier lebte und dass er inzwischen daheim als Programmierer arbeitete. Es gab eine gute Chance, ihn anzutreffen, also stellte ich das Auto ab und stieg aus.

Er war da. In selbstverständlichem Ton sagte er: »Tach.«

Mein erster Gedanke war: Das ist nicht der Arne, den ich kenne. Er musste in den vergangenen sechs Monaten abgenommen haben. Sein Gesicht war schmaler, seine Nase ähnelte noch mehr einem Vogelschnabel als bisher, die Ohren standen ab. Seine berühmten Muskeln waren zur Normalität geschrumpft.

»Was ist los mit dir?«, fragte ich. »Bist du krank?«

Er schüttelte den Kopf und setzte sich an den Tisch, wo neben zwei Computerbildschirmen, Kabeln und Netzgeräten eine offene Dose Ravioli mit einem Löffel darin stand. Er nahm die Dose in die linke und den Löffel in die rechte Hand, deutete auf mich und sagte:

»Willst du auch was?«

Ich schüttelte mich.

»Isst du die Ravioli direkt aus der Dose? Die sind ja kalt.«

Er nahm einen Löffel davon, schaute mich an, kaute langsam und schluckte.

»Eine Dose Ravioli«, sagte er. »616 Kalorien. Ist doch egal, ob warm oder kalt. Der Nährwert bleibt der gleiche, nur dass ich zusätzlich Gas verbraucht habe, wenn ich es aufwärme. Und einen Topf benutzen und abwaschen muss.«

Ich stand da, immer noch in meiner Daunenjacke, und wunderte mich, dass mein Atem keine Dampfwolke bildete, so kalt war es in der Wohnung. Ich roch Zigarettenrauch, neben Arnes Computer stand ein Marmeladenglas voller Kippen, von denen die letzte noch vor sich hin qualmte. Daneben eine leere Bierflasche.

Ich schaute Arne an. Er trug ein weißes, langärmeliges T-Shirt und seine alten Jogginghosen, seine langen, weißen Füße steckten barfuß in den Sportschlappen aus blauem Plastik, die irgendwann einmal zu unserer Ausrüstung gehört hatten. Seine Fingerknöchel waren hell, fast bläulich, seine Lippen dunkel.

»Ist deine Heizung kaputt?«

Arne schüttelte wieder den Kopf, steckte sich einen weiteren Löffel voll kalter Ravioli in den Mund. Er fragte nicht, was ich von ihm wollte. Ich suchte nach den richtigen Worten.

»Arne«, sagte ich, »ich hatte sehr viel Zeit zum Nachdenken in den letzten Monaten.«

Arne fragte mich nicht, weshalb.

»Das mit dem Zweikampf war Scheiße. Und ich möchte mich bei dir entschuldigen.«

Arne nickte, zögerte einen Moment und fragte dann: »Wofür?«

»Wegen Anja. Du kannst mir glauben, dass ich das nicht wollte. Es war außerdem ein einmaliger Zwischenfall. Ein Ausrutscher. Wir haben uns seitdem nicht mehr wiedergesehen.«

»Ist gut«, sagte Arne und steckte gleichmütig den Löffel wieder in seine Dose. »Gehst du noch zum Training?«

Ich rubbelte meine kalten Hände gegeneinander.

»Ich konnte nicht«, sagte ich. »Aber ich will wieder anfangen. Wenigstens ein bisschen Ausdauer auf dem Ergometer. Ich werde sonst fett. Und vielleicht Krafttraining. Im Moment mache ich nur Krankengymnastik. Der Physio sagt, damit kann ich meine Wirbelsäule so weit stabilisieren, dass kein Rückfall mehr droht.«

Es war still im Zimmer, ich stand unschlüssig da, Arne kratzte mit dem Löffel auf dem Boden der Dose herum.

»Und?«, fragte ich. »Wie geht es dir?«

Er kratzte weiter.

»Wie immer.«

»Sieht so aus, als gäbe es bei dir nicht besonders viel zu essen, nicht einmal allzu häufig kalte Ravioli.«

Er nahm wortlos die Dose, trug sie hinaus und kam kurz darauf mit zwei geöffneten Bierflaschen wieder.

»Vielen Dank Arne, mir ist viel zu kalt zum Biertrinken. Und ich muss noch Auto fahren.«

»Mein Auto ist kaputt«, sagte er.

»Dein Auto?«

Arne sagte, er habe sich einen Opel gekauft, der vor dem Haus stehe. Er ging ans Fenster, winkte mich herbei und zeigte mir den mattschwarzen Kombi, auf dessen Dach eine lange, ebenfalls schwarze Gepäckbox aus Hartplastik montiert war.

»Furchtbar«, sagte ich.

»Praktisch«, antwortete er. »Aber im Moment fährt er nicht. Die Kupplung ist kaputt.«

»Warum bringst du ihn nicht in die Werkstatt?«

»Da gibt es ein Problem«, sagte er. »Ich darf im Moment nicht fahren.«

Immer heftiger werdend erzählte er von einer nächtlichen Fahrt. Zu meiner Verwunderung sagte Arne, er sei »in der Kneipe« gewesen. Ich konnte mich nicht erinnern, dass er jemals aus freien Stücken in ein Lokal gegangen war. Und wenn doch, war es unvorstellbar, dass er sich dort etwas bestellt hatte. Schließlich kosteten Speisen und Getränke dort viel mehr als im Supermarkt.

»Auf der Hauptstraße haben die Arschlöcher dann gestanden«, schimpfte er. »Scheißbullen.« Er hatte zuviel Alkohol im Blut gehabt. 1,6 Promille genau. Und nun war der Führerschein für ein halbes Jahr weg.

»Aber das Auto muss repariert werden. Ich will es verkaufen.«

Es klang nicht unbedingt wie eine Bitte, ihm zu helfen, konnte aber so aufgefasst werden.

»Auto kaputt – Heizung kaputt«, witzelte ich lahm. »Aber sonst funktioniert noch alles bei dir?«

Arne schwieg. Er setzte sich wieder, ich blieb stehen.

»Und wieso bist du bei dieser Saukälte so dünn angezogen? Du holst dir eine Erkältung.«

»Nee. Das passiert schon nicht«, sagte Arne. »Ich erhöhe nur meinen Grundumsatz.«

»Hä?«

Erst viel später schaltete ich. Je kälter es wurde und je dünner er sich anzog, desto schneller magerte er ab.

»Kann ich dir mit dem Auto helfen?«

Er nickte. »Moment. Ich ziehe mir nur schnell feste Schuhe an.«

Er angelte im schwarzen Kabelgewirr unter dem Tisch nach einem Paar Turnschuhen, in denen weiße Sportsocken steckten. Er lockerte die Schnürsenkel an beiden Schuhen, dann streifte er mit den Händen das rechte Bein seiner Jogginghose hoch.

Ein Blick darauf ließ mich zurückschrecken. Sein Schienbein war voller Wunden, knallroter Stellen, an denen ich das offene Fleisch sah. Dazwischen abgeschälte Hautstücke und Blasen.

»Arne, was ist das? Ein Unfall? Hast du dich verbrüht?«, rief ich.

Er zog schnell seine Socke über und streifte das Hosenbein herab.

»Nichts«, sagte er ruhig. »Nicht der Rede wert.«

»Das ist gefährlich«, sagte ich. »Das Bein muss versorgt werden.«

»Nicht nötig«, sagte Arne. »Ich habe einen guten Arzt.« Damit ließ ich mich beschwichtigen. Gegen meine Zweifel. Aber natürlich konnte ich ihn nicht dazu zwingen, mich das Bein untersuchen zu lassen. Er wandte sich ab und zog hastig den anderen Strumpf und Schuh an. Im Flur schlüpfte er in seine Lederjacke und nahm einen Schlüssel vom Haken an der Wand. »Komm!«

Wir gingen zu seinem Auto, er schloss auf und gab mir den Schlüssel, was ich als Aufforderung zum Einsteigen interpretierte. Ich setzte mich auf den Fahrersitz, und er nahm daneben

Platz, wir schnallten uns an, und ich startete den Motor. Schon beim Losfahren merkte ich, dass Arne recht hatte. Die Kupplung hatte einen viel zu langen Weg und knirschte verdächtig.

»Die Werkstatt ist nicht weit von hier«, sagte Arne.

Im Auto stank es noch schlimmer nach Zigaretten als in seiner Wohnung. Ich fragte ihn, ob er wohl glaube, jemand werde ein solch übelriechendes Auto kaufen wollen. Er bat mich, an den Straßenrand zu fahren. Als ich gehalten hatte, riss er den Aschenbecher aus der Halterung, schüttelte die Kippen, die dort hineingepresst waren, in einen grauen Schneehaufen, dann steckte er den Aschenbecher zurück.

»Weiter«, sagte er auf einmal in munterem Ton.

Die Werkstatt war ein paar Kilometer entfernt – ein schmuddliger Billig-Laden auf Bargeld-Basis, aber der Meister, ein Typ in ölverschmierten Arbeitshosen und einer ausgebeulten Holzfäller-Jacke, kannte Arne und nahm das Auto ohne viele Umstände an. Arne zeigte auf mich.

»Das ist Ali«, sagte er. »Er kommt nächste Woche und holt das Auto wieder ab.«

»Freitag dürfte klappen«, sagte der Meister. »Ich verzichte mal auf eine Anzahlung, weil du es bist.«

Arne winkte ihm lässig zu, und wir gingen. Bis zu seiner Wohnung mussten wir eine gute halbe Stunde laufen. Wir trotteten ziemlich wortlos nebeneinander her, was mich aber nicht nervös machte, ich kannte ja Arne. Es wunderte mich, dass er nicht fror. Er ging nur ziemlich schnell, so als wollte er sich durch die Bewegung unter Dampf halten. Ich versuchte es noch einmal.

»Arne …«

Sein »Ja?« klang beinahe schon aggressiv. Er schien meine Frage vorauszusehen. Ich änderte meine Absicht und fragte:

»Bist du mir böse, wenn ich gleich nach Hause fahre?«

Ich hatte keine Lust, noch einmal diese eiskalte Rauchbude zu betreten. Es dämmerte bereits, und Arne stand vor mir wie ein Scherenschnitt. Sein langer Pferdeschwanz kringelte sich und schien sich im Kragen seiner Lederjacke verkriechen zu wollen.

»Ich kümmere mich dann um den Wagen.«

»Ist gut«, sagte Arne und drehte sich weg.

Am Freitagnachmittag in der folgenden Woche begleitete Katja mich in die Werkstatt. Der Chef überreichte mir einen ölverschmierten Zettel, auf dem er die Arbeitsstunden und die Ersatzteile aufgelistet hatte.

»Alles in allem 200 Mark. Trinkgeld inbegriffen. Möglichst in kleinen Scheinen.«

Ich überlegte, was ich tun sollte. Das Geld vorstrecken? Der Chef sagte, ein paar Häuser weiter gebe es einen Geldautomaten. Falls ich nicht zahlen könne, müsse das Auto eben bis mindestens Montag in der Garage bleiben. »Und zwar so, dass niemand drankommt, auch du und dein Freund nicht«, sagte er.

»Das ist dann eben sein Problem«, fand Katja, die damals schon viel zu sagen hatte, obwohl wir noch nicht verheiratet waren.

Ich hatte ein bisschen mehr Bargeld als üblich in meiner Tasche, und beschloss, die Rechnung trotz Katjas Veto zu bezahlen. Auf keinen Fall wollte ich noch einmal wiederkommen. Ich blätterte dem Chef die Scheine hin, erhielt den Schlüssel, fuhr mit dem schwarzen Monster zu Arne, meine Freundin in meinem Auto hinter mir her. Weil Freitagnachmittag war, fand ich nur schwer einen Parkplatz, ich musste das Auto ein paar Hundert Meter entfernt in eine Kurve quetschen. Katja hupte. Sie verstand nicht, warum ich mich so für Arne einsetzte. Bei der Abfahrt hatte sie mich gefragt, was dieser sogenannte Freund eigentlich jemals für mich getan hatte. Ich sagte nichts. Sie versteht den Sport nicht. Aber wahrscheinlich hatte sie recht. Er hat nichts für mich getan. Er tat alles für sich. Wir profitierten von seinem Egoismus. Das ändert aber nichts daran, dass er uns zu Champions gemacht hat.

Als ich bei Arne klingelte, machte keiner auf.

Katja, die langsam herangerollt war, hupte wieder. Wir wollten etwas essen und dann ins Kino. Sie kurbelte die Scheibe herunter und rief: »Na komm schon. Vergiss den Typ doch mal.«

»Und mein Geld?«

»Ruf ihn an!«

Weil ich ohnehin keine Wahl hatte, warf ich den Schlüssel in den Briefkasten und stieg ein. Ich hatte ein komisches Gefühl, aber dann dachte ich, Arne lässt mich ganz bestimmt nicht hängen. Es war wirklich eine blöde Geschichte. Ich erreichte ihn fast zwei Wochen lang nicht. Und als er schließlich doch abnahm, gab er keine Erklärung dafür ab.

Ich sagte:

»Arne, du schuldest mir 200 Mark. Und dazu einen Gefallen.«

»Wieso?«

»Ich habe dein Auto abgeholt und für dich die Reparatur bezahlt. Und du warst nicht zu Hause. Findest du das o.k.?«

Er schwieg ein paar Sekunden.

»Das Auto ist noch nicht verkauft. Das Ganze war eine Fehlinvestition.«

Ich war verblüfft. »Wie meinst du das, eine Fehlinvestition? Wessen Fehlinvestition? Meine?«

Wieder ein paar Sekunden Stille. Dann sagte er:

»Ja. Deine.«

»Das verstehe ich nicht. Erklär mir das bitte.«

»Es geht nach dem Verursacherprinzip. Du hast das Auto zur Werkstatt gebracht und wieder abgeholt. Nur du konntest das tun. Ich habe ja keinen Führerschein. Also war es dein Risiko und nicht meins. Und ich schulde dir nichts.«

»Wie bitte? Wessen Auto ist das denn nun: deins oder meins?«

»Die Reparatur ist nicht gut gemacht«, sagte Arne. »Die Kupplung hängt immer noch etwas.«

Ich ballte unwillkürlich eine Faust, kämpfte aber meine Empörung nieder. Wieso eigentlich? Wieso beherrschte ich mich?

»Arne«, sagte ich. »Hör mir zu. Du kannst doch unsere Freundschaft nicht wegen 200 Mark aufs Spiel setzen.«

Er gab einen bitteren Laut von sich, so etwas zwischen Lachen und Seufzen.

»Wenn ich das recht sehe«, sagte er, »tust du das gerade. Du bist es, der unsere Freundschaft für 200 Mark aufs Spiel setzt.«

Vor lauter Verblüffung wusste ich nicht, was ich erwidern sollte. Ich wollte nicht aggressiv werden. Und ich fand so schnell kein Argument mehr für das Naheliegende. Aber einfach so einlenken?

»Aber wenn du das Auto verkaufst, will ich mein Geld zurück.«

Arne atmete laut in den Hörer.

»Von mir aus. Du kannst ja dann mit dem Käufer reden.«

ANJA,
Zusammenfassung einer Tonbandaufzeichnung, Montag, 6. Oktober 2008

Es dauerte viel zu lange, bis ich das Offensichtliche erkannte: dass Arne hungerte. Das lag auch daran, dass die Abstände zwischen unseren Begegnungen immer länger wurden. Unsere Verbindung verlor weiter an Kraft, und ich ließ es geschehen. Ich fühlte, wie mein Stolz zurückkam und war erleichtert darüber. Es war Zeit, über meine Zukunft nachzudenken mit meinen 28 Jahren. Ich wollte endlich die Rolle meines Lebens übernehmen. Vielleicht Kinder kriegen. Wollte ich? Mit Arne nicht. Schön wären sie sicherlich geworden, unsere Kinder. Aber als Vater konnte ich ihn mir nicht vorstellen.

Um das wahre Ausmaß von Arnes Schwierigkeiten zu erkennen, fehlte mir die Vorstellungskraft. Dass ein Mensch sich weigert zu essen, kannte ich nur aus meiner Mädchenzeit. In meiner Parallelklasse auf dem Gymnasium hatte es einmal ein extrem dünnes Mädchen namens Julia gegeben, das in eine Klinik geschickt wurde und nach einem halben Jahr dickgefüttert wiederkam.

Ich selbst esse zu viel, heute sieht man es mir an. Aus freien Stücken eine Schlankheitskur machen – dazu hatte ich noch nie die Disziplin. Jedes Frühjahr verbringe ich vier Wochen in einer Klinik am Bodensee, wo auf hohem Niveau nichts gegessen wird. Ich verliere dann fünf Kilo, die ich während des restlichen Jahres wieder zulege. Das ist schon meine ganze Essstörung.

Trotz allem trennten wir uns nicht, wir trafen uns nur immer seltener. Arne wahrscheinlich, weil er nicht auf die Idee kam, dass wir jemals ein Paar gewesen waren. Und ich? Ich weiß nicht mehr, ob ich immer noch glaubte, ich könnte ihn wachküssen. Meine Arroganz von damals tut mir heute weh. Warum habe ich nicht viel früher etwas bemerkt? Warum habe ich nicht dafür gesorgt, dass Arne geholfen wird? Warum habe ich ihm nicht selbst geholfen?

Als ich ihn kennenlernte, schien sein Körper unverwundbar. Ich war so daran gewöhnt, dass er ein großer und schwerer Mann war, dass ich zu Beginn kaum wahrnahm, wie er weniger wurde. Außerdem hatte Arne ja sein Input-Output-Computerprogramm, mit dem er sein Gewicht akribisch in der Balance zu halten schien. Was ich lange nicht begriff, war, dass dieses Programm mehr als eine Variable enthielt und damit verstellbar war. Dass Arne nach Belieben den Input verringern und den Output erhöhen konnte.

Ich sah Arnes Absturz trotz aller Anzeichen nicht kommen. Wie in dem Lied vom Mond, der nur halb zu sehen ist, obgleich er doch rund und schön ist. Nur dass in dem Lied vom Mond das Licht hinter der Dunkelheit verborgen liegt. Bei Arne war es umgekehrt. Die Dunkelheit verbarg sich hinter dem Licht.

Erst ein paar Wochen nach meinem letzten Besuch sah ich ihn wieder. Er hatte mich immer noch nicht freigesprochen von meiner Schuld, und ich wollte, dass er das endlich tat. Also rief ich eines Nachmittags bei ihm an, und er hob ab. Ich gab mir große Mühe, einen normalen Ton anzuschlagen, aber im nachhinein merke ich, wie naiv und unwissend ich gewesen sein muss. Ich schlug ihm vor, mit ein paar Einkäufen vorbeizukommen und für ihn zu kochen. Für jemand wie ihn muss sich das angefühlt haben wie eine offene Attacke. Wie konnte ich nur so blöd sein. Aber so war ich nun mal: Ich meinte es gut und war gleichzeitig ahnungslos.

»Etwas ganz Einfaches«, sagte ich. »Nudeln mit Soße – und Salat.«

Ich merkte sofort, dass er nicht wollte und kämpfte wieder einmal gegen das Gefühl an, zurückgestoßen zu werden.

»Was ist?«, fragte ich. »Du kannst ruhig ehrlich sein. Hast du eine neue Freundin? Willst du mich deswegen nicht mehr sehen?«

Er sagte nein. Er habe keine andere. Ich hörte nur noch seinen schnaubenden Atem. Er schwieg so lange, dass ich die Geduld verlor und versuchte, das Gespräch mit ein paar Floskeln zu beenden.

»Also dann …«

Aber das schien er nicht zu wollen.

»Es hat nichts mit dir zu tun«, sagte er. »Es ist wegen der Soße.«

»Wegen der Soße?«

»Ich hasse Soße.«

»Wieso?«

»Ich kann nicht genau feststellen, was darin ist.«

»Du willst also nicht mit mir essen?«

»Nein, ich habe schon gegessen.« Dieser Satz kam mir bekannt vor.

Ich verwarf also die Idee, für ihn zu kochen, und fragte, ob wir uns in einem Café treffen sollten, in dem wir schon früher ein paar Mal zusammen gewesen waren. Er sagte zu.

Es war eines dieser kargen Studentencafés, die cool wirken wollten, mit einer an den Oberarmen tätowierten Kellnerin in Lederhose und einem ärmellosen Hemd. Merkwürdig: Ich habe keine Ahnung mehr, was für Kleider ich selbst an jenem Abend anhatte. Offenbar fand ich das nicht mehr so wichtig.

Ich saß bereits auf einem Metallstuhl an einem der blechernen Tische, als Arne hereinkam. Hochgewachsen, blond, die langen Haare im Nacken zusammengebunden. Ich wartete darauf, dass die Leute im Lokal ihn anstarrten, so wie ich es gewohnt war. Aber etwas war anders. Er war nicht nur dünner als früher. Es fehlte ihm wohl der Schimmer des erfolgreichen Spitzensportlers, diese Mischung aus gesunder Bräune und der Aura des Erfolgs. Ich war enttäuscht, weil er so schnell aus dem Olymp zu den Sterblichen hinabgesunken war. Sein Gesicht war blass, und seine Augen waren leicht gerötet.

Er zog den Kopf zwischen die Schultern, stakste zu mir herüber und ließ sich auf den Stuhl gegenüber fallen. Es war ein kühler Herbstabend, aber er trug unverändert seine dünne, labberige Trainingskleidung mit Motorradjacke. Aus der Tasche dieser Jacke holte er sofort eine Schachtel Marlboro und ein gelbes Plastikfeuerzeug und legte beides auf das Tischchen. Die Kellnerin kam und fragte ihn, was er wollte, er antwortete aber nicht und wurde rot. Peinlich berührt wandte ich mich ab, die Kellnerin schien auch verlegen.

»Oh«, sagte sie nach einer Weile. »Du willst sicher noch einen Moment nachdenken.«

Er nickte.

Ich bestellte mir Würstchen mit Kartoffelsalat, und als das Essen kam, aß ich es restlos auf, ohne ihm etwas anzubieten. Dazu trank ich Weinschorle. Danach bestellte ich mir ein Stück Marmorkuchen, weil ich immer noch Hunger hatte.

Arne saß teilnahmslos dabei und rauchte ohne Unterlass, auch während ich aß.

Er fragte nichts. Nicht nach meinem Studium – ich hatte auf Betriebswirtschaft umgesattelt. Er fragte nicht nach meiner Familie, meinem Vater, von dem ich ihm immer wieder erzählt hatte. Er fragte auch nicht danach, ob ich noch einmal im Häuschen in Holland war. Und er erzählte auch nichts. Er rauchte und schwieg.

Ich bestellte zu dem Kuchen noch eine Tasse Kaffee, und er sagte plötzlich, er wolle auch eine.

»Schwarz.«

Als der Kaffee kam, holte er ungefähr ein Viertel einer Laugenbrezel aus seiner Tasche.

»Das habe ich noch übrig«, sagte er und zeigte es mir. »Das esse ich jetzt.« Er kaute lange darauf herum. »Das gehört noch zu meiner Tagesration.«

Ich biss von meinem Kuchen ab und sagte:

»Du bist ja verrückt.«

Er zuckte mit den Schultern.

»Du weißt doch, dass ich nicht mehr viel trainiere.«

Die Tür ging auf, und ein paar Bekannte von mir kamen hereingeschneit, die mich mit Küsschen und Arne mit Schulterklopfen begrüßten und sich um uns herum setzten. Es wurde wild durcheinandergeredet und laut gelacht, ich hielt wie immer mit. Hätte ich ihn angesehen – vielleicht wäre mir endlich seine ganze Verlorenheit aufgegangen, ein isolierter Blick, sein krankes Schweigen, aber so weit war ich noch nicht.

Plötzlich fing Arne an zu frösteln, er schauderte so heftig, dass sein Stuhl anfing zu klappern. Ich sagte, wir müssten jetzt wohl gehen und rief die Kellnerin an den Tisch. Weil Arne keine Anstalten machte, seinen Kaffee zu bezahlen, nahm ich ihn mit auf meine Rechnung. Als wir durch die Tür gingen, fragte ich ihn, ob er in Geldschwierigkeiten sei. Er zuckte wieder mal mit den Schultern und gab keine Antwort. Kommentarlos nahm er auch mein Angebot an, ihn nach Hause zu fahren.

Ich sagte im Scherz:

»Das könnte aber ein Problem geben wegen deiner Kalorienberechnung. Dir fehlt ja jetzt der Rückmarsch.«

»Keine Sorge«, sagte er. »Ich habe eine andere Lösung. Wenn du willst, zeige ich sie dir in meiner Wohnung.« Plötzlich zwinkerte er mir zu. »Du warst lange nicht dort.«

Wie bitte? Ich überlegte, ob ich mitkommen sollte. Ich hatte keine Lust, mich wieder auf ihn einzulassen, nur damit er mich noch einmal würde zurückweisen können. Aber bei Arne bedeutete eine solche Einladung genau das, was er sagte.

Ich fand einen Parkplatz direkt vor seinem Haus und ging mit ihm hinein. In der Wohnung war es noch stickiger als beim letzten Mal, es stank nach kaltem Rauch, dazu war es stockfinster, die Fenster hatte er von innen mit schwarzem Stoff beklebt. Arne tastete sich durchs Wohnzimmer an seinen Computertisch und knipste eine kleine Lampe an.

»Das reicht«, sagte er. »Mehr Licht brauchen wir nicht.«

Ich trat näher und sah, dass er einen neuen Bürostuhl hatte. Das heißt, es war ein vielfach verstellbarer, ziemlich abgewetzter, mit grauem Stoff überzogener Chefsessel, auf dem er sich in einer unbequem wirkenden Haltung niederließ. Ich bemerkte, dass die Rückenlehne viel zu tief eingestellt war, so dass er mit vorgeschobenen Hüften mehr lag als saß.

»Was ist das für eine unnatürliche Haltung?«, fragte ich.

Er stand auf und bot mir seinen Platz an.

»Probiere es doch mal selbst.«

Ich spürte sofort, was er meinte. Durch die tiefe Lage des Rückens spannten sich meine Bauchmuskeln an. Es gab keine Möglichkeit, zu sitzen, den Computerbildschirm zu erkennen, und gleichzeitig den Bauch lockerzulassen. Ich schaffte es nur ungelenk, wieder aufzustehen.

»Arne, du sitzt doch wohl nicht den ganzen Tag auf diesem Folterwerkzeug?«

Er nickte.

»Doch. Das ist nicht nur ein Bürostuhl, sondern gleichzeitig ein Trainingsgerät.«

Er erzählte, dass er sein Studium aufgegeben und eine feste Arbeit bei der Computerfirma angenommen hatte, für die er früher nur gejobbt hatte. Er müsse stundenlang vor dem Computer sitzen, aber das Gute daran sei, dass er zu Hause arbeiten könne.

Viele Jahre später musste ich an diesen Stuhl wieder denken. Ich las einen Zeitungsbericht über die Foltermethoden der Amerikaner in Guantanamo. Über »stress positions«, extreme Körperhaltungen, in die sie ihre Opfer zwingen. Es waren Zeichnungen dabei, wie sie mit auf dem Rücken gefesselten Händen zusammengekauert auf Zehenspitzen stehen mussten. Ich will mir nicht vorstellen, was die Menschen in diesen endlosen Stunden erleiden, was mit ihren Körpern und ihren Seelen passiert. Und die Vorstellung, dass Leute es fertigbringen, einem ihrer Mitmenschen so etwas anzutun. Als ich die Zeichnungen sah, wurde mir klar, dass auch Arne auf seinem schräg gestellten Bürosessel den ganzen Tag in einer »stress position« verbracht hatte. Selbst seine ausgeprägten Bauchmuskeln müssen irgendwann unter der Anspannung protestiert und geschmerzt haben. Wollte er mit Hilfe der permanenten Muskelspannung nur zusätzliche Kalorien verbrennen? Die Opfer von Guantanamo haben wenigstens jemanden, den sie für ihre Pein verantwortlich machen können. Einen Sadisten außerhalb ihrer selbst, den sie hassen können. Arnes Folterknecht hingegen war er selbst.

ALI,
Zusammenfassung einer Tonbandaufzeichnung, Dienstag, 21. Oktober 2008

Wie viel Verantwortungsgefühl, wie viel Zeit und Kraft hätte ich für ihn aufbringen müssen? In mir bleibt eine Leerstelle. Der Verdacht, etwas versäumt zu haben. Und das Bewusstsein, dass ich nie eine Chance hatte, das Richtige zu tun.

Nachdem ich meinen Abschied vom Leistungssport genommen hatte, ging der Ernst des Lebens los. Ich musste mir eine Stelle für mein Praktisches Jahr suchen und hatte Glück, dass ich hier am Kreiskrankenhaus unterkam. Ein Jahr später legte mir Katja ein gestricktes Babysöckchen auf den Frühstücksteller. Sie war schwanger. Wir haben im folgenden Winter geheiratet, sie bereits mit einem sichtbaren Bauch, und im Frühjahr kam unser Junge zur Welt – ein großartiger Kerl. Er ist heute, mit 17, einen Zentimeter größer als ich, spielt Basketball und hat es schon bis in die deutsche Junioren-Auswahl gebracht. In zwei Jahren wird er sein Abitur machen. Wenn ich ihn spielen sehe, die lässigen Bewegungen, mit denen er im Laufen den Ball vom Boden abprallen lässt, und den klaren Blick, dann wächst in mir der Glaube an den menschlichen Fortschritt. Der Kleine ist ein viel talentierterer Sportler als ich, und das in einer Disziplin, in der er einmal viel Geld verdienen kann. Anders als wir auf der Galeere. Die Amerikaner haben ihn schon angesprochen. Vielleicht holen sie ihn später einmal in ihre Profiliga. Dann verdient er Millionen.

Mein Leben veränderte sich radikal – es füllte sich mit neuen Menschen und Aufgaben. Es kam der Tag, an dem ich keine einzige Sekunde mehr an Arne dachte. Dafür träumte ich manchmal von ihm. Ich sah ihn davonrennen, geräuschlos und in gespenstischer Schnelligkeit. Seine Beine waren noch länger als in Wirklichkeit und seine sportlich angewinkelten Arme auch. Wie eine scharfe Klinge schnitt er durch die Atmosphäre. Wusch! Ich sah ihn davonrennen und wusste, so schnell wie er würde ich nicht laufen können. Schlimmer noch, ich spürte, dass ich überhaupt nicht mehr von der Stelle kam, meine Füße klebten am Boden fest, so wie in den Träumen meiner Kindheit.

Ich saß oft nach dem Dienst zu Hause am Schreibtisch, kämpfte gegen die lähmende Erschöpfung, musste aber noch unzählige Arztberichte schreiben und gleichzeitig ein Auge auf den Kleinen haben, weil Katja im Krankenhaus als Nachtschwester arbeitete. Wir wohnten mit Unterstützung meiner Eltern in einer Dreizimmerwohnung, hielten sie mühsam in Schuss, und meine Frau und ich begegneten uns kaum noch. Das heißt, doch: Zwei Jahre später wurde unser Mädchen geboren.

Ganz selten verabredete ich mich mit einem der alten Sportkameraden zum Laufen oder zum Krafttraining. Als unser Junge noch ein Säugling war, packten wir ihn einmal in den Wagen, fuhren zu einer Ruderregatta ganz in der Nähe, präsentierten den Jungen seinen staunenden Bewunderern, und Katja staunte auch – darüber, wie viele Leute ich kannte, von denen sie bisher nichts gewusst hatte. Sie fassten in den Kinderwagen und kniffen den Kleinen in die Wange, und ich grinste und war stolz.

Bei der Regatta traf ich auch Little. Die Haare gingen ihm aus, aber sein Körper war drahtig. Er sagte, er habe Arne ein paar Mal gesehen. »Eine Zeitlang ist es ihm ziemlich dreckig gegangen, aber jetzt ist er wieder besser drauf. Er kommt manchmal sogar zum Stützpunkt und trainiert auf dem Ergometer.« Little sagte, dass am Dienstagabend ab sieben Uhr die Ehemaligen an die Geräte durften. »Andernfalls geht man aus dem Leim.«

Obwohl ich es vermied, auf seinen flachen Bauch zu sehen,

wurde ich neidisch. Ohne all die Verpflichtungen hätte ich auch mehr Sport machen und mich fitter halten können. So spürte ich, wie meine Muskeln zusammenschmolzen, mein Körper zusammensackte und ich Fett ansetzte. In meinen Alpträumen erschien mir das dicke Ali-Kind. Heute gehe ich regelmäßig abends joggen und ohne Essen ins Bett.

Eines Dienstagabends beschloss ich, wieder loszulegen mit dem Training. Meine Frau war wieder schwanger, ging nicht mehr arbeiten und passte auf den Jungen auf, so dass ich überraschend Zeit für mich selbst hatte.

Es war ein seltsames Gefühl, nach drei Jahren wieder einmal meine Sportsachen zusammenzupacken, um zum Stützpunkt zu fahren. Wie einst legte ich die Sporthosen und das T-Shirt sorgfältig zusammen. Dazu ein Paar weiße Socken, schön ineinander geschoben. Meine sauberen Adidas-Hallenschuhe kamen erst in einen Extra-Stoffbeutel, bevor ich sie dazulegte. Das blau-weiße Handtuch, das die ideale Größe hat. Mein Kulturbeutel mit Duschgel und Deo. Am Ende vorsichtig den Reißverschluss der Tasche zuziehen, weil er schon lange eine schwergängige Stelle hatte. Ich genoss diese Handgriffe und verrichtete sie so geübt und andächtig wie ein Messdiener.

Der Leistungssport war Vergangenheit, aber ich fühlte, dass ich ihn immer noch in mir herumtrug. Ich spürte auf einmal Wehmut. Aber auch so etwas wie nachlassenden Schmerz. Erleichterung darüber, dass ich heil entkommen war. Und Stolz, dass ich mich ordentlich geschlagen hatte. Niemand kann sagen, ich wäre ein schlechter Ruderer gewesen. Ich gehöre für immer dazu, egal wie sehr ich abbaue.

Am Stützpunkt war es, als würde ein altes Stück mit neuen Schauspielern aufgeführt. Als ich ankam, ging die Tür auf, und die Vertreter einer neuen Sportlergeneration verließen das Klubhaus. Mannschaftsbesprechung, nehme ich an. Sie hatten unsere

Rollen übernommen und schienen noch größer und schwerer, als wir es waren. Ich fand, dass sie ziemlich wichtigtuerische Gesichter machten und dachte, aha, das sind also die Jungs, die jetzt von unserem Ruhm zehren.

Mich beachtete keiner von ihnen, sie liefen lachend auseinander. Der Hausmeister war noch der alte. Er grüße mich überrascht und sagte, er müsse den Ergometer-Raum nicht aufschließen, es sei schon jemand drin. Schon aus der Entfernung hörte ich das bekannte Geräusch, dieses rhythmische Surren des Schwungrads, und ich bildete mir schon am Treppenabsatz ein, den Geruch wieder in der Nase zu haben nach frischem Schweiß.

In der feuchten Luft ruderte Arne. War er es wirklich? In den letzten Jahren war er klapperdürr geworden, mit Schultern, die sich spitz unter seinem Kapuzenshirt abzeichneten, und mit dünnen Beinen in einer langen, blauen Trainingshose. Die Trainingshose war so lang, dass sie die Fußknöchel bedeckte. Seine Füße steckten in extrem großen Schuhen. Er zog gleichmäßig und rollte auf dem Sitz ruhig vor und zurück, atmete ein bisschen gepresst, aber nicht gequält. Ich bekam plötzlich Gänsehaut. Es sah aus, als ruderte hier ein Insekt, eine Gottesanbeterin. Sein flüssiger Bewegungsablauf kam mir bekannt vor. Er war schlicht und einfach … zu dünn. Viel dünner als jeder, den ich gekannt hatte.

Wir beachteten einander nicht. Nachdem ich in der Umkleide nebenan meine Sportsachen angezogen hatte, öffnete ich ein Fenster, setzte ich mich auf das Gerät neben ihn, stellte mit der Klappe die Belastungsintensität auf vier und fing vorsichtig an zu ziehen, schließlich hatte ich eine lange Pause hinter mir. Es kam mir unendlich schwer vor, und ich musste die Belastung sofort reduzieren. Langsam fand ich in einen Rhythmus und wartete darauf, dass er von meinen Gedanken Besitz ergreifen würde. Mein Nebenmann verschwamm. Das war es, was mir die ganze Zeit gefehlt hatte, dieses Abdriften in eine Parallelwirklichkeit, das sich unter Belastung ganz von selbst einstellt. Mein Denken wurde blasser und ließ mich schließlich los, und es war, als löste sich eine Zange, die mich sonst im Griff hatte. Ich genoss es, wie Wärme und Energie in meine Muskeln strömten. Ich versuchte, meine Atemzüge zu kontrollieren.

Arnes Schatten neben mir hustete verkrampft und riss mich aus meiner Versunkenheit. Er nahm keine Notiz von mir, vielleicht bemerkte er mich gar nicht, denn er hatte Kopfhörer auf. Plötzlich hörte ich daraus leise, altbekannte Beats. Nirvana?

Ich sah ihn mir näher an. Unter seiner schwarzen Strickmütze kam sein blonder Pferdeschwanz hervor. Zwischen zwei Zügen schrie ich plötzlich:

»Arne!«

Und das nicht nur, um den Walkman zu übertönen. Der Schrecken, den ich bisher in Schach hatte halten können, packte mich unvermittelt. Arnes Beine klappten beim Rudern ein und aus, sie waren nur noch Fäden, und ich wunderte mich, dass er sie überhaupt noch bewegen konnte.

»Mein Gott, Arne!«

Er sah auf, und ich merkte, dass er mich nun endlich registriert hatte, aber er sagte nichts, richtete den Blick nach einem kurzen Nicken wieder nach innen und zog weiter mit seinem Spinnenkörper.

Wie lange lag unsere letzte Begegnung zurück? Zwei Jahre? Damals hatte er bereits deutlich an Gewicht verloren, doch man hätte das zu jener Zeit noch als Folge des Abtrainierens sehen können. Aber jetzt!

Als ich ihn genauer beobachtete, merkte ich allerdings, dass er immer noch erstaunlich viel Kraft aus seinen geschrumpften Muskeln holte. Das Schwungrad sauste, und er rollte vor und zurück auf seinem Sitz, vor und zurück wie eine auf lange Laufzeit ausgerichtete, filigrane Mechanik. Seine Schläfen waren nass, seine Wangen fiebrig gerötet, er hörte erst auf, als ich selbst fertig war. Mir taten die Beine weh, aber es war ein guter Schmerz. Und noch besser: Mein Rücken schien sich unter der Belastung zu erholen.

Als ich aufstand, fühlte ich mich ein bisschen schwach in den Knien. Ich schaute zu Arne hinüber, der sich seitlich an der Sprossenwand festhielt, wo wir uns früher manchmal mit ein paar Übungen aufgewärmt hatten. Er keuchte schwer mit einem rasselnden Geräusch. Raucherhusten, dachte ich sofort. Dafür hat er lange durchgehalten auf der Maschine.

Ich wusste nicht, was ich machen sollte. Ihn auf seinen Zustand ansprechen? Ihm in den Hintern treten? Aber vielleicht lebte er ja nicht nur ungesund, sondern litt inzwischen an einer schweren Krankheit? Tatsächlich sah er aus wie ein Krebspatient. Oder vielleicht Aids? Vielleicht war er längst in ärztlicher Behandlung und versuchte, durch seinen Sport seine Abwehrkraft zu stärken? Ich wusste nur eins, als Arzt und als Mensch: Ich durfte der Sache diesmal nicht ausweichen. Ich musste mit ihm über seinen Zustand sprechen. Also ging ich zu ihm hin und legte eine Hand auf seine Schulter. Er zuckte erschrocken zurück, doch zu spät: Die Schulter hatte sich angefühlt wie eine Astgabel.

»Ich komme nicht mit zum Duschen«, sagte er in Richtung des geöffneten Fensters, durch das es heftig zog. Das waren die ersten Worte, die ich nach ungefähr zwei Jahren von ihm hörte. Er ging zu seinem Ergometer und nahm eine sorgfältig zurechtgeschnittene Styropor-Platte von dem schmalen Rollsitz.

»Was ist das denn?«

»Die brauche ich, um meine Gesäßknochen zu schützen«, sagte er und versteckte das Ding rasch hinter seinem Rücken. »Ich würde sonst die Haut wund reiben.«

»Willst du auf mich warten?«

Arne nickte.

Ich beeilte mich mit dem Duschen, obwohl ich mich auf das Gefühl des warmen Wassers auf meinem müden Körper gefreut hatte. Weil ich befürchtete, Arne könnte abhauen, trocknete ich mich danach hastig ab. In frischen Sachen und mit einer Schirmmütze auf dem Kopf ging ich hinaus und sah Arne mit krummem Rücken oben auf der ersten Treppenstufe sitzen, die Arme untergeschlagen und an den Körper gepresst, die Hände in den Achselhöhlen, seine Beine streckte er über mehrere Stufen nach unten. Neben ihm seine alte rote Sporttasche. Obwohl er einen langen Wollpullover übergezogen hatte, schien er zu frieren.

»Arne, willst du mir nicht sagen, was mit dir los ist?«

»Doch.«

Er schloss seine Arme noch fester um seinen Oberkörper.

»Ich weiß, dass ich so nicht weitermachen kann.«

Ich holte eine Flasche Apfelschorle aus meiner Sporttasche und bot sie ihm an.

Arne schüttelte den Kopf.

»Das trinke ich nicht. Zu viel Zucker.«

Ich sagte: »Bist du krank?«

Er beugte sich vor, als hätte er Magenkrämpfe.

»Wenn du das als Krankheit bezeichnen willst.«

»Was?«

»Seit ich nicht mehr rudere, bin ich allein. Ihr seid alle wech.«

»Ausgerechnet du sagst das, Arne, der Typ, der sich nie um andere gekümmert und nie ein Wort gesagt hat.«

Arne schwieg.

»Hast du dich untersuchen lassen?«

»Ja.«

»Und?«

»Nichts. Physisch ist alles in Ordnung. Bis auf die Kreislaufschwäche.«

Ich sah ihn an. »Arne. Du isst nichts. Das kannst du nicht leugnen, so wie du aussiehst. Ich glaube, du bist magersüchtig. Du musst dir helfen lassen.«

Arne reagierte nicht etwa ertappt. Es schien ihm klar zu sein, dass er an einer Störung litt. Er wirkte nachdenklich und kratzte sich durch den Ärmel seines Pullovers den Unterarm. Es war eine merkwürdige Bewegung, gleichzeitig zwanghaft und vorsichtig. Etwas darunter schien ihm weh zu tun, aber auch zu jucken. Wie der Heilungsschmerz bei Schürfwunden, dachte ich kurz. Gleich darauf schien er einen Entschluss zu fassen, schob den gleichen Ärmel ein paar Zentimeter hoch, mit ihm auch den Ärmel seines Trikots, und ich sah die Schnitte. Alte und neue, quer über Handgelenk und Unterarm, nicht tief, aber zum Teil entzündet.

Ich sog vor Schreck hörbar Luft durch die Zähne. Er zog die beiden Ärmel sofort wieder darüber und schüttelte beschwichtigend den Kopf.

Ich riss mich zusammen, jede Form von Druck und Stress wäre kontraproduktiv gewesen. Ich hielt den Atem an und saß da wie eine gespannte Feder.

»Arne«, sagte ich schließlich und hörte selbst, wie gepresst das klang. »Das muss versorgt werden. Du wirst dir eine Blutvergiftung zuziehen.«

Er ging nicht darauf ein. Stattdessen sagte er: »Rasierklingen.« Und nach einer Pause, in der er wieder die Arme um seinen Oberkörper und die Hände in die Achselhöhlen presste: »Manchmal brenne ich mich auch mit Zigaretten.«

Er senkte den Kopf.

Plötzlich wurde mir klar, dass die Wunden an seinem

Schienbein, die ich vor langer Zeit gesehen hatte, die gleiche Ursache gehabt hatten.

»Ich Vollidiot«, murmelte ich.

Arne sah mich fragend an. Seine blauen Augen wirkten wässrig und verhangen, sie lagen in scharf umrandeten Höhlen. Ich arbeitete zur jener Zeit auf der Abteilung für innere Medizin und hatte vor, eines Tages meinen Facharzt für Lungenheilkunde zu machen. Aber eins wusste ich: Arne war in Gefahr. Wenn er so weitermachte, war irgendwann Schluss mit ihm. Doch endlich hatte er ausgesprochen, was unaussprechlich schien. Ich fühlte mich in der Pflicht. Dann glaubte ich plötzlich, die Lösung gefunden zu haben.

»Erinnerst du dich an Dr. Wissmann, meinen Entdecker und Vereinspräsidenten? Der ist doch Psychiater und Ruderer, das müsste passen. Ich nehme an, er hat immer noch seine Praxis, nicht weit von hier. Willst du dich nicht an ihn wenden? Ich werde einen Termin für dich vereinbaren.«

Ich wurde immer munterer, weil ich glaubte, das könnte die Lösung sein, aber die Wirkung war schwach. Es war der übliche Rat eines Mediziners: Geh zum Facharzt. Ganz offensichtlich ging der Schuss daneben.

Ich schlug vor, ihn mit nach Hause zu nehmen, um ihm meinen Sohn zeigen.

»Der lacht dich an mit seinen Apfelbäckchen«, sagte ich zu ihm und zwang mir selbst ein Lächeln ins Gesicht. »Da schmilzt du dahin.« Alles konnte noch gut werden.

Arne ging auf meinen Vorschlag nicht ein. Ich wollte ihn gerade wiederholen, als er zögernd weitersprach.

»Ich habe mir ein Buch gekauft«, sagte er langsam. »Darin heißt es, für solche Störungen gibt es Gründe.«

Er suchte also selbst nach einem Ausweg.

»Du brauchst eine Therapie.«

Arne drückte wieder seine Ellbogen an sich.

»Das geht nicht. Meine Eltern können doch nichts dafür. Ich will sie nicht hineinziehen. Meine Mutter würde durchdrehen.«

Was ich schon immer wissen wollte und mich nicht zu fragen traute: wieso Arne nie über sein Zuhause redete.

»Deine Eltern? Sei ehrlich: Was haben sie dir angetan?«

Er wandte sich abrupt ab und lehnte seine Stirn gegen das Treppengeländer. Ich war entschlossen, jetzt nicht lockerzulassen.

»Du musst kämpfen, Arne. Was du tust, ist lebensgefährlich. Wenn es Leichen bei euch im Keller gibt ...«

»Es gibt keine Leichen im Keller«, sagte er schnell. »Ich erinnere mich an nichts.«

»Umso besser ...«, sagte ich vorsichtig.

»Es ist schließlich so«, sagte er. »Ich schneide mich nicht aus Langeweile. Ich muss das tun. Ich kann nicht anders. Weil ich sonst verrecke.«

Er öffnete mit einem scharfen Geräusch den Reißverschluss seiner Jacke und zog ihn sofort wieder zu.

»Ich bin völlig empfindungslos. Verstehst du das? Wie ein Stück Holz.«

»Wie ein Stück Holz?«, wiederholte ich.

»Ja. Ich bin mir selbst fremd, ich bin ein Gegenstand und fühle mich nicht. Ich weiß nicht mehr, ob ich ich bin oder etwas Totes. Der Schmerz verhindert, dass ich verrückt werde. Wenn ich mich nicht schneiden darf, renne ich wieder mit dem Kopf gegen die Wand. Es ist stärker als ich, glaube mir.«

Kein Mensch war so stark gewesen wie Arne in seinen besten Zeiten. Außer ihm selbst. Mir schoss eine Erkenntnis durch den Kopf: Er hatte so lange trainiert, bis er stark genug war, um sich selbst zu vernichten.

»Ich kann nicht damit aufhören«, sagte Arne.

»Ein Psychiater kann mehr für dich tun, als dir das Schneiden zu verbieten. Er hat Erfahrung mit solchen Phänomenen.«

»Du verstehst das nicht. Ich darf nicht damit aufhören. Ich darf auch nicht zunehmen«, sagte Arne. »Ich darf das nicht. Es reicht schon, wenn ich nur eine ganze Banane esse, und schon werde ich schwerer.«

»Unsinn«, sagte ich.

Er ließ sich nicht beirren.

»Ich kenne mich aus. Mein Körper hat sich längst auf Sparniveau zurückgefahren. Nur durch mein Training behalte ich noch die Kontrolle. Ich kann nicht plötzlich riesige Mengen Kartoffeln und Fett essen, nur weil ein Psychiater mir das vorschreibt. Das geht nicht.« Er räusperte sich. »Und außerdem … Ich habe nicht die Kraft, zu tun, was von mir erwartet wird.«

An dieser Stelle fragte ich mich, ob ich es weiter mit Argumenten versuchen sollte. Ich dachte an die Auto-Diskussion. Diesmal ging es für ihn um noch viel mehr als 200 Mark. Er hatte sich zu seiner Krankheit bekannt. Doch er hätte das Ziel aufgeben müssen, um das sich sein ganzes Leben zu drehen schien: Die Vermeidung von Essen. Er hätte doch einfach nur essen müssen. Nur essen, seiner natürlichen Triebkraft nachgeben, dann wäre der ganze Spuk vorbei gewesen.

Ich fragte: »Hast du keinen Hunger?«

Arne kratzte wieder seinen Ärmel.

»Doch«, sagte er und schien zu überlegen, ob es sich lohnte, es mir zu erklären. Und wirklich: Nach einer Pause redete er weiter, langsam, nach Worten suchend, aber er redete.

»Hunger ist etwas Gutes … Er ist mein zuverlässiger Helfer … Manchmal bohrt er laut in meinem Bauch wie … eine gute Black & Decker. Er fräst mich von innen aus und macht mich leicht.«

Wie auf ein Stichwort fing sein Magen an zu brummen, und er legte seine Hände darauf.

»Wie hältst du das nur aus?«

»Ich liege einfach da und höre dem Hunger zu, wie er in mir seine Arbeit macht ... Ich will ihn dabei nicht stören.«

Ich staunte, wie intensiv der große Schweiger sich auf einmal erklärte. Das war neu. Ich war plötzlich davon überzeugt, dass er mich auf seine Weise um Hilfe bat.

»Also gut«, sagte er. »Ruf Wissmann an.«

MÜLLER,
eigene Aufzeichnungen, 2008

Solange meine Mutter lebte, stand auf ihrem Wohnzimmerbuffet ein Foto von mir. In schwarzweiß. Es stand so lange dort, dass ich es jahrelang nicht mehr wahrnahm. Erst als sie vor ein paar Jahren starb, nahm ich es herunter und schaute es noch einmal an, bevor ich es in eine Kiste packte. Ich musste lächeln. Rolfi mit zehn oder zwölf Jahren, von Paco war noch keine Rede. Ich habe den lächerlichen, eckigen Haarschnitt, den ich meine ganze Kindheit lang nicht loswurde. Meine Mutter schnitt regelmäßig meine Haare mit der großen Schneiderschere. Ich fand mich mit meinem Aussehen ohne Murren ab. Mein privilegierter älterer Bruder wurde alle paar Wochen zum Friseur gebracht, aber ich empfand das nicht als Bevorzugung. Er heulte immer, bevor es losging, weil ihm ein Onkel einmal gesagt hatte, seine Haare könnten plötzlich anfangen zu leben und beim Schneiden weh tun. Außerdem hatte er hinterher tagelang einen geröteten Hals, so empfindlich war er gegen die kleinen Härchen, die in seinen Kragen fielen. Horst, zwei Jahre älter als ich, war das Musterkind. Er brachte stets glänzende Zeugnisse mit nach Hause, rechnete mühelos und las schon als Grundschüler in der Zeitung. Ich kam gerade so durch, ohne unangenehm aufzufallen. Nur in einem einzigen Schulfach war ich besser als er, doch diese eine Note entschied alles: im Sport. Ihm fuhren die Lehrer durchs Haar. Ich hatte das höchste Ansehen in meiner Klasse.

Auf dem Foto habe ich kurze Hosen an mit elastischen Hosenträgern, die man verstellen konnte. Sie sind am Hosenbund festgeklemmt. Die Hose ist ein bisschen zu groß, ich hatte sie lange. Wir hatten keinen Vater mehr – er war bei einem Arbeitsunfall auf der Baustelle ums Leben gekommen –, und mussten deshalb sparen. Ich wuchs nur langsam und behielt alle meine Sachen so lange, bis sie zerschlissen waren. An die Farbe des kurzärmeligen Hemdes, das ich auf dem Foto trage, erinnere ich mich trotzdem nicht mehr. Auffällig sind meine Knie: Beide sind aufgeschlagen und verschorft, auf dem einen sitzt ein großes, knittriges Pflaster. Ich stehe leicht zurückgeneigt auf dem linken Bein und breite die Arme aus, um das Gleichgewicht zu halten. Auf dem rechten Spann balanciere ich einen Fußball. Meinen eigenen Ball, aus diesem robusten Leder, dessen rauhe Oberfläche ich gerne einmal wieder anfassen würde. Spaltleder, nicht so glatt und speckig wie die Bälle, die früher in der Bundesliga benutzt wurden, aber gut zu treten. Ich hatte ihn fast neu auf dem Dachboden des Hauses gefunden, in dem wir eine Zwei-Zimmer-Wohnung gemietet hatten. Sechs Wochen lang versuchte der Hausmeister, den Besitzer zu ermitteln. Tatsächlich durfte ich den Ball schließlich behalten. Er war mein Ein und Alles. Bei Regen sog er sich voll Wasser, wurde schwer und sprang nicht mehr. Aber das war seine einzige Schwäche. Immer wenn meine Noten absanken, musste ich den Ball bei meiner Mutter abgeben. Das ging so lange, bis ein VW Käfer ihn überfuhr.

Wenn ich sehe, wie triumphierend ich grinse auf diesem Bild, dann denke ich, dass ich eigentlich ein ganz glücklicher Junge war. In der Schulmannschaft war ich der Kleinste – aber der Mittelstürmer. Eine Zeitlang sogar Kapitän – bis ich einem Gegenspieler aus der Parallelklasse so heftig gegen das Knie trat, dass der zum Röntgen ins Krankenhaus musste. Wegen Unbeherrschtheit setzte mich der Rektor persönlich ab.

Ich musste ein zusätzliches Schuljahr einlegen, aber dann schaffte ich es aufs Gymnasium. Dort entdeckte Ferdi Budzinski mein Talent als Leichtathlet. Schon beim ersten 1000-Meter-Lauf meines Lebens rannte ich dem Rest der Klasse um eine halbe Minute voraus. Seitdem war ich für alle der schnelle Rolf.

Der Sportlehrer nahm mich beiseite und schlug mir vor, mich zu trainieren. Er meldete mich bei dem Verein an, wo er als Übungsleiter tätig war, und baute mich auf. Ich spielte Fußball, sooft es ging, aber das Laufen kostete immer mehr Zeit. Der Lehrer fuhr mich mit seinem eigenen Auto zum Training und zu meinen ersten Wettkämpfen, später übernahm das der Schatzmeister unseres Klubs. Ich galt als vielversprechendes Talent, der Verband wurde auf mich aufmerksam, ich durfte an Lehrgängen und Trainingslagern teilnehmen und bekam Sportsachen zur Verfügung gestellt. Wenn ich abends in der Vereinsgaststätte blieb, brachte mir der Pächter ein Rumpsteak mit Pommes Frites auf Kosten des Präsidenten. Schnell zeigte sich, dass ich über 800 Meter meine stärksten Leistungen brachte. Zweimal die Stadionrunde. Meine Bestzeit: 1:52,37. Da war ich 18, stand knapp zwei Jahre vor dem Abitur, und der Verein meldete mich für die deutschen Juniorenmeisterschaften. Ich hatte einen Plan, den ich niemandem verriet: Sollte ich gewinnen, wollte ich sofort von der Schule abgehen, einen Sponsor suchen und Profisportler werden.

Ich trainierte wie ein Verrückter, und ich hätte noch mehr gemacht, wenn mein Trainer mich nicht sonntags zu einer Pause gezwungen hätte. Damals lief man immense Strecken – 140 Kilometer in der Woche waren normal, bei jedem Wetter natürlich, in einem Tempo, das ich stundenlang gleichmäßig durchziehen konnte. Es leerte meinen Kopf und ließ meinen Blick verschwimmen, bis ich nichts mehr wahrnahm und nur noch lief. Dieser Phase folgte die Intensivierung – Ferdi jagte mich jetzt Steigungen hinauf, wieder und wieder. Ideal, behauptete er, sei es, Sanddünen hochzurennen, und organisierte ein Trainingslager an der Nordsee. Ich erinnere mich, dass ich oft so fertig war, dass ich mich im Schatten der Dünen übergeben musste. Ferdi klopfte mir dann beschwichtigend auf den Rücken und sagte: Halb so schlimm, Kleiner. Wenn ich so erschöpft war, dass ich abends nichts mehr essen konnte, gab er mir einen halben Tag Pause, die ich auf einer wackeligen Liege unter einem schattigen Baum verschlief. Am Wochenende ließ er mich lernen. Ich pumpte meine Muskeln voll Sauerstoff und mein Gehirn voll Algebra und Französisch. Ich führte das Leben eines Nutztiers, und das empfand ich als angenehm. Alles lief nach Ferdis Plan, und er war hochzufrieden mit den Zeiten, die ich, wieder zu Hause auf dem Schulsportplatz, in den Test-Sprints erreichte. Beste Aussichten – bis sich wenige Tage vor dem Termin mitten im Lauf ein scharfer Schmerz in meinen rechten Oberschenkel bohrte.

Ich strauchelte, stürzte auf die Bahn und riss mir beide Unterarme auf. Blutend und fluchend humpelte ich Richtung Umkleide, wo Ferdi die letzte Sektor-Zeit in seine Tabelle eintrug. Dann rannte er zum Kiosk des Hausmeisters und holte mehrere Eis am Stiel heraus, die er mit einer Trainingsjacke auf meinem Schenkel festband. Er packte meinen Arm und legte ihn um seinen Hals, führte mich zum Auto und brachte mich zum Arzt. Ich hatte mir einen Muskelfaserriss zugezogen – in meinem Oberschenkel klaffte ein Loch so groß wie ein Markstück. Ich hasste meinen Körper dafür, dass er mich im Stich ließ.

Wir sind dann trotzdem hingefahren zu den Juniorenmeisterschaften, mein Bein war fest bandagiert, und in meiner Sporttasche lag eine Schachtel starkes Schmerzmittel. Alle zwei Stunden nahm ich eine Tablette. Ich war wie besessen. Ferdi sagte: »Rolf, wir fahren nach Hause. Es ist Selbstmord, hier zu starten.« Aber ich schüttelte nur den Kopf und biss die Zähne so fest zusammen, dass ich nicht sprechen konnte.

Auf dem Weg zum Start spürte ich keine Schmerzen mehr. Mein Oberschenkel fühlte sich steif und gespannt an, aber die Stiche blieben aus. Ich ging in den Ausfallschritt, winkelte die

Arme an, und als das Startsignal kam, lief ich los, ohne an meine Verletzung zu denken. Ich drückte mit aller Kraft die Füße vom Boden ab, etwas in mir wollte erzwingen, dass sich alles so anfühlte wie immer. Doch schon wenige Schritte nach dem Startschuss spürte ich, dass die Verletzung schlimmer wurde. Ich kam immerhin etwa 200 Meter weit, dann knickte plötzlich mein rechtes Knie ein, und ich stürzte auf die Bahn. Ich spürte immer noch nichts, aber die Welt wurde mir plötzlich fremd, und ich hörte überdeutlich und gleichzeitig völlig surreal die Schritte der anderen Läufer, die sich rasch von mir entfernten. Plötzlich hatte ich Angst, das rechte Bein nicht mehr bewegen zu können. Ich richtete mich halb auf, versuchte, mein Knie zu beugen, und war erleichtert, als es noch ging. Der Schweiß rann mir die Schläfen entlang und brannte in meinen Augen. Ich drehte mich auf den Bauch, legte die Stirn auf meine Arme und versuchte, mich trotz meiner heftigen Atemstöße zu konzentrieren.

»Rolfi«, schrie mein Trainer. »Aufstehen. Sie kommen!« Am liebsten wäre ich liegen geblieben und hätte mich aufgelöst. Nun meldete sich auch noch ein Schmerz an der rechten Hüfte, dort hatte ich mich beim Sturz aufgerissen. Dieses fiese Brennen der aufgeschürften Haut war wie ein Signal. Ich wollte mich nicht davonschleichen, ich wollte zeigen, dass ich der schnelle Rolf war, wo ich hingehörte, an die Spitze. Ich schaffte es, mich aufzurichten, erst auf die Knie, dann auf die Füße, stemmte mich mit den Händen vom Boden ab und gab ein bisschen Druck auf das rechte Bein. Der Muskel fühlte sich ein wenig pelzig an, aber das Bein schien mich zu tragen. In dem Moment, als der Führende des Rennens heran lief, und ansetzte, um mich zu überrunden – ich erkannte Gabor Frey, genannt Gaby, aus dem bonzenhaften Konkurrenzklub in unserer Stadt – war ich wieder auf den Beinen. Ich fing wieder an zu laufen, erst stockend, dann ein bisschen runder. Richtig schnell ging es nicht, aber die Anfeuerungsrufe der paar Leute am Streckenrand halfen mir weiter. Wahrscheinlich galten sie Frey, er wurde von seinem Vater unterstützt, der immer mit einem Kleinbus voller Freunde herumfuhr. Aber das war mir egal. Ich hörte das Johlen und das »Hopp, hopp« und spürte, dass ich die paar Meter bis ins Ziel noch schaffen würde. Und als ich – als Letzter – die Ziellinie überquerte, klatschten dann wirklich alle. Auch Ferdi stand am Rand der Bahn und applaudierte mir. Frey wurde Meister, und kam als Erstes zu mir.

»Du gibst wohl nie auf«, sagte er anerkennend und klopfte mir auf die Schulter.

Obwohl ich völlig fertig war, fühlte ich mich so stark wie nie.

Es war das Ende meiner Sportlerlaufbahn. Ich bin auf Krücken aus dem Stadion gehumpelt. Der Heilungsprozess verlief langsam, noch während der Abiturprüfungen trug ich eine Bandage am Oberschenkel. Gabor Frey wechselte in meinen Verein und Ferdi Budzinski übernahm sein Training. Ich kam nie mehr in Form und hörte bald danach ganz auf. Auch das Fußballspielen gab ich auf und fing an zu rauchen. Ich hatte meinen Oberschenkel ruiniert. Aber wenn ich könnte, würde ich es noch einmal genauso machen.

Heute bin ich ein Athlet, der keinen Sport betreibt.

Ich sitze auf dem Teppichboden meines Arbeitszimmers und wische mir den Schweiß von der Stirn. Ich habe bereits überall gesucht, aber ich finde mein Kinderbild mit dem Fußball nicht mehr. Etwas Düsteres ist auf mich übergesprungen, und ich habe gehofft, die Erinnerung an die Gewissheiten von damals könnte mich davon befreien. Die Geschichte von Arne Hansen beunruhigt mich. Ich komme einfach nicht auf den Punkt. Habe ich mich mein Leben lang getäuscht? Sind Leistungssportler krank?

Ich blättere wieder in meinen alten Ordnern. Da steht es

doch. Ich habe viele von ihnen aus der Nähe gesehen, und ich habe sie immer für Helden gehalten.

Plötzlich frage ich mich, wieso ich eine Gewaltszene im Kino kaum ertragen kann, obwohl ich genau weiß, dass ich nur einen Film sehe. Aber Boxkämpfe schaue ich mir stundenlang live an. Ungerührt. Und berichte, wie einer nach zahllosen Kopftreffern auf die Bretter fällt. Und preise ihn, weil er schon angezählt wurde, nicht verlieren kann und wieder aufsteht, nur um noch mehr Prügel einzustecken. Das *»comeback to fight«*, das Weitermachen auf verlorenem Boden, habe ich immer grenzenlos bewundert. Ein Boxer, der einen Schlag einsteckt, sich kurz schüttelt, um den Kopf wieder klar zu kriegen, rechtzeitig bevor der Gegner den nächsten Haken setzt – so sehe ich mich selbst. Weiter, hochschauen, weiter, hochschauen, weiter.

Die Begründung ist mir auf dem Weg bis hierher verlorengegangen. Ich habe stundenlang gegraben in meinen alten Texten. Gefunden habe ich eine breite Spur von Leiden und Schmerz. Einer nach dem anderen steigen sie aus den Zeitungsseiten hervor, meine Götter, die Sieger, denen ich gehuldigt habe, doch sie strahlen nicht mehr. Ihre Siegerkränze sind blass und ihre Medaillen blind geworden, sie winken mit Krücken und tragen schmutzige Verbände. Hansen hat sein Leben versaut. Vielleicht ist er kein guter Umgang für mich. Nicht einmal in der Erinnerung. Er verändert mich und saugt mich in sein schwarzes Loch.

Ich sage mir, es gibt viele Weisen, die Dinge zu sehen. Und es kann keine Strafe darauf stehen, Spitzenleistungen gut zu finden. Ich denke an die vielen Fußballspieler, die berühmte Tore schossen oder Strafstöße hielten und unsterbliche Ikonen ihrer Länder wurden. Da ist nur plötzlich dieses ständige »Ja, aber«, das mich umtreibt. Die Frage nach denen, die gescheitert sind, natürlich. Die ihre Droge nie bekamen, sondern körperlich oder seelisch den Druck nicht aushielten. Alles verschiebt sich, und ich blättere in meinem eigenen Leben auf der Suche nach Halt.

Ich habe geschrieben über den Radrennfahrer, der eine geschwollene Unterlippe hatte, nicht etwa, weil er so geboren wurde. Er hat sie sich in seinen zermürbenden Kämpfen zerbissen – als Gegenreiz zu den Schmerzen in den Beinen. Ich habe versucht, das Leben auf den großen Rundfahrten zu beschreiben. Sie buckeln wie die Sklaven, habe ich bilderreich erklärt, wie knurrende Hunde, die ihrem eigenen Kodex folgen, nach dem jeder irgendwann für sich allein kämpfen muss. Und nach dem jeder eines Tages von der Meute zerrissen wird. Ich lese das und sage mir: Was bist du nur für ein Fetischist geworden. Was für ein Blut-und-Boden-Poet! Aber andere Worte habe ich dafür nicht.

Die Radsportler reden nicht gern über den alltäglichen Horror. Darüber, wie sich ihr Hintern nach den endlosen Tagen im Sattel in rohes Fleisch verwandelt, davon, wie ihnen die Erschöpfung den Magen herumdreht, von Übelkeit, Erbrechen, Durchfall, vom grausamen Schmerz in ihrer überlasteten Muskulatur, von der Angst vor Stürzen und Verletzungen.

Vielleicht werde ich langsam genauso verrückt wie Hansen. Ich hole einen Ordner nach dem anderen aus meinem Regal und suche nach einer einzigen brauchbaren Aussage, nach einem einzigen triftigen Grund, warum ein Leistungssportler all dies auf sich nimmt, hier, im Land der Satten.

Ich habe die kleinen Mädchen beschrieben, die »spielerisch« an die Rhythmische Sportgymnastik herangeführt werden, mit drei, vier Jahren, und für die, wenn sie sich als begabt erweisen, plötzlich die Quäl-Falle zuschnappt. Man verbiegt sie wie Drahtpuppen, ihre Körper und ihre Seelen. Entlang der Schmerzgrenze, so nennen das die Trainer, wird ihre Beweglichkeit immer weiter ausgedehnt und die Schraube aus Schmerz und Hunger immer fester gedreht. Wer den grausamen Dehnungsschmerz nicht aushalten kann, der entwickelt sich in seinem Sport nicht weiter. Und wer zunimmt, ist sowieso raus. Diese Mädchen müssen arbeiten wie Bergleute und bekommen danach zu essen wie tropische Vögel: eine Scheibe Kiwi und ein Stückchen Apfel. Sie müssen schlank und elfengleich sein, langbeinig und langhaarig wie der feuchte Traum eines Päderasten. Und weil nicht einmal diese armen, abgerichteten Geschöpfe immer die nötige Selbstdisziplin für dieses Martyrium aufbringen, werden sie von ihren herrischen Trainerinnen psychisch fertiggemacht. Und wenn man ihnen sagt, sie sollen aufhören, wollen sie nicht.

Das Syndrom ist der Leistungssport selbst. Und das nicht nur in Diktaturen, wo Kinder dem Staat gehören, der sie zu seinen Soldaten in Turnschuhen heranzieht, sondern in Demokratien wie der unseren, wo die Menschen sich nicht ohne Einverständnis schinden lassen müssen. Sie tun es freiwillig. Die Entbehrungen, Selbstkasteiungen, die Überlastung aller Systeme, das alltägliche Brennen für den Erfolg sind offenbar kein zu hoher Preis. Sie müssen es tun. Ihr innerer Zuchtmeister befiehlt es ihnen.

Ich habe mit Boxern gesprochen, die sich im Schnellverfahren in ihre Gewichtsklasse hineingedürstet haben. Sie saßen stundenlang hinter verschlossener Tür in einer überhitzten Sauna, um die letzten Gramm Flüssigkeit aus ihren Körpern zu quetschen und konnten an nichts anderes mehr denken als Wasser, riesige Flaschen voll mit perlendem Sprudel. Sie müssen Gewicht »abkochen«. Bei manchen reicht ein Dauerlauf in einem Saunaanzug. Andere setzen ihr Leben für ein paar Strichlein auf der Waage aufs Spiel. Vor mir liegt die Geschichte über einen Faustkämpfer, der schwer k.o. ging. Die Ärzte benötigten zweieinhalb Stunden, um ein Blutgerinnsel aus seinem Gehirn zu entfernen. Er war völlig ausgetrocknet.

Das Risiko gehört für sie alle dazu – wer dazu nicht bereit ist, hat bei den Top-Leuten nichts zu suchen.

Es mögen demütigende Momente sein, wenn sie im Halbdunkel Pillen schlucken, die kurzfristig schneller und langfristig krank machen. Wenn sie sich von einem Scharlatan Spritzen in den Hintern jagen lassen, von denen sie erst stärker und dann impotent werden. Wenn sie sich Blut abzapfen lassen, das ihnen ein paar Wochen später in schmuddligen Hotelzimmern per Transfusion wieder in die Adern gefüllt wird, damit sie schneller die Berge hinaufkommen. So wie alle ihre Konkurrenten, so dass sich am Schluss zwar alle körperlich ruiniert, aber nicht wirklich etwas gewonnen haben, weil die Abstände gleich geblieben sind. Nur ein paar von ihnen werden im nächsten Jahr fehlen, weil der Weltverband sie zu Geächteten gemacht hat. In gewissen Abständen wird eine Handvoll von ihnen des Dopings überführt und als Drachenfutter für die kritische Welt da draußen geopfert, damit das Feld ungestört weiterfahren kann. Gebrochen bleiben die Ausgestoßenen zurück, heulend vor Verlassenheit wie Seehundbabys, und sehnen sich nur nach einem: wieder in die Gesellschaft der Gleichgesinnten zurückkehren zu dürfen, sich wieder die Berge hinauf quälen und sich mit Gift vollstopfen zu dürfen in diesem kreischenden Zirkus der Masochisten. Und warum? Um den anderen zu beweisen, wie überlegen sie sind. Im Moment des Triumphs zeigen sie der Konkurrenz den gereckten Mittelfinger.

Ich gieße mir einen Whisky ein, trinke sofort einen scharfen Schluck, und dieser Schluck scheint auf einen Schlag meinen Kopf wieder klar zu machen. Ich denke: Es ist eine Sucht.

Ich trinke einen weiteren Schluck.

Sie sind abhängig vom Erfolg.

Doch etwas ist immer noch falsch. Hansen. Der Schlagmann mit hängendem Kopf auf dem Siegerpodest. Er kann sich nicht freuen. Ich stelle mir seine blutende Stirn nach seinem Olympiasieg vor – und die zerschnittene Faust nach seinem Weltmeistertitel. Er hat das Ziel nie erreicht. Hansen war Leistungssportler. Aber er war nie wie sie.

Kein Bild, in das ich ihn einbauen will, passt.

ANJA,
Zusammenfassung einer Tonbandaufzeichnung, Montag, 3. November 2008

Für ein paar Minuten gelang es mir noch, die Fassung zu bewahren. Ich hatte mich innerlich vorbereitet, und das half mir im ersten Moment auch.

Er trat mir entgegen wie ein stummer Zeuge meiner Alpträume. Eine surreale, absurde Erscheinung. Bei jedem Wiedersehen hatte ich gestaunt, wie groß er war. Aber diesmal war seine Größe noch verstörender. Er ragte in den blauen Himmel wie eine Pappel.

Erst als ich seine Füße sah, musste ich die Augen schließen. Und als ich sie wieder öffnete, ließen seine Füße mich nicht mehr los. Es waren Vogelfüße.

Lange, weißliche Werkzeuge mit Tierkrallen statt Zehen. Unter der durchsichtigen Haut konnte ich jeden einzelnen Knochen und jede Sehne erkennen. Die Mittelfußknochen zeichneten sich ab wie die Stäbe bei einem Regenschirm, darüber ringelten sich blaue Adern. Das Ganze nur mehr ein Rohbau von Füßen, ein Roboter-Konzept ohne Sinn für das Lebende. Horrorfüße, an denen rote Flip-Flops hingen.

Er schlurfte langsam damit über den heißen Asphalt.

Meine Hand fuhr mechanisch an meinen Hals. Jetzt nicht losheulen, sagte ich mir. Das hilft ihm nicht.

Wir gingen am Samstagmittag durch die Fußgängerzone unserer Stadt. Es war ein leuchtender Sonnentag, zufriedene Behäbigkeit lag in der Luft, nur dort, wo wir liefen, schien es kalt zu sein.

Leute kamen uns entgegen mit Eistüten in der Hand, Kaffeebechern aus Plastik, Teenagergruppen steuerten auf die Eisdiele zu, genervte Mütter zerrten ihre Kinder vom Spielwarengeschäft weg Richtung C&A, und alte Leutchen saßen auf den Bänken. Wir schienen in einem Fluss aus Wohligkeit zu schwimmen – aber gegen den Strom. Sobald wir näher kamen, teilte sich die Menge, und die Gesichter der Leute veränderten sich. Jäh erstarrte ihr Lächeln. Sie wichen vor uns zurück, als hätten sie Angst davor, uns auch nur mit dem Ärmel zu streifen. Eine Frau schlug die Hand vor den Mund.

Ich sah zu Arne hinüber. Der schlurfte weiter, ein furchterregendes Mobile, ohne sichtbare Reaktion. Sein Blick war auf den Boden gerichtet.

Er hatte ein langes, weiß-rotes Basketballhemd an mit tiefen Armausschnitten. Es hing an ihm herunter wie eine traurige Flagge, nur an seinen eckigen Schultern festgehalten. An beiden Unterarmen trug er frische, weiße Verbände. Um seine Beine schlotterte eine helle Jeans. Trotz des langen Shirts konnte man ihr ansehen, dass sie am Bund mit einem Gürtel übermäßig zusammengerafft werden musste. Seine Schultern waren noch genauso breit wie immer, eine makabre Erinnerung an seine einstige Gestalt, aber so knochig, dass die Schlüsselbeine aus tiefen Gruben herausragten. An seinem langen, dünnen Hals baumelte eine Muschelkette. Immer wieder musste ich den Blick abwenden, als könnte ich mich so ein Weilchen ausruhen.

Ich selbst war wieder ein bisschen schwerer geworden. Eigentlich grotesk: Er erschreckend mager, und daneben ich, wohlgenährt, rotwangig, kerngesund und endlich nach meinen vielen Ausflügen in mein gepolstertes Leben zurückgekehrt. Ich schämte mich ein bisschen, als ich an mir heruntersah.

Unklare Schuldgefühle bedrückten mich, die in seiner Gegenwart stärker wurden. Selbst ich hatte inzwischen begriffen, dass er für sich selbst eine lebensgefährliche Bedrohung war.

Wo war nur der Arne hin, in den ich mich verliebt hatte? Es gab ihn nicht mehr. Nie wieder würde ich mit der Hand über seine einzigartigen Bauchmuskeln streifen können. Er hatte sie weggehungert. Ich dachte an die kindliche Art, mit der er sich in gewissen Momenten an mir festgeklammert hatte. An seine Wildheit und sein Zittern. Noch so ein Niewieder.

Im Grunde hatten wir uns beide davongemacht, in entgegengesetzte Richtungen. Arne und ich kannten uns sieben Jahre. Wir hatten unsere Beziehung nie ausdrücklich beendet. Sie hatte einfach aufgehört, hatte sich aufgelöst.

Plötzlich blieb vor uns ein Kind stehen, zeigte auf Arne und zerrte seine Mutter am Arm.

»Mama?«, fragte es mit quengeliger Stimme. »Ist der Mann krank?«

Die Mutter zog das Kind fort, das sich im Weitergehen nach Arne umdrehte. »Sag schon, Mama.«

Arne reagierte auch darauf nicht

Die Verabredung war ein Fehler gewesen. Wir waren beide beklommen und bedrückt. Ich hatte Arne einen Bummel vorgeschlagen, aber nun hatte ich keine Ahnung mehr, was ich mit ihm anfangen sollte. Die Versuche, ihm zu helfen, hatte ich schon länger eingestellt. Hilfe – was sollte das überhaupt sein? Wenn Arne mich etwas gelehrt hat, dann, dass man niemanden vor sich selbst retten kann.

Um ihn und mich abzulenken, fragte ich ihn, was er in der Zwischenzeit gemacht hätte. Er starrte auf den Boden, und es schien, als hätte er mich nicht gehört. Nach ein paar Sekunden schaute er aber auf und sagte laut:

»Wie bitte?«

Ich wiederholte meine Frage und sah in sein Gesicht. Sah die Augen in den Höhlen. Den schmalen, schneeweißen Rücken seiner Nase.

Ich fragte:

»Rauchst du noch?«

Er nickte, griff unter sein Shirt und nestelte zur Bestätigung ein zerdrücktes Päckchen Marlboro hervor. Er nahm sich eine heraus, steckte sie zwischen die Lippen und sah sich um. Ein älterer Mann im beigen Anzug hatte offenbar seinen suchenden Blick aufgefangen. Er machte ein paar Schritte auf Arne zu, holte ein goldenes Feuerzeug aus seinem Jackett und hielt ihm die Flamme hin. Das Feuerzeug kam mir bekannt vor, ein altmodisches Dupont, ein ganz ähnliches war vor sieben Jahren aus Versehen neben Arne im Gras gelandet.

Arne sog den Rauch geräuschvoll durch die Zähne und inhalierte tief mit zurückgezogenen Lippen. Sein Zahnfleisch wirkte geschrumpft und hatte eine ungesunde Farbe. Er stieß eine Rauchwolke hervor, die nur knapp an dem Mann vorbeiwehte. Kurz darauf hustete er.

Der Mann schaute ihn nachdenklich an.

»Rauch nur, Junge«, sagte er. »Viel Zeit hast du nicht mehr dazu.«

Arne schien ihn nicht verstanden zu haben.

Ich machte einen Schritt auf den Mann zu, wollte ihn zurechtweisen, hielt aber plötzlich inne, weil ich nicht wusste, was ich sagen sollte. Ungerührt zupfte er mich am Ärmel und sagte:

»Kann es sein, junge Frau, dass Sie Ihrem Freund seine Suppe wegessen?«

Ich sagte ihm, er solle uns in Frieden lassen. Arne rauchte gleichgültig. Der Mann ging weiter, wir auch.

Nach ein paar Metern hielt Arne die Hand vor seine Augen und sagte, ihm werde schwindlig. Ich zeigte auf die Eisdiele.

»Komm«, sagte ich. »Dort können wir uns setzen. Nur auf einen Kaffee.«

Ich steuerte auf die kleinen Aluminiumtische zu, die auf der Straße standen. Einer war noch frei. Ein Kellner mit langer weißer Schürze kam mir mit einladender Miene entgegen. Dann sah er Arne hinterherkommen. Er stockte abrupt und wich so heftig zurück, dass er einen der leichten Metallstühle umstieß. Beflissen entschuldigte er sich, schaffte es aber nicht, den Schrecken aus seinem Gesicht zu verbannen.

Wir setzten uns an das runde Tischchen, ich bestellte einen Cappuccino und einen Espresso. Er sagte dem Kellner, dass er keinen Zucker nehmen werde. »Sie können also das Geld für den Zucker vom Preis abziehen«, erklärte er.

Ich legte eine Hand auf den Verband an seinem rechten Unterarm. »Lass nur, Arne, ich werde zahlen.«

Er streckte seine Beine unter den Tisch. Und schwieg. Als der Espresso kam, trank er ihn sofort aus. Ich rührte im Cappuccinoschaum und fragte so beiläufig wie möglich, ob er Ali in letzter Zeit einmal wiedergesehen hatte.

Arne schüttelte den Kopf.

»Nur einmal vor ungefähr einem Jahr. Beim Training am Stützpunkt.«

»Wie geht es ihm denn?«

Arne zuckte mit seinen knochigen Schultern und setzte das leere Espressotässchen noch einmal an seine Lippen.

»Ich glaube, er war nicht besonders gut in Form.«

Ich bestellte ihm noch einen Espresso, den er wieder schwarz hinunterstürzte. Er fing an, sachte über die Oberfläche seiner Verbände zu kratzen und sagte nichts mehr.

Ich dachte an Ali und seine Witze. Ich bereute, dass ich mich nie darum bemüht hatte, ihn wiederzusehen. Jetzt war es zu spät, Hubertus hatte bereits Verlobungsringe gekauft. Ich schaute auf die Uhr – wir waren erst seit einer Dreiviertelstunde unterwegs. Plötzlich fing Arne von sich aus zu reden an.

»Ich habe viel geschafft in der letzten Zeit.«

Fragend sah ich ihn an.

»Ich meine … Ich habe zum Beispiel gelernt, ohne Schlaf auszukommen.«

»Ohne Schlaf?«

»Ja«, sagte er achselzuckend. »Man kann alle seine Bedürfnisse abschaffen, wenn man will.«

Ich hätte mir am liebsten eine Notiz gemacht für das fast leere Heft mit der »unfreiwilligen Poesie«. Stattdessen fragte ich: »Ist das nicht ungesund?«

Er schaute in sein Tässchen und sagte nichts mehr.

»Wenn es dir bessergeht, können wir uns die Auslagen des neuen Sportgeschäfts ansehen«, schlug ich vor.

Er nickte. Ich winkte dem Kellner und zahlte. Der schaute mich mitleidig an und raunte durch die Nase: »Krebs?«

Arne stand auf, und ich hörte wieder, wie schwer er atmete. Er war 33 Jahre alt.

Er ging noch langsamer als zuvor, seine Schultern fielen nach vorn, und doch überragte er die Menge. Im Bemühen zu verschwinden, war er immer noch auffälliger geworden. Ich sah wieder, wie Passanten ihn mitleidig anblickten, andere gafften hemmungslos.

Arne drehte sich plötzlich zu mir um.

»Sie halten mich schon für tot.«

Nach ein paar Minuten erreichten wir das Sportgeschäft, das vor einer Woche eröffnet hatte. Im Schaufenster waren verschiedene Laufschuhe ausgestellt. Arne schaute sich die Modelle fachmännisch an. Er erklärte, dass er seit einiger Zeit kein Konditionstraining mehr machen könne. Vor ein paar Wochen sei ihm auf einem Waldweg schwarz vor Augen geworden, und es sei niemand da gewesen, um ihm zu helfen.

»Mein Kreislauf ist abgesackt«, sagte er.

Ich zerbrach mir den Kopf, was Arne mir damit sagen wollte. Sollte ich ihn zum nächsten Arzt schleppen? Oder wollte er gar nichts?

Ich sagte: »Brauchst du meine Hilfe?«

Er schüttelte den Kopf.

Eigentlich hatte ich ihm ins Gewissen reden wollen. Ich hatte mir Sätze zurechtgelegt wie: Du hast Verantwortung für die Menschen, die dich lieben. Oder: Lass uns nicht im Stich. Oder: Zeig den magersüchtigen Mädchen, wie man diese Krankheit überwindet. Doch ich brachte nur eine einzige armselige Frage heraus:

»Arne, wieso isst du nicht?«

Meine Stimme klang piepsig, ich hörte selbst die Hilflosigkeit darin.

Plötzlich merkte ich, dass Arne sich aufgerichtet hatte und seine Augen nicht mehr auf die Erde blickten. Ich folgte seinem Blick und erkannte, dass er mich nicht einmal mehr wahrnahm. Auch die Auslagen im Schaufenster betrachtete er nicht mehr. Er war dabei, sich selbst zu mustern. Diese Geisterbahn-Figur mit struppigem Haar.

Er hustete. Als er mit Husten fertig war, glaubte ich, ihn ein kleines bisschen lächeln zu sehen. Er musterte immer noch seine eigene Gestalt im Schaufenster, und er schien zufrieden zu sein mit dem, was er sah.

MÜLLER,
eigene Aufzeichnungen, 2008

Im Wartezimmer roch es muffig nach Medikamenten, und der *Kicker*, der auf einem niedrigen Tisch lag, war schon drei Wochen alt. An der Längswand hingen zwei vergilbte Plakate. Auf einem wurden einheimische Vögel, auf dem anderen Fische bestimmt und mit ihren lateinischen Namen benannt.

Rotkehlchen – Erithacus rubecula.

Elster – Pica pica.

Kohlmeise – Parus major.

Ich las die Namen immer wieder und ärgerte mich darüber, dass ich nicht mehr damit aufhören konnte. Ich war wohl selbst ein Fall für den Psychiater.

Bachforelle – Salo trutta fario.

Hecht – Esox lucius.

Die dazugehörigen Bildchen waren sogar ziemlich detailliert. Ich studierte gerade das Gefieder der Bachstelze – Motacilla alba –, als die Tür aufgerissen wurde.

Ich hätte mir beinahe die Augen gerieben, denn ich wähnte vor mir ganz kurz ein menschliches Exemplar von Cyprinus Carpio – dem Karpfen. Dann wurde mein Blick wieder klar. Dr. Anton Wissmann stand vor mir, ein Mann in meinem Alter im weißen Kittel. Ali hatte recht: Er sah aus wie ein Fisch. Wissmann grinste mich mit wulstigen Lippen an. Seine Stirn wirkte ein bisschen flach, und seine Augen standen leicht hervor – ihr etwas schielender Blick war aufmerksam auf mich gerichtet. Ich schüttelte den Kopf, um die Vorstellung vom Karpfen endgültig loszuwerden. Wissmann schwieg und sah mich trotz seines Augenfehlers ruhig an.

Ich starrte zurück.

Er streckte mir weder die Hand hin, noch begrüßte er mich sonst irgendwie, und ich glaubte zu erkennen, dass schon in diesen Sekunden etwas Wichtiges entschieden wurde. Derjenige, der zuerst anfing zu reden, machte sich automatisch zum schwächeren Teil dieser Beziehung. Er war das Objekt.

Ich versuchte, seinem verdrehten und gleichzeitig direkten Blick weiter standzuhalten. Ein Profiboxer hat mir für solche Situationen einmal einen Trick verraten. Beim Blickduell empfiehlt es sich, dem Gegner nicht in die Augen, sondern auf seine Nasenspitze schauen. Das reduziert den Stress.

Wissmann wartete. Nach ungefähr 30 Sekunden machte er mit seiner rechten Hand eine einladende Geste. Das hieß wohl, ich sollte ihm folgen. Ich stand auf und lief hinter seinem weißen Kittel her. Von irgendwoher zog es heftig.

Als wir in sein Behandlungszimmer kamen, sah ich sofort den Grund. Der Raum war klein, hatte aber ein großes, kompliziertes Fenster mit vielen Unterteilungen. Einer der kleinen Fensterflügel stand offen, kalte Luft strömte herein.

Wissmann deutete auf einen gepolsterten Stuhl vor seinem großen Schreibtisch aus dunklem Holz und räusperte sich. Ich setzte mich, er selbst nahm auf einem schweren Leder-Drehsessel auf der anderen Seite Platz.

»Entschuldigen Sie die Kälte«, sagte er. »Ich muss eine ganze Menge destruktive Energie hinauslassen.«

Ich schloss daraus – und aus einem Haufen zerknüllter Papiertaschentücher in einem Messing-Papierkorb neben mir – dass er kurz zuvor mit einem schweren Fall gesprochen hatte.

Der Arzt folgte meinem Blick und sagte seufzend: »Suizidgefahr. Vor einer Woche ist er noch mit langen Messern durch das Haus seiner Eltern gelaufen.«

Seine tiefe Stimme bildete einen verwirrenden Widerspruch zu seinem fischigen Äußeren. Wissmann ist langjähriger Oberarzt einer psychiatrischen Klinik. Alles hier war schlicht, karg und wirkte abwaschbar. Er stand noch einmal auf und schloss das Fenster. Die komplizierten Holzrahmen hatten schon unzählige weiße Farbanstriche erhalten, das sah ich an der unebenen Oberfläche mit übertünchten Rissen und Fugen. Unter seinen Schuhen knirschte es, als er die zwei Schritte zu seinem Stuhl zurückkehrte. Er war auf ein paar trockene Blätter getreten, die wohl von seinen Grünpflanzen auf das Linoleum gefallen waren. Vor dem Fenster, auf einem breiten Tisch mit Metallbeinen und einer Holzplatte, standen mehr als ein Dutzend Blumenstöcke in unterschiedlichen, teilweise angeschlagenen Übertöpfen. Einige Blattränder waren bräunlich und rollten sich ein. Manche Zweige hatten überhaupt keine Blätter mehr. Nirgendwo zeigte sich eine Blüte oder auch nur frisches Grün.

»Wie wäre es mit gießen?«, fragte ich.

Wissmann schüttelte den Kopf.

»Sie bekommen genügend Wasser. Aber sie halten die Patienten nicht aus. Nach ein paar Wochen fangen sie üblicherweise an zu trauern.«

Ich unterdrückte ein Grinsen.

Er erklärte, dass er die Pflanzen für sein inneres Gleichgewicht brauche und dass die Kranken sie benutzten, um ihren Blick daran festzuhalten.

»Weil sie hier so schnell welken, übernehme ich alle ramponierten Stücke, die andere Leute für ihre Wohnung nicht mehr haben wollen.«

Er drehte kurz seinen Sessel und wandte sich einem besonders traurigen grünen Pinsel zu.

»Wenn diese Pflanzen sprechen könnten …«

Der Psychiater verschränkte seine Unterarme und legte sie auf die Schreibtischplatte. Wieder sah er mich mit seinen Karpfenaugen an – und diesmal traf er mich unvorbereitet. Ich wich hastig seinem Blick aus und empfand ein Gefühl der Niederlage. Wissmann hielt mir eine Zigarettenschachtel hin, ich nahm eine. Er riss ein Streichholz an, gab mir Feuer und legte das abgebrannte Hölzchen in einen grünen Emaille-Aschenbecher, dem man ansah, dass er intensiv gebraucht wurde.

»Fast jeder hier drin raucht. Wir überlegen sogar, ob wir den Patienten nicht Tagesrationen an Zigaretten ausgeben sollen. Wir haben die Erfahrung gemacht, dass es besser ist, ihnen das Nikotin zu lassen.«

Es klopfte an der Tür, und ohne dass Wissmann etwas gerufen hätte, stürmte eine junge, korpulente Ärztin in einem engen Kittel herein, deren ursprünglich hochgestecktes Haar teilweise aus den Nadeln gerutscht war.

»Frau Bergmann duscht schon wieder«, brachte sie atemlos hervor.

Wissmanns Karpfenmund verzog sich.

»Waschzwang«, sagte er in meine Richtung. Und dann zu der Ärztin: »Wie lange schon?«

»Die anderen Patienten sagen, zwei Stunden.«

»Am besten, Sie drehen den zentralen Wasserhahn ab.«

Die Ärztin eilte hinaus.

Wissmann strich mit der rechten Hand über seine Schreibunterlage.

»Ich muss Sie insofern enttäuschen, als ich keine genauen Auskünfte über Arne Hansen geben kann. Natürlich erinnere ich mich an ihn. Als Ruderer sowieso. Obwohl ich für den Leistungssport nicht mehr viel übrighabe. Der erinnert mich zu sehr an meinen Alltag in der Psychiatrie. Meine Frau und ich sind Wanderruderer. Ein sehr entspannendes Hobby.«

Er sah mich auffordernd an, aber ich hatte nicht die Absicht, mit ihm über seinen Sport zu sprechen.

»Verstehe. Arne war schließlich Ihr Patient.«

»Wenn man so will. Er saß vor vielen Jahren einmal vor mir. Wolfgang Alt, den ich als Kind gut kannte, hatte den Termin für ihn vereinbart. Ich war praktisch sein Entdecker. Der einzige Olympiasieger, der aus unserem Verein kam. Ein prima Kerl übrigens, heute Arzt.«

»Der schickt mich zu Ihnen«, sagte ich schnell.

»Hansen kam zweimal in meine Sprechstunde. Zum dritten Termin erschien er nicht mehr. Ich glaube mich zu erinnern, dass er weder abgesagt noch sich später entschuldigt hat. Aber das hat mich nicht gewundert. Solche Fälle lassen sich normalerweise nicht behandeln. Und – nur für den Fall, dass Sie jemandem einen Vorwurf machen wollen – ein Laie hätte nichts für ihn tun können, außer ihm zu sagen, geh zum Nervenarzt.«

Ich dachte, ja, das hätte Ali wahrscheinlich viel früher machen müssen, während ich meinen Reporterblock aus der Tasche meines Jacketts holte.

»Hatten Sie in Ihrer Praxis schon mit ähnlich gelagerten Fällen zu tun?«

Wissmann nickte.

»Es gibt nur wenige Kollegen, die umfangreiche Erfahrungen damit haben, ich selbst habe jedoch schon mehrere Fälle behandelt. Magersucht bei Männern ist ein relativ seltenes Phänomen.«

»Eher eine Mädchenkrankheit, oder?«

»Es wird geschätzt, dass auf 30 weibliche Anorexien eine männliche kommt. Magersucht bei Mädchen hängt mit der Störung des eigenen Körperbildes zusammen. Bei Männern ist das anders. Bei ihnen steckt immer eine Persönlichkeitsstörung dahinter.«

»Eine Persönlichkeitsstörung?«

Wissmann lächelte zart.

»Entschuldigen Sie, ich darf einen Sportreporter natürlich nicht überfordern mit meinem Fachchinesisch.«

Ich beschloss, die Anspielung auf meine dürftige Bildung widerstandslos zu schlucken, um das Gespräch nicht in die falsche Bahn zu lenken.

»Eine Charakteropathie, deren Wurzeln in der frühen Kindheit liegen.«

»Jaja«, sagte ich rasch. »Eine schwere Kindheit – das ist eine beliebte Entschuldigung für Leute, die keine Verantwortung für sich übernehmen wollen.«

Wissmann schüttelte tadelnd den Kopf.

»Vergessen Sie nicht, dass wir es hier mit einem schwerkranken Mann zu tun haben.«

»Sie meinen also wirklich, die Eltern sind schuld?«

Wissmann schaute mich misstrauisch an.

»Sie werden doch wohl nicht irgendwelche Rückschlüsse auf Personen ziehen und das veröffentlichen.«

Ich schüttelte den Kopf.

»Versprechen Sie mir das?«

Ich nickte.

»Laut bitte«, sagte er.

Obwohl ich mir noch blöder vorkam als zuvor, wiederholte ich, dass ich keine Rückschlüsse auf Personen ziehen und diese veröffentlichen würde.

Dann fuhr er fort: »Frühkindliche Defizite könnten natürlich die Ursache sein. Mangelnde Wärme. Eine nicht funktionierende Eltern-Kind-Beziehung.«

»Die hatte ich auch nicht«, sagte ich lachend, verstummte aber schnell.

»Es könnte viele Ursachen geben. Oft handelt es sich tatsächlich um Kinder, die von ihren Eltern ausgebeutet, für etwas benutzt worden sind. Zum Beispiel, um ihre Ehe zu retten. Gerade sehr sensible, emotional begabte Kinder bieten sich dafür an. Sie reagieren, indem sie sich selbst opfern. Die Kinder horchen in die Eltern hinein und spüren wie lebende Seismografen deren Bedürfnisse, die sie dann zu erfüllen versuchen. Sie wollen vermitteln, ihre Eltern wieder zusammenbringen, weil dies für sie eine Überlebensgrundlage darstellt.«

»Und das halten sie nicht aus.«

Wissmann nickte.

»Ein Effekt kann sein, dass sie irgendwann alle seelischen Regungen paralysieren.«

»Und so war das bei Arne?«

Wissmann räusperte sich.

»Arne war innerlich und äußerlich verstummt. Er kam aus einem Umfeld …«

Ich holte ein bisschen zu laut Luft, und Wissmann sah mich scharf an.

»In meinem Beruf kann man sich Mitgefühl nicht erlauben. Aber ich werde immer empfindlicher gegen Beschränktheit und Rücksichtslosigkeit. Nichts geschieht ohne Ursache, und ich kann Ihnen versichern, auch in Arnes Fall gibt es sie.«

»Hat er Ihnen davon erzählt?«

Wissmann nickte. »Es gibt gewisse Techniken, Erfahrungen aufzuspüren, von denen ein Patient sich eigentlich abgeschnitten hat.«

»Und?«

Wieder so ein scharfer Blick von Wissmann.

»Ich frage mich: Wer wäre dieser Arne geworden, wenn er nicht erloschen wäre? Jeder seelische Schmerz, den Kinder erleiden, macht die Welt ein Stück schlechter.«

Ich ahnte, dass weiteres Nachbohren vorerst sinnlos war.

»Schön und gut«, sagte ich und lehnte mich zurück. »Aber

wie paralysiert ein Mensch seine seelischen Regungen? Das ist doch unmöglich.«

Auch Wissmann setzte sich bequemer hin, als begänne nun der Routineteil seines Vortrags.

»Der zentrale Begriff, wenn es um Magersucht geht, ist das Nichts.«

»Die Leere?«

»Nein. Eben nicht die Leere. Das Empfinden von Leere würde voraussetzen, dass man eine Vorstellung von Fülle hat. Da ist dann immer noch eine Empfindung, nämlich die Empfindung des Defizits. Wir sprechen aber von dem Nichts, das wirklich nichts ist.«

Ich schrieb mir diesen Satz auf, in der Hoffnung, ihn dadurch zu verstehen. Das Nichts, das wirklich nichts ist. Mein Verstand arbeitete nur träge.

»Wieso nichts?«, fragte ich.

»Das Bedürfnis, sich in nichts aufzulösen, ist dadurch bedingt, dass die Wirklichkeit unerträglich ist. Erst das Nichts hebt jedes Leiden auf.«

Das Bild schien mich zu verfolgen: Der große, schwere, muskelbepackte Hansen auf dem olympischen Siegerpodest. Nichts. Und gleichzeitig sein Verstand, der offensichtlich registrierte, dass da nichts war. Ich dachte wieder daran, wie er gegen die Wand gerannt war. Vielleicht hatte er es getan, um zu fühlen, dass er da war.

»Kann es sein, dass er trotzdem manchmal versucht hat, sich selbst zu fühlen?«

Er zögerte.

»Möglich … Das Leiden selber merkt der Kranke aber nicht. Er weiß nicht, worunter er leidet.«

»Aber er merkt, dass etwas nicht stimmt mit ihm?«

»Ja. Aber wieso soll er etwas ändern? Üblicherweise hängt

ein Patient an seiner Krankheit. Ja, er verteidigt sie sogar gegen sein Umfeld.«

Ich schrieb auch diesen Satz auf. Er verteidigt seine Krankheit gegen sein Umfeld. Auch gegen die Menschen, die sich für ihn interessieren. Und auch gegen die Menschen, die ihn lieben. Wenn du das Quälende nicht abschaffen kannst, musst du dich selbst abschaffen.

»Eigentlich eine sinnvolle Sache«, sagte ich.

Wissmann richtete schon wieder seinen Diagnoseblick auf mich.

»Meinen Sie? Das Ziel des Patienten ist es, völlig in diesem Nichts zu versinken. Und das ist der Tod.«

Ich schrieb auf: Tod.

Ich holte meine Zigaretten aus der Jacke und steckte mir mit dem eigenen Feuerzeug eine an. Als ich die Zigarette zum Mund führte, fürchtete ich kurz, meine Hand könnte zittern und der Arzt mich für einen Trinker halten. Obwohl das nicht der Fall war, fühlte ich mich ertappt.

»Für mich stellt sich die Frage, wie ein solches Nichts, wie Sie ihn nennen, so einzigartige sportliche Leistungen hervorbringen kann. Die müssen von innen kommen. Das weiß ich aus Erfahrung.«

Wissmann schüttelte den Kopf.

»Er war eine hochleistungsorientierte Maschine. Jemand hat ihm gesagt, was er tun muss, und diese Chance hat er ergriffen.«

»Wollen Sie damit sagen, jemand hat Hansen aufgezogen wie ein Blechspielzeug und in das Ruderboot gesetzt, und er hat sein Programm abgespult, ohne sich dafür entschieden zu haben?«

»Im Grunde ja. Natürlich waren die Abläufe komplizierter. So viel ich weiß, war Hansen in seinen besten Zeiten ein genialer Schlagmann, der allerdings nur selten von seinem Schema abwich. Erinnert Sie das nicht an eine Maschine? Und der ganze Achter? Ein mechanisches Wunderwerk. Ein geniales Tätigkeitsfeld für einen, der sich in nichts auflösen will.«

Ein Räderwerk, dachte ich. Eine Kampfmaschine. Ja. Ich musste zugeben: In diesem Punkt hatte er recht. Plötzlich fiel mir meine heimliche Pornofilmsammlung in den Tiefen meiner Wohnzimmerschrankwand ein. Ein Leben lang hatte ich die Männer in den Filmen heimlich beneidet, die Erektionsweltmeister, die immer konnten und offensichtlich nie versagten. Sie waren Maschinen. Sex-Maschinen. Ich musste grinsen, korrigierte meinen Gesichtsausdruck aber sofort wieder, als ich Wissmanns ernste Miene sah.

»Er hat also nichts gefühlt, als er die Goldmedaille gewonnen hat?«

»Nach meiner Erfahrung kann er nichts gefühlt haben. Der Erfolg löst nichts aus. Keine Freude und keinen Stolz, weil er es nicht aus eigenem Entschluss gemacht hat. Er hat sich selbst zum Werkzeug gemacht.«

Ich drückte den Zigarettenstummel im Aschenbecher aus. »Wie erklären Sie dann, dass er damals noch genug gegessen hat?«

»Ich denke, man kann sogar den Erfolg als Magersucht sehen. Wer im Erfolg nichts fühlt, der kann selbst dabei zusehen, wie seine Seele weniger wird. Von Erfolg zu Erfolg, von Abstumpfung zu Abstumpfung. Als das wegfiel, begann bei dem Ruderer die richtige Magersucht.«

Der Arzt nahm seine Armbanduhr ab, eine goldene Uhr mit braunem Lederband, schaute kurz auf das Zifferblatt und legte sie mit einem zarten Geräusch auf die Schreibtischunterlage. Doch er redete ruhig weiter. »Sind Sie denn sicher, dass er während seiner Laufbahn normal gegessen hat?«

»Nein.« Plötzlich ergriff mich eine große Erleichterung. Es

war eine Krankheit mit ganz klaren Symptomen. Keiner von uns war schuld.

»Hansen hat essen können, weil er wusste, es wird beim Training verbraucht«, sagte der Psychiater ruhig. »So konnte er das Essen funktionalisieren. Das hat nichts mit Schmecken oder gar mit Genuss zu tun. Es hat nur mit dem Nichts zu tun. Das ist der Schlüssel.«

Das Nichts. Ich war erstaunt, dass Arne angeblich so wenig gelitten hatte.

»Wollen Sie damit sagen, man muss Arne als Zombie sehen?«

Wissmann fixierte mich mit einem arroganten Lächeln, über das ich mich viel mehr ärgerte, als ich wollte.

»In Ihrer Welt drückt man das vielleicht so aus. Wir sehen einen Menschen, der keine Chance hat, sich zu entfalten.«

Ich ärgerte mich über die Gelassenheit des Doktors.

»Nun sagen Sie schon«, insistierte ich. »Was haben Arnes Eltern mit ihm gemacht?«

Wissmann seufzte.

»Wir sind alle Gottes Kinder. Wir sind alle Opfer. Und wir sind alle Täter.«

»O.k.«, sagte ich. »Wenn Sie sagen, Arne wollte nichts mehr fühlen – warum hat er dann so hart trainiert? Warum hat er sich selbst verletzt?«

»Ja«, sagte Wissmann. »Eine interessante Frage. Im Schmerz kann man sich spüren – wenn man sich schon nicht fühlen kann.«

Ich fixierte die beiden Päckchen Papiertaschentücher vor mir, hob den Blick und sah auf die vor sich hin welkenden Pflanzen. Meine Erleichterung war weg, ich fühlte plötzlich eine tiefe Erschöpfung.

»Tut mir leid«, sagte ich und konnte ein schweres Schlucken

nicht verbergen. »Ich weiß nicht mehr, was ich denken soll. Ich habe immer versucht, mit ihm zu fühlen.«

Wissmann lächelte zum ersten Mal richtig, und ich sah endlich seine Zähne, sie waren klein und nach hinten gebogen.

»Wo kein Gefühl ist«, sagte er, »da ist auch kein Mitgefühl möglich.«

Ich schluckte wieder.

»Ich kann mir vorstellen, wie sehr es Sie erschüttert, wenn in einem gesunden, schönen Körper eine so kranke Persönlichkeit wohnt«, sagte Wissmann. »Das widerspricht den olympischen Idealen, nicht wahr?«

Ich nickte, aber ich wusste, dass das nur ein Teil der Wahrheit war.

»Außerdem ist es natürlich nicht leicht, seine eigene Ohnmacht zu erkennen.«

Ich nickte wieder.

»Hansen hat seine Störung kompensieren können, solange er ruderte. Er hat sein Maschinenleben sinnvoll einsetzen können. Erst als das aufhörte, war wirklich nichts mehr.«

Ich notierte: Maschinenleben.

»Dass Hansen sich die Krankheit nicht durch Leistungssport erworben hat, kann man schon daran erkennen, dass sein Bruder auch anorektische Phasen hatte.«

Ich packte meinen Stift fester.

»Was?«

»Ach«, sagte Wissmann, »ich dachte, das wäre Ihnen bekannt.« Auf einmal wirkte er ein wenig unsicher, brachte seine Körpersprache aber sofort wieder unter Kontrolle. »Nun denn, dann habe ich Ihnen doch noch ein Geheimnis verraten. Aber mehr werde ich dazu nicht sagen.«

Ich hätte gerne nachgehakt, aber ich wusste, es wäre sinnlos gewesen. Also erklärte ich Wissmann, dass ich schon seit Monaten regelmäßig Interviews mit Hansens Ex-Freundin und seinem ehemaligen Trainingspartner führte.

»Wir haben unzählige Stunden über ihn gesprochen. Wir reden wie die Besessenen und werden nicht fertig damit. Warum nur?«

Wissmann lächelte noch einmal, diesmal lächelten sogar seine Karpfenaugen mit.

»Ich nehme stark an, dass es bei ihm irgendwann kaum mehr ein Ich gab, das eigenverantwortlich etwas getan hat. Er hat die Dinge mit sich geschehen lassen und ist dabei immer weniger geworden. Sie haben seine Persönlichkeit vielleicht nie gesehen. Was Sie in ihm gesehen haben, das ist nicht er. Das sind Sie selbst.«

»Wir haben uns selbst in ihm gesehen? Wie meinen Sie das?«

Wissmann nahm den Aschenbecher und leerte meine beiden Zigarettenkippen in einen Mülleimer neben seinen Füßen. Er nahm seine Uhr von der Schreibunterlage und befestigte sie wieder an seinem linken Handgelenk.

»Sie haben in ihn hineingeschaut wie in einen Spiegel. Da war nichts. Er hatte sich aufgelöst. Alles, was Sie in einem solchen Menschen sehen, sind Ihre eigenen Vorstellungen.«

Er stand auf und streckte mir seine Hand entgegen. Auch ich erhob mich von meinem Stuhl und schüttelte sie. Er schaute noch einmal demonstrativ auf seine Uhr.

»Sie entschuldigen mich, in wenigen Minuten kommt mein nächster Patient.«

Ich drehte mich um und ging, während Wissmann hinter seinem Schreibtisch stehen blieb. An der Tür fühlte ich plötzlich seinen scharfen Blick in meinem Rücken und stolperte über die Schwelle, konnte mich aber mit einem raschen Schritt nach vorne abfangen.

»Hoppla«, sagte Wissmann.

Beim Hinausgehen sah ich im Wartezimmer einen völlig normal aussehenden Mann in einem grauen Anzug sitzen.

Wenn Wissmann recht hatte, dann hatten wir nicht über Arne gesprochen, sondern über uns selbst. Wir hatten versucht, Arne zu beschreiben und dabei beschrieben, was wir selbst in ihm sahen. Arne existierte nicht.

Mir war das plötzlich zu viel. Ich sehnte mich zurück nach den Ergebnislisten und Fußballtabellen, die mich vorher so zuverlässig durch mein Leben begleitet hatten. Sie hatten keine Seele, die mich verwirren konnte.

Zurück in meiner Wohnung stellte ich mich vor den großen Spiegel im Flur. Ich sah einen 65 Jahre alten, ungekämmten Haudegen mit eingezogenem Bauch, in Jeans und einem zerbeulten Cordsamtjackett. Ein bisschen ramponiert. Aber wenigstens ich.

ALI,
Zusammenfassung einer Tonbandaufzeichnung, Dienstag, 9. Dezember 2008

Als wir damals im Stützpunkt zusammen auf der Treppe saßen, glaubte ich, er würde auf mich hören. Ich war ein hartnäckiger Bursche und nicht gewohnt aufzugeben. Hier, wo wir früher einmal gemeinsam wie Sklaven auf das gleiche Ziel hingearbeitet hatten, fühlte ich mich ihm nahe. Ich drückte ihm den Ellbogen in die knochige Seite.

»Du musst dich jetzt zusammenreißen. Denk an Olympia! An unsere Goldmedaille. Alles ist möglich. Also gib endlich wieder Gas. Ich helfe dir dabei.«

Ich packte seinen Unterarm.

Arne zuckte zurück – und dann fuhr er alle seine Antennen wieder ein.

»Nicht nötig.«

Ich versuchte es mit Fürsorglichkeit.

»Soll ich nicht wenigstens deine Wunden versorgen?«

»Ich komme ganz gut zurecht.«

Gerade weil es so aussichtslos war, wurde ich lauter.

»Die Zähne werden dir ausfallen, wenn du so weitermachst«, schrie ich. »Und deine Knochen werden mürbe.«

Er blinzelte nervös und riss den Reißverschluss seiner Sportjacke ein Stück auf und zu.

»Vielleicht sind deine Organe schon geschädigt.«

Arne riss noch einmal an dem Reißverschluss und zog eine Zigarettenschachtel heraus.

Der Anblick der Zigaretten war zu viel.

»Hier wird nicht geraucht«, herrschte ich ihn an. »Hier trainieren Leistungssportler.«

Er nahm sich trotzdem eine Zigarette, zusammen mit einem Feuerzeug. Und hustete.

Ich rüttelte an seiner Schulter. »Siehst du?«

»Was?«

»Du hustest. Was du hier ablaufen lässt, ist ein Selbstvernichtungsprogramm.«

Arne steckte die Zigarette zurück in die Schachtel.

»Dann eben später.«

»Wer nichts isst, wird impotent!«

Auch das half nicht. Er wurde nur wieder einmal rot.

Ich stand auf, hastete die Treppe hinunter und war froh, als ich im Freien stand. Vielleicht hätte er damals noch eine Chance gehabt. Aber er wollte wohl keine.

Wir führten in den folgenden Wochen noch ein, zwei Telefongespräche. Ich schickte ihn zu Wissmann, und er ging zu meiner Verwunderung sogar ein- oder zweimal hin. Vielleicht sogar mir zuliebe. Gesehen habe ich ihn lange nicht. Zwei Jahre sicherlich.

Wie erwartet erwies er sich als zäh. Er hielt auch seinen eigenen Attacken stand.

Es war Heiligabend, als Arne das erste Mal richtig zusammen klappte.

Ich hatte Dienst im Krankenhaus, in der Notaufnahme, und es gab eine Menge zu tun. Weihnachten im Krankenhaus – das ist eine Stimmung wie auf der Baustelle, gemischt mit Einsamkeit und Depression. Also genau die passende Umgebung, um Arne wiederzusehen.

Ich wünschte mich fort, nach Hause zu Katja und meinen beiden Kleinen. Aber jemand muss sich um die Gestrandeten der heiligen Weihnacht kümmern, und diesmal hatte es mich getroffen.

Ich hatte gerade einem übergewichtigen Typen mit einer Gallenkolik eine Infusion mit Buscopan gelegt und versuchte, mich mit einer Tasse Tee zu erholen, als mein Kollege an die Tür klopfte. Ich saß am Tisch im Arztzimmer und fühlte mich todmüde. Um mich nur Ödnis. Da stand eine leere Sektflasche, mit deren Inhalt die Frühschicht die Feiertage eingeläutet hatte, und daneben ein Teller mit krümeligen Weihnachtsplätzchen. Auch das Gesicht, das der Kollege durch die Tür schob, sah müde und eingefallen aus, obwohl es erst fünf Uhr am Nachmittag war. Draußen war es dunkel, im Fenster stand ein Kerzengesteck, das noch nie angezündet worden war.

Der Kollege sagte:

»Dr. Alt – ich habe jemanden aufgenommen, der behauptet, er sei mit Ihnen bekannt. Er heißt Arne Hansen.«

»Arne? Weswegen ist er hier?«

»Schwächeanfall, Kreislaufzusammenbruch. Akute Unterernährung.«

Ich hatte ihn nicht ins Leben zurückquatschen können. Natürlich hatte er sich vom Psychiater nicht helfen lassen und weitergemacht mit seinem Programm, wie gehabt und wie gewollt. Ich starrte weiter auf das Gesteck mit der roten Kerze und dachte, er kotzt mich an, dieser Irre. Ich will da jetzt nicht hin. Ich habe gebüßt dafür, dass ich ihn dieses einzige Mal auf dem Wasser geschlagen habe. Und dass ich seine Freundin geküsst habe.

»Mann, Mann«, sagte ich zu meinem Kollegen, und mein Kopf wog auf einmal so schwer, dass ich ihn in meine Hände legen musste.

Der Kollege wunderte sich nicht.

»Ist das ein Freund von Ihnen? Dann machen Sie sich auf etwas gefasst.«

In diesem Moment kam eine Schwester angerannt. »Kommen Sie beide. Ich glaube, ein Schlaganfall.«

Während der folgenden Stunden ging es bei uns lebhafter zu als in Bethlehems Stall. Um acht Uhr sah ich das erste Mal auf meine Uhr. Eine Stunde später setzte ich mich das erste Mal hin und aß das Sandwich, das mir meine Frau mitgegeben hatte. Ungetoastetes Weißbrot mit Truthahn, passend zum Fest. Darauf ein Berg Mayonnaise. Ich biss ab und kaute, und schon drehte sich mir der Magen um. Als ich das Sandwich zurück legte, fiel mir Arne wieder ein.

Früher oder später musste ich hin.

Auf dem Flur traf ich meinen Kollegen wieder und fragte ihn, wo Arne lag. Innere. Ich nahm den Aufzug nach oben. Dort sagte mir die Stationsschwester, ich fände ihn auf Zimmer 512. Sie schaute mich betreten an.

»Kennen Sie ihn?«

»Ein alter Freund.«

Sie zuckte mit den Schultern.

»Tut mir leid.«

Ich klopfte an, bekam aber keine Antwort, öffnete vorsichtig die Tür und ging leise hinein. Es war fast dunkel im Krankenzimmer, nur die Leselampe am Kopfende brannte und beleuchtete ein fremdes Gesicht. Ich wollte wieder gehen, weil ich dachte, die Schwester hätte mir die falsche Zimmernummer genannt. Hier lag ein Greis. Er lag auf dem Rücken und schlief, das spitze Kinn hochgeschoben. Sein Mund war aufgeklappt.

Ich trat näher und schaute auf das Schild am Fußende. Tatsächlich. Da stand: Arne Hansen, geboren am 25. Juni 1963.

Vorsichtig stellte ich einen der beiden Besucherstühle neben sein Bett, setzte mich hin und versuchte, seine Atemzüge zu hören. Er atmete hastig und oberflächlich, so als hätte er es eilig, damit fertig zu werden.

Ich war dankbar für das Halbdunkel. Das ganze Zimmer schien mir plötzlich wie eine dunkle, der Welt abgewandte

Höhle. Es war fast überirdisch still. Nach dem Trubel der vergangenen Stunden verlangsamten sich meine Gedanken wieder.

Ich sah diesen Körper unter der weißen Decke liegen, sah das spitze Gesicht und suchte nach Zeichen, an denen ich ihn erkennen konnte. Es waren Arnes Haare. Arnes farblose Augenbrauen. Arnes Nase, wenn auch noch einmal schärfer als in meiner Erinnerung.

Ich wusste, dass der Tod ihn schon eine ganze Weile auf allen seinen Wegen begleitete. Nun würde er bald am Ziel sein. Ich widerstand der Versuchung, die Hände zu falten. Nicht einmal an Weihnachten, sagte ich mir rasch. Doch am liebsten hätte ich das Kerzengesteck aus dem Arztzimmer geholt und angezündet. Ich hatte so viel mit ihm gemeinsam. Ich hatte so viele Stunden mit ihm beim Training verbracht, im Zweier, im Vierer, im Achter. Ich hatte so viele Male, in zahllosen Trainingslagern, das Doppelzimmer mit ihm geteilt. Als es losging mit uns beiden, dachte ich, der Typ ist o.k. Der nervt dich nicht.

Plötzlich bewegte sich Arne in seinem Bett. Er drehte seinen Kopf hin und her, schmatzte mit den Lippen und schloss seinen Mund. Ich nahm ein Stück Zellstoff vom Nachttisch und wischte ihm die Mundwinkel ab. Ich kontrollierte, ob die Infusion lief – alles in Ordnung. Der Piepser in meiner Kitteltasche hielt immer noch Ruhe – auch über das Krankenhaus schien sich jetzt Heiligabend zu senken.

Ich setzte mich wieder hin, verschränkte die Arme und dachte an den Tag, der Arne und mich mehr verbunden hatte als alle Rennen. Damals kannten wir uns erst ganz kurz. Wir kamen vom Achtertraining, hatten gerade das Boot weggelegt, und ich ging allein zurück zum Steg, weil ich meine Trinkflasche liegen gelassen hatte. Auf einmal rutschte ich mit meinem rechten Fuß zwischen die morschen Planken des Bootsstegs. Ich stürzte auf beide Knie und verdrehte dabei mit einem knirschenden Geräusch meinen rechten Knöchel. Meine Lage war scheußlich. Es war unmöglich, mich aufzurichten und den Fuß herauszuziehen. Ich hatte eine Heidenangst, mich schwer zu verletzen, und wagte es nicht, fester zu zerren. Die Holzsplitter stachen in mein Bein, und ich fühlte mich wie ein gefangenes Tier. Mir war schlecht, und ich heulte beinahe aus Verzweiflung. Irgendwann schaute ich auf, den anderen hinterher, doch nur einer hatte etwas bemerkt. Arne kam im Laufschritt näher, er sagte nichts, als er bei mir war, kauerte sich neben mich und packte vorsichtig meinen Fuß. Als er merkte, dass er ihn nicht befreien konnte, stand er rasch auf, bückte sich und riss mit seinen beiden Händen die daneben liegende Planke krachend heraus. Das lange, an den Enden gesplitterte Stück Holz warf er ins Wasser. Dann riss er das zweite Brett heraus, und mein Fuß war frei. Nachdem ich mich aufgerichtet, meine Gelenke getestet und ein paar Schritte geschafft hatte, reichte er mir – immer noch wortlos – die Hand. Ich schüttelte sie, spürte dabei seine Schwielen, und als ich meine Hand wieder zurückgezogen hatte, war sie feucht, und ich sah, dass sie voll mit seinem Blut war. Ich sagte: »Danke.« Arne antwortete nicht und ging weg.

Mein Piepser summte.

Arne schreckte auf und öffnete die Augen.

Ich sagte:

»Du bist im Krankenhaus.«

Er schaute sich im Zimmer um.

»Ich bin o.k.«, sagte er leise. Beunruhigt fixierte er die Infusion. »Eine Frage«, sagte er.

»Ja, Arne?«

»Was gebt ihr mir da?«

»Glukose. Du hattest einen Schwächeanfall.«

Arne sah mich erschrocken an.

»Hast du eine Ahnung, wie viel Kalorien das Zeug hat?«

Ich versuchte, ihn zu beruhigen.

»Du brauchst das in deinem Zustand.«

Er richtete sich auf.

»In meinem Zustand? Wenn ich hier zwangsernährt werde, bin ich sofort weg.«

»Durch den Tropf hat noch keiner zugenommen, glaube mir.«

Er nickte schwach und schloss die Augen.

In meinem Knöchel war damals ein Band gerissen, und ich musste operiert werden. Die Mannschaft kreuzte geschlossen an meinem Krankenhausbett auf – bis auf Arne.

Der Piepser summte noch einmal, Arne reagierte nicht.

Ich stand da, unschlüssig, und wusste nicht mehr, was ich sagen sollte.

Die folgenden Tage hatte ich frei. Ich feierte Weihnachten mit meiner Familie und versuchte, die Erinnerung an Arnes Anblick zu verdrängen. Ich fühlte diese Mischung aus Aggression und Unlust, die mir Patienten immer einflößen, wenn sie sich nicht helfen lassen. Als ich wieder meinen Dienst antrat, war er schon wieder zu Hause. Ich weiß, ich hätte mich um ihn kümmern müssen, aber ich hatte es aufgegeben, ihn aufhalten zu wollen.

Vier Wochen später wurde Arne wieder eingeliefert, aber das hörte ich erst später – ich war mit ein paar Freunden auf einer Skitour in Ischgl. Und dann zwei Monate später noch einmal. Er ließ nicht einmal mehr nach mir fragen, ich erfuhr es von den Pflegern. Ausgerechnet Sam, mein Hintermann aus dem Olympia-Achter, hatte ihn in einem Fahrradgeschäft aufgelesen, wo er sich einen besonders gut gepolsterten Gel-Sattel angeschaut hatte. Ich nehme an, er konnte mit seinen bloßen Gesäßknochen kaum mehr auf dem Rad sitzen. In seinem Zustand konnte er wahrscheinlich kaum mehr gehen.

Widerwillig ging ich zu ihm. Vor seiner Zimmertür traf ich eine dickliche Frau um die 60 in einem karierten Regenmantel.

»Guten Tag Herr Doktor«, sagte sie mit einem osteuropäischen Akzent. »Ich bin Frau Ringel, die Nachbarin von Herrn Hansen.«

Sie sagte, sie sei gelernte Krankenschwester, heute in Rente, und verbinde ihm seit Jahren regelmäßig seine Wunden.

»Ich mache das doch richtig?«

Kaum hatte ich erklärt, dass ich Arnes Ruderkamerad gewesen sei, war es vorbei mit dem unterwürfigen Ton. Sie holte tief Luft und fing an, mich mit Vorwürfen zu bombardieren.

»Was seid ihn nur für Freunde?«, schimpfte sie. »Warum lasst ihr ihn alle im Stich? Was seid ihr nur für Menschen?«

Ich fragte sie, ob sie Kontakt zu seiner Familie hätte. Sie schüttelte den Kopf, und nur durch rasches Weiterreden konnte ich sie von der nächsten Schimpftirade abhalten. Ich sagte, dass ich mir die Wunden ansehen würde, was sie beruhigte. Dann bat ich sie, meine Telefonnummer zu notieren und mich nach seiner Entlassung aus dem Krankenhaus über seinen Zustand auf dem Laufenden zu halten. Sie nickte und holte ein Notizbuch aus der Handtasche.

»Wie ernst ist es denn, Herr Doktor?«, fragte sie wieder in ihrem unterwürfigen Ton.

»Er muss essen«, sagte ich.

»Das wird er nicht«, antwortete sie.

Ich hatte inzwischen seine Krankenakte gelesen und wusste, wie schlimm es um ihn stand. Seinem vergrößerten Sportlerherz drohte ein Infarkt. Seine Nieren funktionierten schlecht. Seine Lunge war angegriffen. Alle seine Kräfte waren aufgebraucht. Sein Allgemeinzustand war der eines Sterbenden. Eine Erkältung konnte ihn das Leben kosten.

Ich wartete, bis die Nachbarin fort war, und ging zu Arne hinein.

Der Schock bei seinem Anblick blieb diesmal aus – ich hatte mich daran gewöhnt, das war nun eben der neue Arne. Ich hatte ein Fachbuch dabei, das sich mit Magersucht befasste, und fragte ihn, ob ich es ihm leihen sollte.

Er schaute sich kurz den Umschlag an, schüttelte den Kopf und sagte mühsam:

»Das habe ich schon gelesen. Und noch viele andere. Ich weiß Bescheid.«

Die Tür ging auf, Sam kam herein, und die Stimmung änderte sich. Sam mit seinen roten Haaren und den Sommersprossen, notorisch unzufrieden, aber zu seiner Zeit einer der stärksten Ruderer der Welt. Ich sprang auf und hätte ihn am liebsten in die Arme geschlossen. Sam, die alte Rübe. Er sah gut aus. Nach dem Ende seiner Karriere hatte er das Architekturbüro seines Vaters übernommen. Arne sah zu, wie wir uns begrüßten und starrte dann auf die Obsttüte in Sams Hand.

»Das kannst du gleich wieder mitnehmen«, flüsterte er.

Sam legte die Tüte trotzdem auf den Nachttisch und setzte sich auf den Besucherstuhl. Er wirkte erschrocken, aber er schien Arnes wahren Zustand nicht zu erkennen. Beherzt packte er seine Hand und fing leise an zu reden.

»Ausgerechnet ein Schwächeanfall bringt mich nach Jahren wieder mit unserem stärksten Mann zusammen.«

Arne brummte.

Sam wusste noch nicht, dass es sinnlos war, an Arnes Lebenswillen zu appellieren. Er fing an, auf ihn einzureden.

»Arne«, sagte er. »Stell dir vor, das Rennen geht über 2000 Meter.«

Arne nickte schwach.

»Du bist erst bei 1500 Meter und drohst abzukacken. Was machst du?«

Das, was ich in Arnes Gesicht sah, war vielleicht sogar Wehmut. Er räusperte sich.

»Ich lege eine Schippe drauf«, sagte er heiser.

»Siehst du. So geht das. Und ich helfe dir dabei«, sagte Sam.

»Ja«, flüsterte Arne. »Ich bin schon weit gekommen in meinem Rennen.«

Sam dachte offenbar immer noch, er hätte in diesem Kampf eine Chance.

»Dann zieh endlich. Wenn du jetzt nicht den Riemen in die Hand nimmst und anfängst zu ziehen, verlierst du.«

Arne zog verschüchtert den Kopf ein und sagte leise:

»Ja. Ich verliere.«

Tief in mir fühlte ich immer noch Spuren seiner alten Kraft, mit der er uns alle mitgerissen hatte. Sam auch.

»Du verlierst nicht nur«, sagte ich laut vom Waschbecken aus in seine Richtung. »Du stirbst.«

Arne lag ungerührt in seinem Bett.

»Ja«, sagte er, noch leiser, kaum mehr hörbar. »Ich weiß.«

Sam fing an zu weinen. Arne fragte, ob ich eine Zigarette für ihn hätte. Ich verneinte. Bevor ich zusammen mit Sam hinausging, bat Arne mich um Papier und mehrere Briefumschläge.

Sam wischte sich die Augen und sagte mit verkrampfter Stimme: »Stirbt er?«

Ich nickte.

Das Papier brachte ich ihm am folgenden Tag. An der Tür passte mich die Stationsschwester ab, Marion, eine etwas derangierte, parfümierte Blondine. Sie erzählte mir mit Stolz in der Stimme, dass er am Morgen etwas gegessen habe. Ein weichgekochtes Ei und einen halben Toast. Außerdem habe er ihr erlaubt, einen Löffel Honig in seinen Tee zu rühren. Und er habe sich einverstanden erklärt, dass sie ihm zum Mittagessen eine Hühnersuppe mit Nudeln bringen dürfe.

»Kopf hoch«, sagte sie und legte mir die Hand auf den Arm. »Er scheint Sie sehr zu schätzen. Er sagt, es gibt für ihn nur einen einzigen Grund, diese Sachen zu essen. Er muss befolgen, was Sie ihm sagen, weil Sie wissen, wie man die Dinge richtig anpackt.«

Ich war ratlos. Wollte er sich über mich lustig machen?

Als ich ins Zimmer kam, sah ich, dass sie ihm den Tropf abgenommen hatten. Auf seinem Nachttisch stand eine Sprudelflasche und ein Glas, daneben ein gerahmtes Bild vom Gold-Achter.

Er wirkte erschöpft, doch als er mich sah, versuchte er, sich mit den Ellenbogen aufzurichten.

Ich stellte mit einem Handgriff seine Rückenlehne hoch, richtete das am Nachttisch festgemachte Tablett so für ihn ein, dass er bequem schreiben konnte, und gab ihm das Papier und einen Kugelschreiber.

Ich sagte: »Du wirst etwas essen?«

Er nickte und schaute mich an wie ein Kind.

»Wirst du endlich mit deiner Familie sprechen?«

Wieder nickte er.

»Ja. Ein paar anderen werde ich schreiben.«

»Auch Anja?«

»Sie kommt morgen.«

Er sagte das ganz beiläufig und schien meine Verwunderung nicht zu registrieren.

»Anja? Woher weiß sie, wo du bist?«

»Sie hat sich bei Frau Ringel erkundigt.«

Ich dachte, vielleicht hat Arne wegen Anjas Besuch gegessen. Am wahrscheinlichsten war aber, dass er so schnell wie möglich wieder raus wollte aus dem Krankenzimmer. Vielleicht, um zu rauchen.

Er ging schon am nächsten Tag. Auf eigene Verantwortung, ohne sich von mir zu verabschieden. Schwester Marion rief mich erst an, als er bereits mit dem Taxi weggefahren war. Sie sagte, sie werde mir mit der Hauspost einen Brief schicken, den Arne für mich zurückgelassen habe.

Weil ich Angst hatte, der Brief könnte verlorengehen, fuhr ich in der nächsten Pause mit dem Aufzug zu der Station. An der Tür zu Arnes verlassenem Zimmer blieb ich stehen. Direkt vor dem Fenster stand Anja.

ANJA,
Zusammenfassung einer Tonbandaufzeichnung,
Montag, 5. Januar 2009

Ich schaute auf das leere Krankenhausbett. Das Kopfteil war hochgestellt und das Kissen heruntergerutscht, die weiß bezogene Decke machte einen muffigen Eindruck, war aber säuberlich zurückgeschlagen. Das Laken darunter wirkte straff und glatt, und das war es, was mich plötzlich schaudern ließ. Er wiegt nichts mehr, dachte ich. Er hinterlässt nicht einmal mehr einen Abdruck auf einem Laken.

Auf dem Nachttisch stand eine halbvolle Sprudelflasche, daneben ein leeres Glas mit einem Kalkrand. Im unteren Fach lag das zerlesene Exemplar einer Sportzeitschrift. Die Luft war staubig von der Heizung.

Es war still, so still, dass ich mir wünschte, die Zeit ein paar Minuten anhalten zu können, um zu mir zu kommen. Durch das Fenster schien die Februarsonne und gab dem Zimmer eine kraftlose Helligkeit. Plötzlich sehnte ich mich nach einem Zeichen von Frühling, einen einzigen Vogelruf.

Eine Schwester fuhr draußen mit einem scheppernden Wagen vorbei, ein unangenehmer Geruch nach Fleischsuppe zog herein.

Ein unerwarteter Schmerz drückte auf mein Herz. Ich hatte geglaubt, ich wäre inzwischen auf Distanz gegangen zu Arne und fühlte mich wie eine Verräterin, als ich jetzt vor diesem leeren Bett stand. Inzwischen hatte ich seine Existenz verdrängt und meine ganze Energie eingesetzt, um selbst voranzukommen. Ich warf mir vor, Arne als Staffage benutzt zu haben, als Laune einer verwöhnten höheren Tochter. Nun war er fort und gleichzeitig wieder real.

Ich hatte es geschafft, ihn zu verdrängen, mich auf das Studium zu konzentrieren, und brachte es plötzlich beinahe mühelos zu Ende. Anschließend trat ich in die Personalabteilung von Vaters Bank ein. Zur Einstellung kaufte er mir einen weißen Porsche.

Ich stellte mir Arne in meinem Büro vor. Undenkbar. Oder auf der Pferderennbahn. Dort ging ich jetzt hin – und auch auf die förmlichen Bälle, die als Umschlagplätze für adeligen Nachwuchs dienen, und lernte ziemlich rasch den zu meinem neuen Lebenskonzept passenden Mann kennen. Einen Freiherrn mit Siegelring, Landbesitz und einem ordentlichen Aktiendepot. Einen Anti-Arne. Hubertus sah auf gediegene Weise gut aus, war ein guter Unterhalter und enttäuschte mich auch sonst nicht. Ich wusste, er würde mir niemals solche Angst einjagen wie Arne. Er würde mir niemals solche Schuldgefühle verursachen. Er würde mir keine solch schmerzlichen Rätsel aufgeben und mich nie in düstere emotionale Löcher hinabreißen, wie Arne es immer noch tat. Aber Hubertus würde mich auch nie so sehr herausfordern und nie so sehr mein Verlangen wecken, ihn für mich zu gewinnen. Ich würde mich nie nach einem Blick in sein Inneres sehnen.

Ich wollte gerade hinausgehen, um eine Schwester zu suchen, die ich nach Arne würde fragen können, als ich Schritte näher kommen hörte. Plötzlich fühlte ich mich wie ein Eindringling und war gerade dabei, mir eine Entschuldigung für mein Hiersein zurechtzulegen, als ich sah, wer sich da näherte. Ali tauchte im Türrahmen auf. Ein merkwürdig veränderter Ali. Doktor Ali. Er war schmaler in den Schultern, seine Haltung ein bisschen weniger straff. Sein weißer Kittel verlieh ihm eine Autorität, die ich nicht von ihm kannte. Er wirkte abwesend und ein bisschen gehetzt, und als er mich sah, erstarrten seine Gesichtszüge. Er griff mit der rechten Hand an seine Kitteltasche, an der mit einem Clip sein Piepser befestigt war, offenbar ohne Anlass, denn er zog sie gleich wieder zurück. Er räusperte sich leicht und sagte schließlich: »Er ist fort.«

Da standen wir – zwei Menschen, die das gleiche Gefühl des Scheiterns mit sich herumtrugen – wegen Arne, der sich all die Jahre nicht um uns geschert hatte, weil er seine Befehle von woanders bekam. »Aber …« Ich suchte nach den angemessenen Worten. »Aber er ist doch noch am Leben?«

»Ja.«

Ali zwang sich ein Lächeln ins Gesicht.

»Mylady haben zugenommen.«

Ich war dankbar für die Ablenkung und schaute an mir herunter. Seit einiger Zeit war ich auf dunkle Kostüme und hochhackige Schuhe umgestiegen und ging üblicherweise davon aus, dass auf diese Weise meine Figur immer noch als attraktiv durchging. Jeden anderen hätte ich angeherrscht für seine Taktlosigkeit – Ali ließ ich sie durchgehen.

»Schokolade macht mich willenlos«, sagte ich.

Alis Gegenwart fühlte sich in diesem Moment an wie eine Befreiung.

Ich dachte wieder einmal: Warum sind wir eigentlich kein Paar? Welchen Wahnvorstellungen rennen wir eigentlich hinterher? Mir schien mit einem Mal, als hätte ich in den letzten paar Jahren mein eigenes Herz behandelt wie ein Rennpferd. Warum nur? Ich versteckte meine linke Hand mit dem Verlobungsring hinter dem Rücken. Ali trat ins Zimmer und breitete seine Arme aus, ich ging ihm zwei Schritte entgegen und ließ mich umarmen. Die Selbstverständlichkeit, die darin lag, erstaunte mich.

Als nächstes spürte ich, wie Ali zitterte. Er schluchzte stumm und stoßweise, und nun war ich es, die ihm Halt geben musste. Ich blickte auf und strich ihm mit der rechten Hand über die Wange. Als ich meine Hand zurückzog, war sie feucht von seinen Tränen, und ich wusste plötzlich nicht weiter.

Ali ließ mich abrupt los, und ich fing sofort an, in meiner Umhängetasche nach Taschentüchern zu kramen. Ich gab ihm eines und bediente mich selbst. Gleichzeitig schneuzten wir uns.

»Es ist immer dasselbe«, sagte ich schniefend. »Arne gibt uns keine Chance.«

Ali warf sein zusammengeknülltes Taschentuch auf den verlassenen Nachttisch, kratzte sich am Kopf und schlug dann vor, uns draußen weiter zu unterhalten. Er schaute auf die Uhr: »Ich habe noch knapp zehn Minuten, das reicht nicht für einen Kaffee.«

Ich sagte ihm patzig, dass ich nicht vorhätte, so lange zu bleiben. Er strich mir versöhnlich über den Oberarm.

»Sei mir nicht böse. Die Patienten können nicht warten.«

Er wollte wissen, wie es mir gehe, aber in dem Moment fiel mir keine Antwort ein. Sollte ich ihm von Hubertus erzählen? Stattdessen fragte ich: »Was ist mit Arne?«

»Er ist sehr schwach. Ich bin vollkommen ratlos.«

Um Alis Blick zu vermeiden, schaute ich noch einmal auf das leere Krankenbett.

»Ich würde gerne etwas für ihn tun«, sagte ich. »Aber mir fällt nichts mehr ein.«

Ali trat einen Schritt zurück und musterte mich mit einem veränderten Blick. »Es ist auch reichlich spät, um darüber nachzudenken«, sagte er.

Was war das? Der scharfe Tonfall irritierte mich. Ich hatte erwartet, dass Ali mich trösten würde, nun vernahm ich hinter der Trauer und Resignation sogar eine Spur Feindseligkeit.

»Was meinst du damit?«

Ali hob beschwichtigend die Hand.

»Ich weiß, dass du niemandem etwas zuleide tun willst. Aber

du solltest ihn jetzt einmal sehen. Er ist ein Wrack. Fragst du dich nicht manchmal, wie es mit Arne so weit hat kommen können? Und ob dich nicht auch ein bisschen Schuld daran trifft?«

Ich war so überrascht, dass ich nichts mehr herausbrachte.

»Anja, du weißt, wie gern ich dich habe und wie ungern ich dir weh tue. Aber du musst den Tatsachen ins Auge blicken.«

Ich wurde langsam sauer, ganz besonders über seinen gewollt rücksichtsvollen Ton.

»Welchen Tatsachen? Nur raus damit.«

Ali kratzte sich schon wieder am Kopf.

»Meine Frau sagt auch, dass …«

»Deine Frau? Was weiß denn deine Frau von mir?«

Wahrscheinlich wäre es besser gewesen, an diesem Punkt die Unterhaltung zu beenden. Ich spürte Widerwillen gegen alles, was jetzt kommen würde, aber die Auseinandersetzung nahm ihren Lauf.

Dann wusste ich plötzlich, was mit ihm los war.

»Auch du bist Arnes Opfer«, sagte ich. »Du bist an seiner kompromisslosen Härte genauso gescheitert wie ich. Nun verlierst du die Kontrolle. Du kannst dir deinen Entlastungsangriff sparen. Ich fühle mich auch so schon miserabel.«

Ali zeigte sogar mit dem Finger auf mich. »Mit Recht. Du warst es doch, die ihm am nächsten gekommen ist. Du hättest als Erste erkennen müssen, dass etwas nicht stimmt mit ihm.«

»Ach so«, entgegnete ich. »Jetzt werden Schuldige gesucht.«

»Unterlassene Hilfeleistung würde ich das schon nennen.«

Genau in diesem Moment rumpelte eine Frau im blauen Kittel mit einem Plastikwagen voller Putzmittel ins Zimmer, und zwar so hastig, dass wir beide zurückweichen mussten.

»Entschuldigung«, rief sie und warf einen Lappen in den Wassereimer auf ihrem Wagen. »Sie stören.«

Ich holte Luft und wollte ihr gerade über den Mund fahren,

als Ali mich aus dem Zimmer zog, wo die Putzfrau klatschend den triefenden Lappen auf den Boden warf. In scharfem Ton sagte ich zu Ali: »Sieht aus, als wäre die Zeit reif für unser ganz persönliches Großreinemachen.«

Wir standen auf dem Flur und versuchten beide, unsere Lautstärke zu dämpfen.

»Hör zu«, sagte er, immer noch in dem scheinbar geduldigen Ton, der mir zunehmend auf die Nerven ging. »Wenn ihm jemals ein Mensch hat helfen können, dann ja wohl seine Freundin. Du. Aber je mehr er dich brauchte, desto weiter hast du dich von ihm distanziert. Er liebt dich, aber du lässt ihn buchstäblich verhungern.«

Ich schnappte nach Luft.

»Er liebt mich? So etwas kann er nicht.«

Ali war nicht aufzuhalten.

»Ich frage mich manchmal, warum du überhaupt mit ihm zusammen warst. Vielleicht nur, um vor deinen Freundinnen mit ihm anzugeben.«

Ich schnaubte und fragte mich gleichzeitig, ob Ali recht hatte.

»So war das nicht.«

»Ein bisschen mies ist das schon.«

Drin klatschte die Putzfrau zum zweiten Mal den nassen Wischlappen auf den Boden. Ali wurde nervös. »Hören Sie«, rief er ungeduldig in das Zimmer hinein. »Bevor geputzt wird, muss das Bett aus dem Zimmer. Wie kann man nur so blöd sein.«

Dann wandte er sich wieder mir zu.

»Wo waren wir stehengeblieben?«

Zum Zeichen, dass ich keine Lust mehr auf eine Fortsetzung hatte, kramte ich meinen Autoschlüssel aus der Umhängetasche. Natürlich war mir klar, dass ihm der Porsche-Anhänger auffallen würde, aber das war mir in diesem Moment recht.

»Aha«, sagte er prompt. »Ein Porsche und ein dazu passender Modellathlet – da lacht das Frauenherz.«

»Blödsinn«, sagte ich. »Ich war verliebt in Arne.«

Ali lachte sarkastisch.

»Also gut. Dann sehen wir es so: Liebe macht blind. Du hattest keine Ahnung.«

Ich musste lächeln, aber nur über seine dämliche Formulierung. Wenn ich Schuld hatte, dann auch er.

»Und was ist mit dem Sport, der euch Männer angeblich so eng zusammenschweißt? Was ist mit den Männergesprächen, die uns Frauen nichts angehen? Was ist mit diesem stillschweigenden Einverständnis unter Männern, die angeblich auch ohne Worte voneinander wissen, wie sie ticken?«

»Was soll damit sein?«

»Ist das nicht alles nur ein anderes Wort für Gleichgültigkeit?«

Ich fühlte mich jetzt wirklich mies. Ali steckte die Hände in seine Kitteltaschen. »Wir hatten ein gemeinsames Ziel, das ist alles. Wir waren Leistungssportler, keine Selbsterfahrungsgruppe für Psychotiker.«

Ich sah plötzlich wieder den Arne von damals vor mir, erfolgreich und strotzend vor Kraft. Wie beide, Arne und Ali, in ihrem Zweier vom Steg ablegten, mit konzentrierten Gesichtern und stoischer Haltung. Ich hörte die Anweisungen wieder, die der Trainer ihnen über Megafon von seinem Motorboot aus gab. Ihre Bewegungen, erst langsam und dann mit gesteigerter Intensität, ihre Hingabe und Unterordnung an etwas Höheres, von dem ich keine Ahnung hatte. Ich sah, wie sie von mir weg ruderten, mich am Ufer zurückließen mit einem Eis oder einer Cola, und ich schaute ihnen zu, obwohl sie mich längst vergessen hatten da draußen auf dem Wasser. Zwischendurch hörten sie auf zu rudern, ließen das Boot treiben und redeten miteinander. Ich wunderte mich dann, wie lebhaft Arne diskutierte und wie entschlossen seine Gesten waren.

Einmal fragte ich sie, was sie auf dem hässlichen grauen Kanal so Interessantes zu bereden hätten, und warum sie das nicht an Land tun könnten, wo es bequemer war, aber beide gaben nur ausweichende Antworten. Mir war klar, dass ich in solchen Momenten ein Fremdkörper war.

Ich ließ den Autoschlüssel zurück in die Tasche fallen. Mein Ärger über Alis Vorwürfe hatte sich zu meiner eigenen Verwunderung aufgelöst und wich einer seltsamen Resignation.

»Ich weiß nicht, in welcher Welt Arne lebt«, sagte ich. »Ich weiß nur, dass es nicht meine ist.«

Ali wollte nicht einstimmen in meinen Ton. Im Gegenteil.

»Du kannst ruhig seufzen. Du und dein angebliches Verständnis. Lass uns doch einfach alle in Ruhe.«

Die Ali-Version, die da sprach, hatte ich bisher noch nicht kennengelernt. Er wollte streiten. Also gut.

»Uns? Sollte ich Arne nicht eben noch retten?«

Ali blieb starr. »Das Leben ist keine Versuchsreihe für höhere Töchter. Weißt du, was ich finde? Deine Welt soll auch meine Welt endlich in Frieden lassen.«

Ich schleuderte wütend meine Umhängetasche über die Schulter, so dass die Schlüssel, ein Lippenstift und ein paar Münzen auf den Linoleumboden fielen. Ich bückte mich rasch und sammelte unter den Blicken der Putzfrau, die aus dem Krankenzimmer gekommen war, die Sachen wieder auf. Als ich aufschaute, war Ali zu meiner Verwunderung immer noch da.

Ich sagte: »Arne hat uns beide an unsere Grenzen gebracht. Ich will nicht, dass wir gegeneinander kämpfen.«

Er machte ein verständnisloses Gesicht, drehte sich um und ging weg.

Ein paar Sekunden lang konnte ich mich nicht rühren – bis

ich spürte, dass hinter meinem Rücken jemand stand. Ich drehte mich um, die Putzfrau sah mich an und streckte mir ein schwarzes Bündel entgegen. An ihrer Hand klebten Schaumflocken.

»Bitte«, sagte sie. »Im Schrank gefunden.«

Es war Arnes Lederjacke. Ich nahm sie rasch, die Stelle, die ich zuerst berührte, fühlte sich vom Putzwasser glitschig an. Ich hängte sie über meinen Arm und stöckelte Richtung Aufzug davon.

ALI,
Zusammenfassung einer Tonbandaufzeichnung, Dienstag, 6. Januar 2009

Mein Kopfkissen war klamm, und ich stank. Ich fühlte mich wie ein überfahrenes Tier. Auch der Cocktail aus Schmerztabletten, Entzündungshemmern und Antibiotika, den ich mir selbst verordnet hatte, half nicht, ich versank im Fieber. Zwischen mir und dem Rest der Welt lag eine Dämmschicht aus Hitze sowie Schwindelgefühl, und ein Schmerz riss an meinen Gelenken, der aus dem Inneren meines Körpers zu kommen schien. Ich hörte, dass Katja ins Zimmer kam, konnte aber meine Augen nicht öffnen. Stunden später entdeckte ich, dass sie eine Tasse schwarzen Tee auf meinen Nachttisch gestellt hatte. Er war kalt. Der Beutel hatte so lange gezogen, dass ein Film die Oberfläche bedeckte. Neben der Tasse stand ein Teller mit trockenen Keksen. Ein krampfartiger Husten überfiel mich, der mir tief in meiner Lunge weh tat. Im unteren Stockwerk des Hauses klingelte das Telefon. Ich krächzte: »Katja!« Aber offenbar war sie nicht da. Das Telefon klingelte noch drei-, viermal, dann verstummte es.

Wie lange lag ich schon hier? Hatte ich geschlafen? Draußen schien es zu dämmern. Abend oder Morgen? Ich hörte das leise Brummen eines Autos auf der Straße. Der Heizkörper knackte. Auch die Kinder schienen fort zu sein. Ich legte mich flach auf den Rücken und verfolgte mit den Augen den Riss, der sich durch den weißen Kalkputz der Decke zog. Ich kannte jeden Millimeter: seine spitze Zacke nach etwa einem Drittel, die doppelte Linie in der Mitte und die breitere Absplitterung am Ende.

Ich schloss die Augen und wanderte zurück in einen alten Traum, in den Achter. Vor mir Arne, seine Muskeln, die arbeiteten wie ein Mahlwerk. Sie mahlten mich klein, ich fühlte den rauhen, sandigen Schmerz auf meiner Außenhaut. Arne beugte sich vor, drehte sich um und sah mich über seine Schulter hinweg mit mitleidigen Augen an.

Ich hustete.

Ich wollte weg.

Mein Name fiel mir nicht mehr ein.

Plötzlich stand Katja vor meinem Bett, in der Hand ein Glas voll mit dunkelgelbem Saft.

Ich schrak zusammen.

»Was willst du?«

Sie stellte das Glas beiseite und legte mir ihre Hand auf die Stirn.

»Du hast hohes Fieber.«

Sie half mir dabei, mich aufzurichten und hielt mir das Glas an die Lippen. Das Getränk war angenehm zäh und kühl.

Als ich die Augen wieder geschlossen hatte, kehrte ich sofort ins Boot zurück. Ich hörte die hallenden Lautsprecher-Ansagen und sah die vielen bunten Fahnen am Streckenrand flattern. Ich war jung und stark und saß auf meinem Platz, den Riemen locker in der Hand. Das Licht ringsumher war seltsam schwach, das Bild schwankte wie in einem Amateurfilm, das Wasser plätscherte an meinem Ruder. Etwas war falsch: Wir hätten schon längst losrudern sollen, aber niemand gab das Zeichen dazu. Der Schlagmann tauchte ganz sanft sein Ruderblatt ins Wasser. Ich schrie: Wir müssen an den Start! Aber das hatte keine Konsequenzen. Ich sah nur Arnes Rücken vor mir, der jetzt vibrierte, als lachte er.

Ich schrie: Los, Arne. Jetzt muss der schönste Moment in meinem Leben kommen!

Arnes Rücken vibrierte immer noch.

Ich schrie: Vorwärts, Arne. Wir müssen ziehen!

Er tauchte wieder mit laschen Bewegungen den Riemen ein und zog ihn aus dem Wasser. Das Boot bewegte sich kaum vorwärts. Die anderen sechs blieben stumm hinter mir.

Ich schrie: Arne, hörst du nicht?

Alles um mich her verblasste, Arnes Rücken wurde unscharf, löste sich flimmernd an den Rändern auf, ich schreckte hoch und spürte ein Brennen im Hals, eine schwellende Mischung aus Entzündung und verschluckten Tränen.

Plötzlich war ich wieder wach und fühlte mein Herz klopfen. Erschrocken stellte ich fest, dass ich nicht mehr wusste, wo ich meinen Videofilm von unserem Olympiasieg hingeräumt hatte. Ich wollte ihn mir noch einmal ansehen, um mich zu vergewissern, dass wir damals wirklich losgefahren waren. Dass der Sieg real und unser Gold echt war.

Ich sagte mir, spiel nicht verrückt, wenn etwas feststeht in dieser Welt, dann unser Sieg. Er war unverrückbarer Teil meiner Innenausstattung, einer der stabilsten Haltegriffe für mein Ego. Ich wusste, dass es wahr war. Aber ich fühlte es plötzlich nicht mehr.

Arne hatte uns den schönsten Moment unseres Lebens gegeben. Und er hatte ihn uns wieder weggenommen.

Ich rief nach Katja, und als sie sich auf meine Bettkante setzte, griff ich nach ihrer Hand, zum ersten Mal mit solcher Bedürftigkeit.

»Ohne Arne gäbe es den Ali von heute nicht«, sagte ich.

Und ich fragte sie:

»Glaubst du, dass es ohne mich auch den Arne von heute nicht gäbe? Und wenn ja: Was bedeutet das? Ich finde nicht heraus, wer hier wen um Verzeihung bitten muss. Er hat mich um meine beste Erinnerung gebracht. Seinetwegen kann ich nicht mehr an unseren Achter denken, ohne mich schlecht zu fühlen.«

Ich sagte Katja, ich hätte Arne aus dem Rennen und sein Leben aus der Bahn geworfen.

Katja schüttelte den Kopf.

»Es ist umgekehrt.« Sie strich mit der freien Hand meine Bettdecke glatt. »Hör auf zu grübeln.«

Wahrscheinlich hat sie recht. Arne ist stur seinen Weg gegangen und hat mich dabei aus dem Gleichgewicht gebracht, den Zusammenhang habe ich mir nur eingebildet. Der Arne in mir hat dafür gesorgt, dass ich selbst nicht traurig sein darf. Er hat dafür gesorgt, dass ich meine Kinder angeherrscht habe, wenn sie am Weltschmerz litten. Dass ich in Angst verfalle, wenn ich schwermütigen Menschen begegne. Dass ich mich manchmal fühle wie ein Clown. Ich sagte:

»Katja, verstehst du das?«

Meine Frau ließ lächelnd meine Hand los, stand auf und strich wieder meine Decke glatt.

»Lustig«, sagte sie, »bist du mir lieber.«

Sie muss ganz leise weggegangen sein. Ich schlief ein, und als ich wieder zu mir kam, war sie fort, ihr Bettzeug fehlte, offenbar war sie ins Gästezimmer gezogen.

Wieder klingelte das Telefon, ich hörte zu, als ginge es mich nichts an, bis es aufhörte.

In der Nacht war Arne wieder da. Zwischen Traum und Erinnerung sah ich ihn noch einmal in dem Apartment im Olympischen Dorf: Wie er Anlauf nahm und mit dem Kopf gegen die Wand rannte. Wir hatten das so schnell abgehakt, doch heute wunderte ich mich darüber. Wieder sah ich uns am folgenden Morgen nebeneinandersitzen, schwer verkatert, beide mit großen Wasserflaschen in der Hand. Ich fragte ihn, was das eigentlich für ein bizarrer Auftritt gewesen sei. Wieso er mit dem Kopf gegen die Wand rennen müsse, am Abend, nachdem er Olympiasieger geworden sei.

»Freust du dich denn gar nicht?«

Er senkte den Kopf, starrte in die Öffnung seiner Wasserflasche und sagte:

»Ich kann nichts fühlen.«

Ich setzte mich auf, knipste die Nachttischlampe an und dachte, ich will das nicht mehr. Wieso tat er mir immer noch weh? In mir baute sich Widerstand auf. Die Antibiotika schienen endlich zu wirken, der Halsschmerz ließ nach, meine Gelenke lockerten sich.

Auf der Digitaluhr war es fünf Uhr morgens, und ich hatte Durst. Mit neuer Kraft schwang ich meine Beine über den Bettrand, angelte nach meinen Filzhausschuhen und stand mit wackligen Knien auf. Gerade, als ich in den Frotteebademantel schlüpfte, klingelte wieder das Telefon, seltsam laut in der Stille des frühen Morgens. Ich schlurfte hinaus und versuchte, so schnell wie möglich die Treppe hinunterzugehen, war aber so schwach, dass ich mich am Geländer festhalten musste. Das Telefon verstummte kurz, dann fing es noch einmal zu klingeln an. Ich stützte mich an der Wand ab und nahm den Hörer.

»Hallo?«

Die Frauenstimme am anderen Ende klang aufgeregt.

»Hier ist Frau Ringel«, rief sie heiser.

»Frau Ringel?«

»Die Nachbarin von Herrn Hansen.«

Ich zog einen Stuhl heran und setzte mich.

»Es ist fünf Uhr morgens.«

»Ich weiß. Ich habe gestern den ganzen Tag lang versucht, Sie zu erreichen. Aber es hat niemand abgehoben.«

»Tut mir leid. Ich bin krank. Grippe.«

»Ach ja«, sagte Frau Ringel schnippisch. »Ihr Freund stirbt, und Sie haben den Schnupfen.«

Mein Kreislauf schien auszusetzen, und all meine Schmerzen waren wieder da.

»Wo ist er?«

Frau Ringel lachte sarkastisch.

»Sie brauchen sich keine Mühe mehr zu geben. Er ist tot.«

Ich fragte sie, wie Arne gestorben sei.

»Allein«, sagte sie.

Er starb in dem Krankenhaus, in dem ich damals arbeitete, vielleicht sogar am gleichen grassierenden Erreger, der mich niedergestreckt hatte. Als er die Ziellinie seines Lebens überquerte, wog er 60 Kilogramm.

ANJA,
Zusammenfassung einer Tonbandaufzeichnung,
Montag, 26. Januar 2009

Dies wird unser letztes Gespräch über Arne sein, Herr Müller. Wir sind fertig mit der Geschichte. Es ist Ihre Sache, wie Sie mich sehen. Ich nehme an, Sie haben sich Ihr eigenes Bild von mir gemacht, und das ist in Ordnung so. Sie werden es mir vielleicht nicht glauben, aber trotz aller Zweifel bin ich der Meinung, dass ich Ihnen eine Liebesgeschichte erzählt habe. Dass ich Arne geliebt habe und er mich. Ja, er mich, auch wenn es nicht so wirken mag. Heute sehe ich das so. Oder, vielleicht sollte ich sagen: Heute leiste ich mir den Luxus, es so zu sehen. Ich habe schließlich den Beweis dafür: Die Ansichtskarte, die er mir einst aus dem Norden geschrieben hat, und auf der stand, dass ich ihm gefehlt habe.

Und die Lederjacke. Ich weiß natürlich, dass er sie mir nicht geschenkt hat. Er hat sie im Krankenhaus liegen gelassen, und die Putzfrau hat sie mir gegeben. Aber er hat sie nicht zurück gewollt. Ich habe damals bei seiner alten Nummer angerufen. Komischerweise nahm seine Nachbarin den Hörer ab. Sie tat so, als wäre sie seine Vertraute, und sagte, er wolle niemanden sehen. Aber sie wollte ihn fragen, ob ich ihm die Jacke schicken sollte, und wohin. Danach hörte ich nichts mehr. Niemand soll sagen, ich machte mir etwas vor. Die Welt ist voller solcher Zeichen.

Ich steckte die Jacke in eine Plastiktüte und legte sie in meinen Schlafzimmerschrank, in das Fach, wo ich meine Handtaschen aufbewahrte. Von seinem Tod erfuhr ich aus der Tageszeitung, es war Samstag, ich saß beim Frühstück, Hubertus war joggen gegangen. Ich legte die Zeitung weg, räumte das Geschirr in die Spülmaschine und ging hinauf. Ich holte die Tüte aus dem Schrank und zog die Jacke hervor, packte sie mit beiden Händen, hielt sie an meine Nase und nahm einen tiefen Atemzug. Der Geruch nach altem Leder trieb mir endlich die Tränen in die Augen. Ich hatte vergessen, wie abgewetzt sie gewesen war. An den Ellbogen, wo das Leder doppelt genäht war, hatte die schwarze Oberschicht Risse bekommen wie ein altes Ölgemälde, und man sah das hellere Innenleder.

Ich schloss den vorderen Reißverschluss der Jacke bis oben, legte sie mit ausgebreiteten Ärmeln auf das Fußende meines noch nicht gemachten Betts. Ich trat einen Schritt zurück und sah die Jacke an. Es war, als hätte ich am Tag nach seinem Tod Besuch bekommen von Arnes Schatten, der sich nun endgültig selbständig gemacht hatte. Die Jacke bildete die Form von Arnes Oberkörper ab wie eine Rüstung. Nicht die des elenden, mageren Arne, sondern seinen Körper von damals, als seine Muskeln glatt und massig waren und die Falten des Leders auseinanderzogen. Die Krümmung der Arme, der Zug auf den Gurten, die ihr die Taillenform gaben, die abgewetzten Enden der Ärmel und die scharfen Falten im Kragen – all das erschien mir wie ein Echo seiner Körpersprache. Ich wusste plötzlich, dass es trotz all meiner Eitelkeit und meines Geltungsdrangs, trotz all seiner seelischen Isolation eine Verbindung zwischen mir und Arne gegeben hatte, die unabhängig war von Worten und Taten.

Plötzlich hörte ich einen Schlüssel unten an der Haustür. Hubertus kam wieder. Hastig faltete ich die Jacke zusammen und schob sie zurück in die Tüte, und die Tüte wieder in den Schrank. Bei all meinen Umzügen habe ich sie mitgenommen, all die Jahre, immer zusammen mit den Handtaschen. Ich besaß die Jacke, ohne noch einmal darüber nachzudenken. Bis vor kurzem jedenfalls.

Ich werde Ihnen etwas gestehen: Ich habe Ali wieder getroffen. Vor ein paar Tagen habe ich darum die Lederjacke herausgeholt. Und angezogen, mit einem dicken Pullover darunter, und bin nach Berlin gefahren, um Ali wiederzusehen. Sie lag schwerer auf meinen Schultern, als ich erwartet hatte, und die Ärmel fielen weit über meine Hände, obwohl ich sie mit viel Kraftaufwand ein Stück hochgekrempelt hatte, aber sie schützte mich vor der Winterkälte, und im Zug konnte ich mich darin einkuscheln und ihren Geruch einatmen, der inzwischen ein bisschen muffig geworden war. Ali war zu einer medizinischen Fortbildungsveranstaltung nach Berlin gefahren und hatte das Treffen vorgeschlagen. Es war nicht nötig, dass er einen Grund nannte. Ich wollte Ali wiedersehen und er mich. Ich sagte, ich hätte zwei Tage Zeit.

»Ich werde dir den Botticelli zeigen. Das Gemälde vom heiligen Sebastian«, sagte ich ihm am Telefon.

Ali lachte laut.

»Ach so …«, sagte er, und ich hörte an seiner Art zu reden, dass er grinste. »Du dachtest an eine Bildungsreise.«

Ich spürte, wie meine Vorfreude einen kleinen Knacks bekam, unterdrückte das Gefühl aber und nannte ihm die Adresse meines Hotels. Er sagte, er könne bereits am Samstagmittag nach Berlin kommen und bis Sonntag mit mir zusammenbleiben, seine Veranstaltung beginne am Montagmorgen um acht.

»Ich komme zu dir ins Hotel«, sagte er.

»Ich hole dich besser vom Bahnhof ab«, erwiderte ich.

Mein Zimmer in einem Hotel nahe dem Kurfürstendamm war schön und hell, nach hinten gelegen und seltsam still in dieser lauten Stadt. Ich ließ meine Reisetasche fallen, setzte mich in der Lederjacke aufs Bett und schaute in den Spiegel. In diesem fremden Zimmer kam ich mir auch selbst fremd vor. Ich fand, dass ich älter aussah als gewohnt, die Kälte draußen hatte mein

Gesicht schrumpfen lassen, meine Nase war rot. Seit einiger Zeit muss ich meine Haare tönen lassen, weil sie stellenweise grau werden, und gerade jetzt entdeckte ich, dass sie an den Schläfen hellgrau nachgewachsen waren.

Ich drehte mich um und schaute auf das weiß bezogene Doppelbett. Wie viele heimliche Paare hatten diese Decken wohl schon zerwühlt? Jetzt waren die Laken stramm gespannt und knisterten wie Papier, als ich mit der Hand darüberstrich. Ich konnte mir plötzlich nicht mehr vorstellen, hier später mit Ali zusammen zu sein.

Ich holte meine Schminktasche heraus und begann, meine Wimpern zu tuschen, langsam und gleichmäßig, damit sie nicht verklebten. Während ich das Ergebnis im Spiegel prüfte, kam mir der Gedanke, dass ich vielleicht gar nicht mehr in der Lage war, mit einem Mann zusammen zu sein. Ein paar Stunden vielleicht. Aber jedenfalls nicht für längere Zeit. Ich hatte große Zweifel, dass mir die Zweisamkeit noch einmal so viel bedeuten könnte, dass ich bereit wäre, die ganzen mit ihr verbundenen Zwänge und Peinlichkeiten in Kauf zu nehmen. Ich öffnete die Lederjacke und schaute auf meinen Körper. Trotz des dicken Wollpullovers und der gut geschnittenen Kaschmir-Hose konnte ich deutlich erkennen, dass ich in den letzten Jahren plumper geworden war. Ich hatte keine Lust, dagegen anzukämpfen.

Das Telefon auf dem Nachttisch klingelte. Ali war dran. Er hatte einen früheren Zug genommen als angekündigt. Ich stand auf, nahm die Handtasche und den Zimmerschlüssel und ging hinunter, um ein Taxi zum Hauptbahnhof zu nehmen.

Wie verabredet stand er vor der Apotheke nahe dem Ausgang. Er trug einen hellblauen Daunenparka, rieb gerade seine Hände gegen die Kälte und blies hinein. Erst als er aufblickte, erkannte er mich. Er schaute mich seltsam an.

»Das ist Arnes Jacke, nicht wahr?«

Ich nickte.

»Woher hast du die?«

»Man könnte sagen, ein Erbstück.«

Statt einer Begrüßung fuhr er schweigend mit der Hand über den Jackenärmel.

»Mensch«, sagte er. »Das ist ein Stück von ihm.«

Ali hatte kein Gepäck dabei. Endlich legte er locker den Arm um meine Schulter und sagte:

»Und? Was machen wir jetzt, wir beiden Hübschen?«

Ich zuckte mit den Achseln.

»Worauf hast du denn Lust?«

Ali schien eine leichte Ungeduld niederzukämpfen.

»Dein Wunsch ist mir Befehl«, sagte er mit einer ironischen Verbeugung. Ich schlug also noch einmal vor, den Botticelli anzusehen, und er war einverstanden. Ich zeigte auf den Taxistand, doch er wollte lieber die S-Bahn nehmen und ich ließ ihm seinen Willen.

In der Galerie verbrachte er viel Zeit damit, die Kartenverkäuferin und die Garderobenfrau zu unterhalten, und ich ärgerte mich. Ich sah jetzt aber, dass Ali eine schicke Jeans und ein weißes Hemd trug, eigentlich ganz nach meinem Geschmack.

Zum heiligen Sebastian war es nicht weit – er hing bereits im zweiten Saal. Ich freute mich darauf, das Gemälde wiederzusehen, und als ich den Saal betrat, war ich gleich wieder gefangen von dem schönen Mann mit dem überirdischen Gesicht, der die Schmerzen nicht zu fühlen scheint, die ihm die Pfeile in seinem Fleisch eigentlich verursachen müssten. Wir stellten uns Seite an Seite vor das Bild, und ich flüsterte:

»Verstehst du mich jetzt? Das war Arne für mich damals, als ich eine junge Frau war.«

Ali schaute mich verständnislos an.

»Das soll Arne sein? Wieso?«

Ich sah mir noch einmal die sanften Gesichtszüge des Märtyrers an und hatte das Gefühl, in diesem Moment die Spur zu mir selbst zu verlieren.

»Ich war eben ein romantisches Mädel damals«, sagte ich und ärgerte mich über meinen bittenden Unterton. Um die Situation zu retten, sagte ich:

»Ich verstehe mich ja selbst nicht. Das habe ich noch nie.«

Ali lachte.

»Bedürftigkeit schafft Illusion«, sagte er hart. »Da hast du die Moral deiner Arne-Geschichte.«

Ich versuchte, mit meiner rechten Hand seine Linke zu fassen. Er ließ es geschehen, aber ich spürte, dass er sich dabei verkrampfte.

Ich sagte: »Lass uns gehen. Ich sehe, dass es dir hier nicht gefällt.«

Ali nickte und drehte sich um.

»Wir könnten irgendwo ein Glas Bier trinken«, sagte er. »Oder was immer du willst. Champagner vielleicht?«

Weil ich darauf keine Lust hatte, schlug ich einen Spaziergang vor.

»Ich glaube, es ist nicht weit zum Kanal. Wir könnten am Wasser entlanggehen und uns ein bisschen unterhalten.«

Ali zuckte mit den Schultern.

»Wenn du willst.«

Wir holten unsere Jacken und gingen hinaus. Es war noch früh am Nachmittag, aber schon dämmerig, und der Wind blies uns zarte Wolken von Schneekristallen ins Gesicht. Ali zog seinen Kragen hoch.

Auf beiden Seiten des Kanals fuhren Autos in Zweierreihen, es stank nach Abgasen, und der Lärm war so groß, dass wir unsere Stimmen erheben mussten, um einander zu verstehen. Ich schob den Ärmel der Motorradjacke hoch und versuchte noch einmal, seine Hand zu nehmen. Ali drehte sich zu mir um, legte seinen Arm um mich und drückte seine Lippen auf meinen Mund, aber er schien es aus Nettigkeit zu tun, wie um mich nicht zu enttäuschen.

Ich entzog mich ihm und sagte:

»Was ist los?«

Ali gab mich bereitwillig frei und ging langsam weiter, mit der Spitze seines Wildlederstiefels trieb er einen Stein vor sich her. Wir waren auf einen ruhigeren Weg unter kahlen Kastanien gelangt, zwischen uns und der Straße lag ein Stück verdorrter Rasen und Buschwerk.

»Ich hatte mir unsere Begegnung ganz anders vorgestellt«, sagte er und geriet ins Stocken.

»Ich weiß schon, was du dir vorgestellt hast«, sagte ich plötzlich heftig. »Du dachtest, wir könnten zusammen einen zwitschern, bis wir fröhlich sind, und dann ins Hotelzimmer gehen und ein bisschen Sex machen, und dann tschüs.«

Ali drehte sich um und packte mich an den Schultern.

»Nein. Ich wollte dir sagen: Schau nicht mehr zurück. Schau in die Zukunft. Und dann … Ja. Dann wollte ich mit dir ins Hotel gehen. Wir haben nicht viel Zeit.«

Er sagte, das intensive Nachdenken über Arne habe dazu geführt, dass er sich auch mit mir wieder intensiv beschäftigte.

»Meiner alten Liebe«, sagte er. »Wieso hast du mich damals ignoriert? Wieso hast du immer nur Arne gesehen?«

Neben uns gluckste das Wasser, es war das Begleitgeräusch fast aller unserer Begegnungen. Ich war der Ansicht, dass er die Antwort bereits kennen müsste.

»Die Liebe ist so«, sagte ich und versuchte, sanft zu klingen.

»Die Liebe« – Ali imitierte meinen Tonfall. »Was für ein strapaziertes Wort. Das ist das Etikett, das jeder auf seinen eigenen Wahn klebt.«

Ich musste ihm recht geben, die Antwort war zu einfach.

»Ich sehe es so: Das Leben hatte eine Rechnung mit mir offen, keine Ahnung warum. Ich musste etwas Entscheidendes lernen und brauchte Arne als meinen wichtigsten Lehrer.«

»Und? Was hat er dich gelehrt?«

Ich schaute auf das fließende Wasser und glaubte plötzlich, ein sinnvolles Muster in den Wellen zu erkennen.

»Ich habe gelernt, dass ich keine Ahnung habe, von mir selbst nicht und von anderen Leuten erst recht nicht.«

Ali blieb stehen und packte noch einmal meine Schultern.

»Entschuldige«, sagte er, »aber unsere Verabredung kommt mir so billig vor. Ich fühle mich zu alt für solche Dinge.«

Ich nickte. »Wie geht es deiner Familie?«

»Genau«, sagte er ohne rechten Zusammenhang, sprach aber in weicherem Ton weiter. »Ich bin erleichtert, dass du sie ansprichst. Ich muss dir sagen, dass ich mich im Leben eingerichtet habe. Ich zahle ein Haus ab. Die Kinder studieren. Ich traue mich nicht.«

»Was, Ali?«, fragte ich. »Was traust du dich nicht?«

»Ich kann das nicht alles aufs Spiel setzen für dich.«

Seine Aggressivität, die uns den ganzen Weg vom Bahnhof bis an diesen Kanal begleitet hatte, war plötzlich weg. Nun war ich es, die den Arm um ihn legte.

»Aber Ali. Keine Sorge. Ich suche keinen dritten Ehemann.«

Wir gingen noch ein Stück, schweigend, aber ohne Spannungen. Dann behauptete ich, ich hätte überraschend noch einen Termin in einer Filiale der Bank.

Wir standen auf einer Brücke aus Holzbohlen, die sich über den Kanal wölbte. Das gusseiserne Geländer war rot und schwarz gestrichen, kleine Eiszapfen hingen daran. Wieder trieb eine Windböe zarte Kristalle durch die Luft.

»Sprichst du noch mit Müller?«

Ali nickte.

»Eigentlich ist das unser Abschied von dieser Zeit«, sagte ich. »Nicht der Abschied im Krankenhaus. Auch nicht der Abschied beim Begräbnis, sondern jetzt.«

Er sagte: »Ich bin froh, dass wir das Ganze noch einmal durchgestanden haben. Ich glaube, ich bin jetzt fertig damit.«

Ich trat an das Geländer und fuhr mit dem Jackenärmel an den Eiszapfen entlang, die leise klirrend abfielen.

»Ich habe nur noch eine Bitte«, sagte er. »Ich möchte einmal kurz Arnes Jacke anziehen.«

Der Wind pfiff über die Brücke.

Ich sagte: »Dazu ist es zu kalt. Es sei denn, du leihst mir deine.«

Ali zog seine blaue Daunenjacke aus, der dünne Stoff seines weißen Hemds flatterte im Wind. Ich schlüpfte aus Arnes Lederjacke, fuhr rasch in Alis Jacke und schloss sofort den Reißverschluss, und es war, als könnte ich Alis Körperwärme in mich aufsaugen. Er griff nach der Lederjacke, kaum dass ich die widerspenstigen Ärmelenden heruntergekrempelt hatte, streifte sie über, und ich sah sofort, dass sie ihm passte, als wäre sie für ihn gemacht worden. Er schloss sie und klopfte auf die Brusttaschen.

Ich sagte: »Lass uns einen Taxistand suchen.«

Er fuhr sich verlegen durchs Haar.

»Ich will weg«, sagte ich. »Und die Jacke kannst du behalten.«

Er lächelte und umarmte sich selbst. »Wirklich?«

Später schickte ich ihm seine Daunenjacke zurück. An seinen Arbeitsplatz im Krankenhaus, damit Katja nichts merkte.

ALI,
Zusammenfassung einer Tonbandaufzeichnung, Dienstag, 27. Januar 2009

Als ich mit meinem Kombi auf den Friedhofsparkplatz fuhr, wäre ich beinahe in eine Baustellen-Absperrung aus rot-weißem Flatterband geraten. Zwei Arbeiter schlugen mit einem Presslufthammer einen Schlitz in den Asphalt. Der Lärm war selbst im geschlossenen Auto fast unerträglich. Als ich die Tür öffnete, musste ich mir einen Moment lang die Ohren zuhalten. Ich griff nach dem schwarzen Jackett auf dem Rücksitz, schloss den Wagen so schnell wie möglich ab und ging eilig davon. Mein weißes Oberhemd klebte auf meinem Rücken. Die Sonne hatte den Parkplatz bereits aufgeheizt, der Morgen versprach einen schwülen Spätsommertag. Olympiawetter. Neun Jahre war das her. Wir waren der Gold-Achter gewesen. Nun waren wir nur noch sieben.

Der Gedanke, dass ich nun gleich das Jackett anziehen sollte, machte mich beinahe aggressiv. Der Presslufthammer dröhnte, und ich fragte mich, ob die Arbeiter wohl darauf Rücksicht nehmen würden, dass hier gleich ein Begräbnis stattfand. Ich gestikulierte in ihre Richtung, aber sie nahmen mich nicht wahr. Der Himmel stand gnadenlos blau über mir, auf dem Boden lagen frische Kastanien zwischen den Resten ihrer Schalen, ich kickte ein paar davon beiseite. Am Eingangstor zog ich das schwarze Jackett über, und sofort spürte ich, wie die Sonne auf meine Schultern brannte. In meinem Rücken der Lärm. Ich schaute auf die Uhr – zehn vor zehn, ich war spät dran.

Der Weg durch den Friedhof war mit unregelmäßigen Steinen gepflastert. Als ich wieder aufblickte, stand Anja vor mir in einem schwarzen Kostüm. Sie nickte mir zu und ging vor mir weiter, offensichtlich hatte sie Mühe, mit ihren hochhackigen Schuhen nicht umzuknicken. Ich rief:

»Warte!«

Aber der Lärm vom Parkplatz war immer noch so groß, dass ich zweifelte, ob sie mich gehört hatte. Ich beschleunigte meinen Schritt, bis ich neben ihr ging, und fragte laut:

»Wie geht's?«

Sie neigte sich zu meinem linken Ohr und schrie:

»Bestens.«

Urplötzlich hörte der Baulärm auf, so unvorhergesehen, dass sie ihre Lautstärke nicht mehr dämpfen konnte.

»Ich heirate übrigens im Herbst«, brüllte sie. Dann hob sie entschuldigend die Hände. »Furchtbar, dieser Presslufthammer.«

Nun war es still. Der Friedhof war klein und voller Menschen, die in Gruppen zusammenstanden, aber niemand sprach. Ich kannte viele von ihnen – Ruderkameraden und ihr Anhang, Trainer und Funktionäre vom Stützpunkt, schwitzend und unbehaglich in ihrer ungewohnten Kleidung. Die Gesichter verschlossen, manche betreten. Ich ging zu ihnen und schüttelte einem nach dem anderen die Hand, wir murmelten irgendetwas zur Begrüßung, dann wussten wir alle nicht mehr, was wir sagen sollten. Ein Stück weiter, vor einer Parkbank, hatte sich der Rest des Olympia-Achters eingefunden, Sam, Carol, Bernd, Thomas, Pedro und Konstantin – auch eine Art Familie, der jetzt ein Mitglied fehlte. Alle wirkten schlank und fit, aber irgendwie fremd. Sam trat auf mich zu, wir klopften einander ziemlich fest auf die Schulterblätter, aber es half nicht, wir brachten kein Wort heraus, und auch die anderen blieben stumm. Es war mir klar, dass es hier keinen gab, der es nicht vorgezogen hätte, woanders zu sein. Auch Scholz war da, plötzlich älter geworden, sein Gesicht zerfurcht, durch seine schwarzen Locken zogen sich graue Fäden.

Ganz vorne an der Kapelle sah ich ein buntes Häuflein, das keine Trauerkleidung trug, darunter zwei oder drei Männer, die genauso groß und blond waren wie Arne, seine Verwandten wahrscheinlich. In der Mitte der Gruppe seine Eltern. Ich hätte wohl hingehen müssen, um ihnen mein Beileid auszusprechen, aber das schaffte ich nicht, stattdessen fürchtete ich mich plötzlich davor, in die Welt einzudringen, die Arne immer vor uns verborgen hatte.

Scholz flüsterte mir zu, wir sollten während der Trauerfeier in der Kapelle in der zweiten Reihe hinter der Familie sitzen. Während er noch redete, fiel mir plötzlich ein, dass ich vergessen hatte, Blumen zu kaufen, doch er sagte mir, ich solle fünfzig Mark beisteuern für den gemeinsamen Kranz mit Schleife. Er deutete auf ein Riesenteil in Gelb, das neben dem Eingang auf einem Metallgestell drapiert war. Auf einer Seite der Schleife stand: Letzter Gruß – und auf der anderen waren unsere Namen gedruckt, meiner stand ziemlich weit unten, und ich fragte in die Runde, wer die Reihenfolge festgelegt hatte.

»Auf den Ergebnislisten stand ich immer weiter oben«, sagte ich zum Trainer und schämte mich sofort über meinen misslungenen Scherz. Die anderen reagierten nicht. Der Trainer deutete auf die Kapelle:

»Willst du ihn noch einmal sehen?«

Ich erschrak. Musste ich?

»Ich würde ihn am liebsten so in Erinnerung behalten, wie er zu unseren besten Zeiten war«, sagte ich. »Aber das geht natürlich schon längst nicht mehr. Ich habe ihn im Februar noch gesehen.«

Der Trainer schaute mich verwundert an.

»Ach. Im Februar? Ich dachte, ihr wärt Freunde geblieben?«

Weil mir keine vernünftige Antwort einfiel, sagte ich: »Und du?«

Er schaute auf die Spitzen seiner schwarzen Lederschuhe.

»Ich war vor ein paar Wochen bei ihm«, sagte er leise. »Ich hätte ihn fast nicht erkannt.«

Er flüsterte mir zu, dass am Stützpunkt schon mehrere Journalisten angerufen hätten, aber der Trainerstab habe beschlossen, die Wahrheit über Arnes Ende geheim zu halten. Er machte einen Schritt auf die Kapelle zu, wo Arne aufgebahrt war.

»Der Mann, der da drin liegt, ist ein Fremder für mich. Er ist es immer gewesen«, sagte er plötzlich in normalem Ton. Schließlich zerrte er ein Papiertaschentuch aus seiner Hosentasche und wischte sich damit über die Augen. »Ich frage mich, ob ich versagt habe.«

Als er mein Zögern bemerkte, packte er meinen Ellbogen und schob mich in Richtung Kapelle. »Alle für einen«, sagte er.

Ich sah Anja alleine auf einer weiß lackierten Holzbank sitzen, die Hände im Schoß gefaltet, und wollte schon einen Bogen um sie machen, als sie aufstand und sich uns anschloss. Wir gingen in die Trauerkapelle, die dunkel und stickig war und nach den Lilien auf den Trauerkränzen roch. Wir schritten langsam zwischen den leeren Sitzreihen hindurch. Links und rechts von Arnes offenem Sarg brannten jeweils sechs dicke, weiße Wachskerzen, die zusätzliche Wärme produzierten. Ein Paar mit einem Kind stand davor, und wir mussten ein paar Augenblicke warten, bis sie weggingen.

Als ich näher trat, rann ein dicker Schweißtropfen mein Rückgrat hinunter. Meine Hände fühlten sich an wie nasse Watte.

Der Tote im Sarg trug einen förmlichen Anzug mit Fliege, sein Kopf lag auf einem weißen Kissen. Wer war das? Ich sah zwei tiefe Augenhöhlen und eine scharfe Nase. Gefaltete Spinnenhände. Er hatte es geschafft. Er war spurlos verschwunden. Das bisschen Haut und Knochen im steifen Anzug, diese Hülle ohne Inhalt, das war niemand.

Reiß dich zusammen, befahl ich mir. Da liegt der Schlagmann. Zur Ablenkung griff ich in meine Tasche und befühlte seinen Brief. Er war noch verschlossen. Auf die Vorderseite hatte er damals im Krankenhaus meinen Namen geschrieben. Auf der Rückseite stand: Für den Achter, bitte am Tag meiner Beisetzung öffnen. Eigentlich passte so etwas nicht zu ihm. Schon das Wort Beisetzung schien mir viel zu förmlich.

Mein Blick fiel auf eine kleine Pappsäule mit weißer Spitzendecke am Fuß des Sarges. Darauf lag seine olympische Goldmedaille, noch mit dem Originalband. Dahinter stand ein gerahmtes Foto von Arne, das ich nicht kannte. Ich schätzte, dass es beinahe zwanzig Jahre alt war. Ein hoch aufgeschossener, blonder Junge in Ruderkleidung, vor sich den Riemen, das Blatt auf dem Boden aufgesetzt, der Griff an seiner Schulter. Er blinzelte in die Sonne wie ein Fremdling, so als hätte ihn gerade jemand zum ersten Mal aus einem dunklen Nest ans Licht geholt, auf seinen Lippen war ein schüchternes Lächeln zu erahnen. Es war dieses Lächeln, das mich die Beherrschung kostete, Tränen schossen mir in die Augen. Jetzt erst wurde mir ganz klar, dass es keine Hoffnung mehr gab.

Neben mir hörte ich noch jemanden weinen. Es war Anja, die ein weißes Taschentuch vor ihren Mund presste. Aus dem Augenwinkel konnte ich sehen, dass sie ein Kreuz schlug – ich hatte keine Ahnung gehabt, dass sie gläubig war. Auf der anderen Seite schneuzte sich Scholz. Der Liliengeruch verursachte mir Hustenreiz, und ich überlegte, wie lange man üblicherweise wohl vor einem Sarg stehen bleiben musste. Als die Tür aufging, und ein greller Lichtstreifen in den Raum fiel, schien dies das Zeichen zu sein, dass wir gehen konnten. Gleichzeitig drehten wir uns um. In der Tür stand Frau Hansen mit einem geblümten Stoffhut auf dem Kopf und winkte. Hinter ihr warteten drei Männer in dunkelgrauen Uniformen mit Schirmmützen auf den Köpfen. Einer sagte in gedämpftem Ton, dass es Zeit sei, den Sarg zu schließen, und wir gingen hinaus.

Vor der Tür öffnete Anja die Handtasche und holte einen golden schimmernden Gegenstand hervor. »Das wollte ich ihm eigentlich in den Sarg legen, aber ich habe mich nicht getraut.«

Sie öffnete die Hand, und ich sah, dass es ein Feuerzeug war.

»Ein Feuerzeug? Für den Kettenraucher?«

»Damit fing alles an.«

Auf dem asphaltierten Weg standen immer noch stumm die anderen sechs Ruderer aus dem Olympia-Achter zusammen. Little war jetzt auch eingetroffen und wühlte mit der Schuhspitze im Kies. Zu meiner Verwunderung trug er Turnschuhe.

Ich schwitzte jetzt noch mehr und hätte gerne meine schwarze Jacke ausgezogen. Arne wäre selbst zu einem solchen Anlass wahrscheinlich in seiner grauen Kapuzenjacke aufgelaufen. Und auf kritische Anmerkungen hätte er einfach nicht reagiert. Überhaupt: Wahrscheinlich wäre er zu einer solchen Beerdigung nicht einmal gekommen. Er hätte kaum eingesehen, dass das wichtig war, schließlich bekam der Tote nichts mehr mit.

Weil wir alle zusammenstanden, nahm ich den Brief heraus und öffnete ihn. Ich erkannte das Briefpapier des Kreiskrankenhauses, das ich ihm vor einem knappen halben Jahr ans Bett gebracht hatte. Es war ein einzelner Bogen, und er war fast leer.

»Hört mir zu«, sagte ich zu den Ruderkameraden. »Das hat uns Arne geschrieben.«

Die anderen rückten näher zu mir her. Als ich den Bogen entfalten wollte, zitterten meine Hände so sehr, dass er mir zu Boden fiel. Little bückte sich rasch, hob ihn auf und hielt ihn mir hin. Als er aufblickte, bemerkte ich, wie rot seine Augen waren. Um klar sehen zu können, musste ich mit dem Ärmel über meine Lider wischen. Arnes dünne, drucklose Handschrift rührte mich an. Ich atmete tief durch, räusperte mich und las vor:

»Zu dem Ort, wo ich jetzt bin, muss man eigentlich kriechen. Ich bin dorthin gerudert. Es war meine beste Zeit. Arne.«

Darunter hatte er sein Zeichen gemalt. Die liegende Acht.

Wieder Stille. Ein Stück von uns entfernt leises Gemurmel, ein Weinen. Ich wusste, dass sich hier alle die gleiche Frage stellten, die niemand beantworten konnte: Warum?

»Zeig her«, sagte der Trainer und nahm mir das Blatt aus der Hand.

Little räusperte sich, und sagte:

»Warum nur musste ausgerechnet uns das passieren? Dass einer von uns so elend verreckt.«

Wieder reagierte keiner. Anja stellte sich neben den Trainer und las die Zeilen.

»Unfreiwillige Poesie«, murmelte sie.

»Was?«, fragte Scholz.

Sie sagte nichts mehr.

Die Doppeltür zur Kapelle ging auf, und die Trauergemeinde setzte sich rumpelnd auf die dunklen Holzbänke. In der ersten Reihe saß die Familie. In der zweiten Reihe wir, ich ganz außen, links von mir Sam. Im letzten Moment drängte Anja sich neben mich auf die Kirchenbank. Plötzlich drehte sich Frau Hansen zu uns um, nickte zur Begrüßung und lächelte uns erfreut an.

Ich sah weg.

Wahrscheinlich wäre es angebracht gewesen, jetzt noch einmal an unsere gemeinsamen Jahre zu denken. Aber in mir war nichts mehr.

Vorne stand der nun geschlossene Sarg, helles Holz. Als die kleine Orgel anfing zu spielen, schaute ich ihn mir genauer an. Massives Holz war das sicher nicht, wahrscheinlich ein billiges Furnier. Ob es eine Übergröße war? Schließlich war Arne mehr als zwei Meter groß.

An jeder Seite waren drei glänzende Messinggriffe befestigt. Da wir acht Träger waren, würden wir improvisieren müssen.

Die Orgel verstummte, danach geschah nichts mehr. Wartend saß die Gemeinde auf ihren Bänken, in der Stille hörte man plötzlich überlaut, wie jemand sich schneuzte. Ich setzte mich anders hin und stieß mit der Fußspitze an die Bank vor mir, es gab einen dumpfen Laut, aber Arnes Familie rührte sich nicht. Eine lange Minute blieb alles still, plötzlich setzte in der Ferne der Presslufthammer wieder ein, aber nur kurz, dann brach das Geräusch mit einem metallischen Klingen ab. Langsam wurde die Trauergemeinde nervös. Gab es keinen Pfarrer? Oder sonstige Redner? Ich überlegte, ob ich mich selbst für eine Rede hätte melden sollen, aber ich hatte keine Ahnung, was ich hätte sagen sollen. Ali, sein Partner und Rivale. Der Mann, der Arnes beste Zeit beendet hatte.

Plötzlich kam zögernd ein vielleicht zwölfjähriges Mädchen mit Gitarre nach vorne, setzte sich linkisch auf einen Stuhl und fing an, ein Stück zu spielen, das man kaum hören konnte. Nach kurzer Zeit verhaspelte das Mädchen sich, fing noch mal an, blieb wieder stecken, wurde knallrot und sah hilfesuchend jemanden in der ersten Reihe an. Dort stand auch wirklich ein Mann auf und ging nach vorne zu der kleinen Kanzel. Ein hochgewachsener Typ mit Vollbart. Er trug einen blauen Bauernkittel über seiner Arbeitshose und ein kariertes Halstuch. Anja stieß mich in die Seite.

»Ich glaube, das ist sein Bruder.«

Arnes Bruder rieb sich die Hände und erhob seine Stimme.

»Liebe Leute«, sagte er. »Wir nehmen heute Abschied von Arne.«

Er zeigte auf den geschlossenen Sarg. »Mein Bruder hat sich gewünscht, dass hier keine Volksreden gehalten werden. Er wollte nur eins: dass ihr zum Abschied noch einmal seine Lieblingsmusik hört.« Der Mann nickte kurz in die Runde, ging zu einem Kassettenrecorder, der auf einem Tischchen neben der Kanzel stand, und drückte auf den Knopf. Es war ganz offensichtlich Arnes Gerät, das er immer zu seinen Trainingsexzessen im Kraftraum mitgeschleppt hatte. Der Lautsprecher war viel zu schwach für den großen Raum. Wir hörten einen Trommelwirbel, der in einen hektischen, treibenden Rhythmus überging, eine schnarrende Rock-Gitarre setzte ein, der Bass überforderte den Recorder endgültig, so dass er hässlich zu dröhnen anfing, aber natürlich wussten wir, was für eine Musik das war. Sam drehte sich zu mir und schlug leicht mit der Hand auf meinen Oberarm, als die Stimme von Kurt Cobain einsetzte. Es war einer der Songs aus Arnes Folterkammer. »Stay away«, dröhnte es aus dem Lautsprecher. »Stay away.«

Einige Leute wurden unruhig und schauten sich hilfesuchend um, aber Arnes Bruder stand mit unbewegter Miene da und wartete, bis der Song vorbei war. Alle warteten auf das Ende der Musik. Doch als schließlich der letzte Gitarrenton verklungen war und die »Play«-Taste des Recorders hörbar hochschnappte, ließ die Spannung nicht nach. Niemand weinte mehr. Anja neben mir hatte die Hände vors Gesicht geschlagen. Nach einer Weile stand Scholz auf und gab uns ein Zeichen, nach vorne zu gehen.

Wir, die sieben Achter-Überlebenden und der Trainer, stellten uns links und rechts neben den Katafalk, je drei von uns packten einen Griff. Little stellte sich in einem kleinen Abstand daneben und gab uns den Befehl zum Hochheben. Ich stand vorne links, spannte meine Muskeln an, hob gemeinsam mit den anderen Arnes Sarg hoch und legte ihn auf die Schulter. All das war seltsam vertraut – auf ähnliche Weise hatten wir viele Male unseren Achter geschultert, zusammen mit Arne. Diese Bewegung, die Erinnerung daran in meinen Muskeln änderte plötzlich alles. Endlich fühlte ich die Trauer und die Wehmut, die ich bisher vermisst hatte, so als füllte sich in meinem Inneren ein Vakuum. So hatten wir unser Boot auch an dem Tag geschultert, von dem wir immer noch behaupteten, dass es der schönste in unserem ganzen Leben gewesen sei. Die alten Bilder kamen zurück: In mir war nur Freude und Lachen gewesen an jenem Tag, nun war die Erinnerung wieder da, ich musste grinsen, jetzt, Jahre später, mit dem Sarg des Schlagmanns auf der Schulter, und ich bedauerte, dass ich nicht über der Trauerkleidung meine Goldmedaille auf der Brust trug.

Die Orgel spielte einen Trauermarsch, und wir gingen im Gleichschritt voran, wobei unser Bugmann wieder einmal zu lange Schritte machte und die Harmonie störte. Das Bild um mich herum verschwamm, und ich war plötzlich ganz allein. Ich ging über den Kiesweg, Schritt für Schritt, ich ging über ein Stück gelb vertrockneten Rasen, die Sonne brannte auf mich nieder und heizte mein Haar auf, ich war durchnässt vom Schweiß, der aus meinen Achselhöhlen troff. Auf einmal verspürte ich starken Durst, meine Zunge klebte, meine Beine wurden schwach, und ich hatte Angst, zu stolpern, doch als wir im Gleichschritt an Arnes offenem Grab ankamen, wurde das Bild wieder scharf.

Ich sah die Grube und den Haufen ausgehobener Erde daneben und sagte mir, hier kann ich nicht bleiben. Plötzlich war wieder Mannschaftssitzung, er war wieder bei uns, groß und kräftig, seine Haut glatt und schimmernd, seine hellen Haare reflektierten das Licht, und seine Augen leuchteten. Die Zukunft glitzerte vor uns wie eine Regattastrecke aus Gold. Alle schauten auf ihn, alle warteten darauf, dass der Schlagmann sprach und uns sagte, wie es weitergehen sollte. Wie wir auch dieses Rennen gewinnen würden, und er erklärte uns die Taktik, mit der ein für allemal klar würde, welches der beste Achter auf diesem Planeten war. Wer die stärksten Männer waren. Das waren wir.

Es war seine beste Zeit.

Wir standen an seinem Grab, Arne war tot. Er lag auf unseren Schultern, in seinem hölzernen Sarg, wir standen gerade und hatten den Blick nach vorne gerichtet – und zum ersten Mal trugen wir leicht an ihm.

NACHWORT

Dass der Deutschland-Achter im Jahr 1988 in Seoul Olympiasieger wurde, dürften viele wissen, die sich für Leistungssport interessieren. Daran, dass beim Gewinn der Goldmedaille Bahne Rabe aus Lüneburg auf der Schlagposition saß, erinnern sich diejenigen, die mit Rudern zu tun haben. Sein erschütterndes Ende im Jahr 2001 hat viele Menschen aufgewühlt. Die meisten waren erschrocken darüber, dass in solch einem starken Körper solch eine kranke Seele verborgen sein konnte. Seinen Ruderkameraden führte sein Tod ihre Ohnmacht und die Vergänglichkeit ihrer sportlichen Erfolge vor Augen.

Uns Sportjournalisten signalisierte Rabes Tod noch etwas anderes. Er stellte unsere Begeisterung für die Bedingungen, unter denen Höchstleistungen entstehen, in Frage. Und unseren gedankenlosen Umgang mit vermeintlichen Helden.

Ich habe 1988 für die *Frankfurter Allgemeine Zeitung* von den Olympischen Spielen aus Seoul berichtet, 1991 von den Weltmeisterschaften in Wien, wo Rabe den Titel im Vierer mit Steuermann gewann, und ich habe zehn Jahre danach einen Nachruf auf ihn schreiben müssen. So ereignisreich ein Leben als Sportreporter auch sein mag – das Schicksal dieses Ruderers und die Suche nach der Botschaft darin haben mich nicht mehr losgelassen. Ich habe nach Zusammenhängen und beispielhaften Momenten darin gesucht, über Bekanntes gegrübelt und Unbekanntes zu ergründen versucht. Ich habe zahlreiche Gespräche geführt, es dabei aber vermieden, sein Privatleben auszuforschen. Grundlage meiner Arbeit war meine eigene Vorstellungskraft. Darum ist dieses Buch auch keine Dokumentation, sondern eine Fiktion, deren Anlass Leben und Tod Bahne Rabes war. Um zu betonen, dass es sich hier um die Schilderung von Erfundenem, nicht von Erlebtem handelt, habe ich es unterlassen, die jeweiligen Schauplätze genau zu benennen. Es ist aber natürlich kein Geheimnis, dass der legendäre Stützpunkt der Riemenruderer am Dortmund-Ems-Kanal liegt, und dass viele Athleten wegen des Sports dorthin gezogen sind und sich an den Universitäten im Ruhrgebiet immatrikuliert haben.

Die Figur des Arne Hansen ist von Rabe inspiriert, aber sie ist nicht Rabe. Hansens adlige Freundin Anja ist genauso frei erfunden, wie es seine Eltern sind, und auch Wolfgang »Ali« Alt ist ganz anders als Rabes Zweierpartner, der im Übrigen auch nie Achter-Schlagmann wurde. Und – das sei in eigener Sache ergänzt – ich selbst bin auch nicht Paco Müller.

www.klett-cotta.de

Ines Geipel
Seelenriss
Depression und
Leistungsdruck

240 Seiten, gebunden mit
Schutzumschlag
ISBN 978-3-608-94659-8

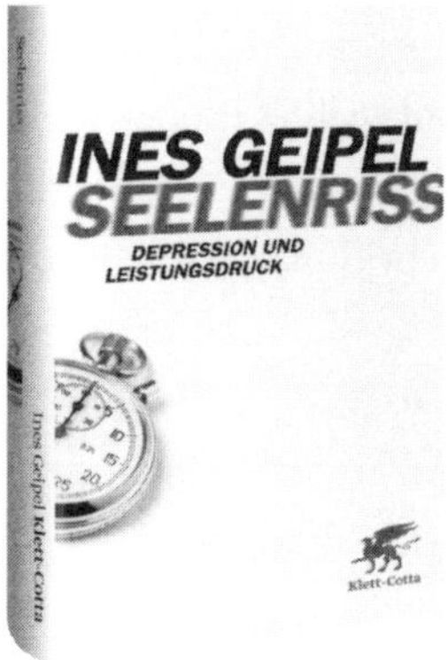

Depression – Der Schatten von Tempo und Erfolg

Was macht Manager, Politiker, Studenten depressiv? Was lässt Weltklassesportler an ihrer Seele leiden? Ines Geipel zeigt, wie ständiger Erfolgszwang und Eigendrill in unserer Gesellschaft krankmachende Bedingungen schaffen und zu einer rasant wachsenden Zahl an Depressionen führen.
»Ines Geipel hat die Depression, die Pest unserer Tage, an ihrer unheimlichsten Stelle getroffen.« *Christian Geyer, F. A. Z.*

Klett-Cotta